国家出版基金项目

图说组织动力学

图说血管组织动力学

史学义 宗安民 孙志艳 著

第二卷

郑州大学出版社

图书在版编目(CIP)数据

图说血管组织动力学 / 史学义，宗安民，孙志艳著. — 郑州：郑州大学出版社，2014.12
（图说组织动力学；2）
ISBN 978-7-5645-2037-3-01

Ⅰ. ①图… Ⅱ. ①史… ②宗… ③孙… Ⅲ. ①血管-人体组织学-图解 Ⅳ. ①R329.41-64

中国版本图书馆 CIP 数据核字(2014)第 226270 号

郑州大学出版社出版发行
郑州市大学路40号　　邮政编码：450052
出版人：王　锋　　发行电话：0371-66966070
全国新华书店经销
郑州金秋彩色印务有限公司印制
开本：787 mm×1 092 mm　1/16
印张：17
字数：256千字
版次：2014年12月第1版　　印次：2015年1月第2次印刷

书号：ISBN 978-7-5645-2037-3-01　定价：170.00元

编委会名单

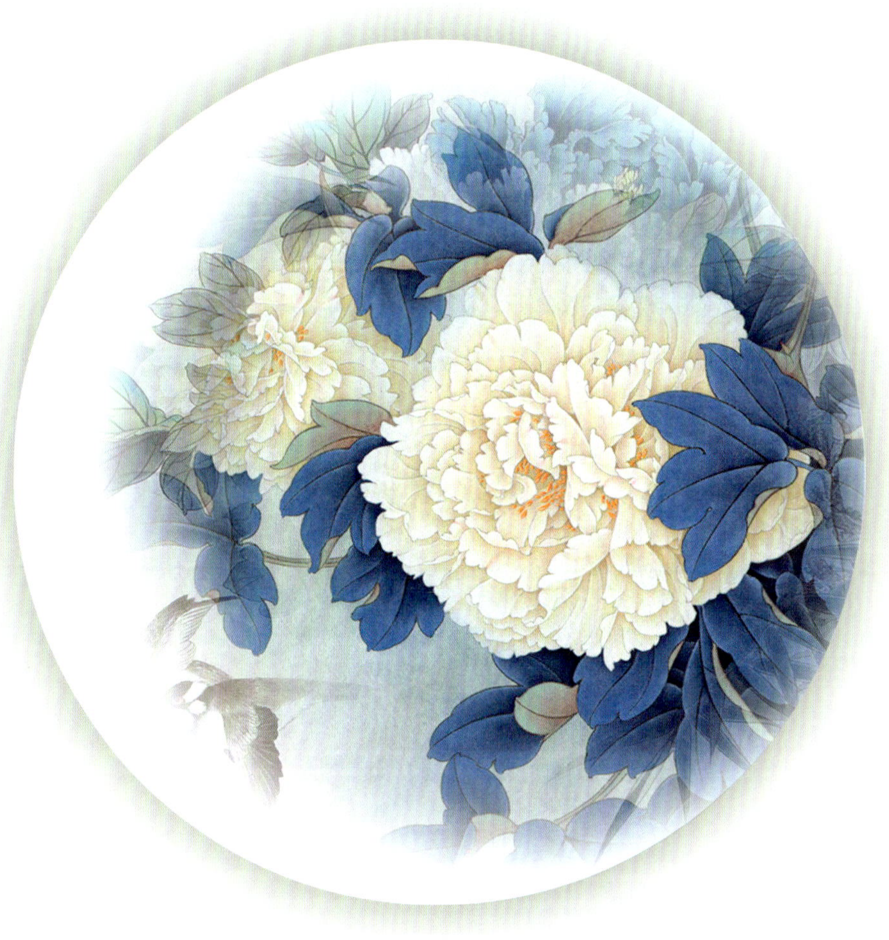

观察一旦被抛弃，那么离神秘主义就只有短短的一步了。

——赖欣巴哈

事实是科学家的空气。

——巴甫洛夫

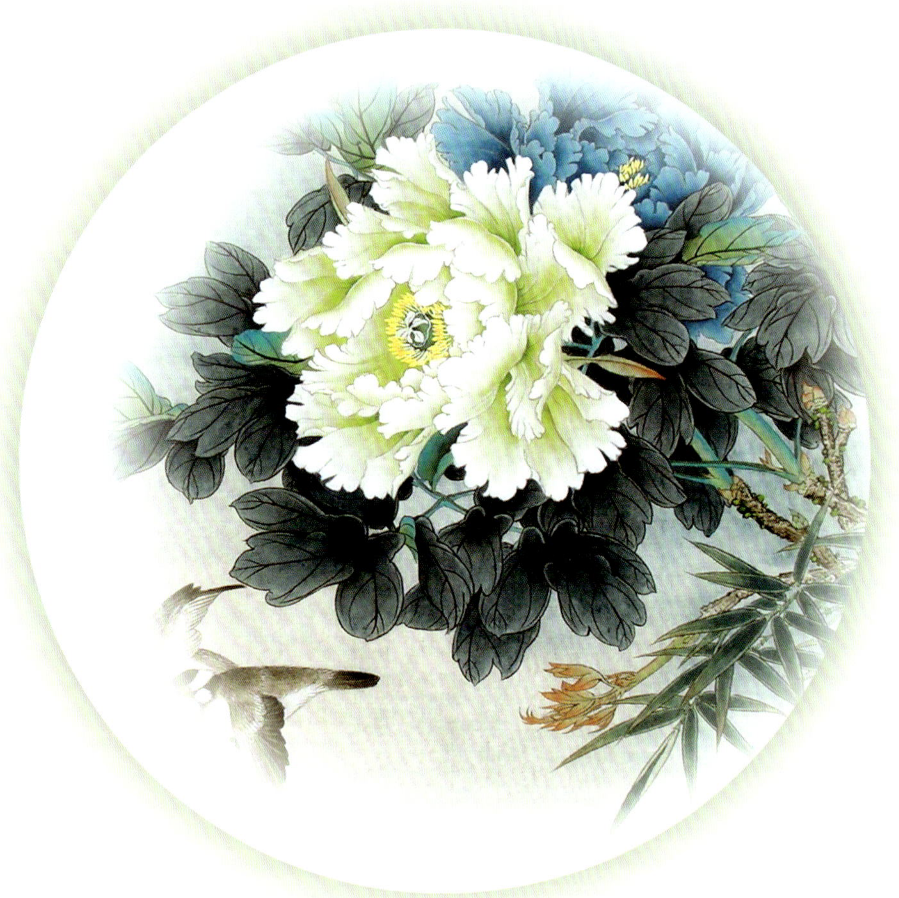

内容提要

本书是医用形态学新学科组织动力学系列出版物的第二卷。正文前有“图说组织动力学”的点评与序及引言，引言说明其思想来源和实践来源、理念与方法、框架与范畴、规划与憧憬，作为阅读之导引。正文主要由329幅彩图及其注释组成，共分六章。第一章描述血管内皮的多形性，以突破僵化的内皮概念；第二章大动脉组织动力学和第三章中动脉组织动力学分别比较研究人、狗和大白鼠的大动脉与中动脉组织动力学过程及各自特点；第四章描述血管外膜神经束演化形成滋养血管与血细胞的演化过程；第五章毛细血管、微血管与小血管组织动力学重点阐明器官内微血管源干细胞演化形成所在器官实质细胞的过程；第六章动脉粥样硬化发病机制阐述动脉粥样硬化发病机制的组织动力学研究成果，进一步验证组织动力学理论的普适性和解理能力。本书是著者多年科学研究成果，书中资料翔实、观点独到、结论新奇，极具创新性和挑战性。本书可供医学院校教师、本科生与研究生，心脑血管病临床学家，血管器官与组织工程研究人员及系统科学工作者阅读和参考。

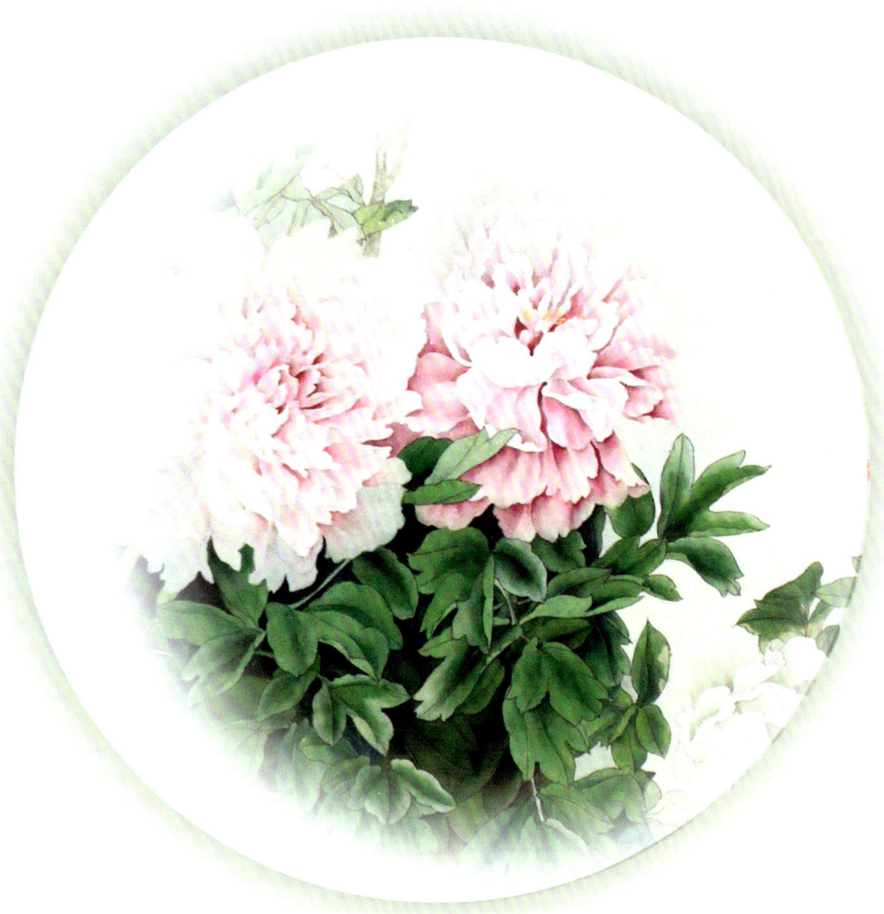

点评与序

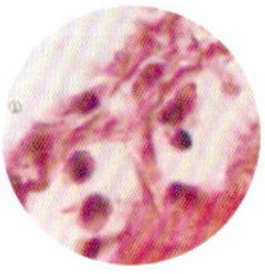
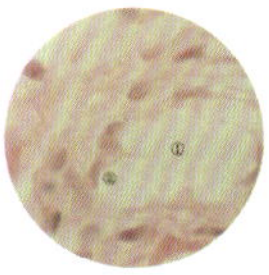

组织学是研究机体微细结构与其相关功能及它们如何组成器官的学科。细胞是组成组织的主要成分，各种组织的构建和功能特点主要表现在它们的组成细胞上，因此，以细胞为研究对象的细胞学也是组织学的重要组成部分。鉴于组织和细胞是构成机体最基本的要素，组织学在医学与生命科学中具有较为重要的地位，组织学的教学与不断深入地研究的重要性也就不言而喻了。

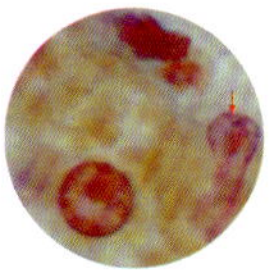
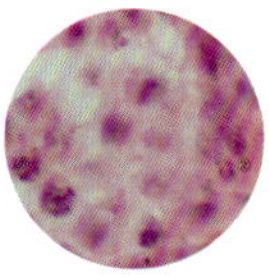
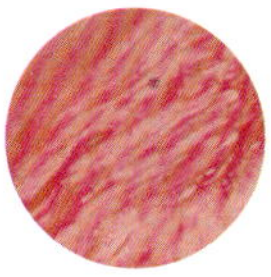

迄今，组织学的研究方法大致分为两类：一类是活细胞和活组织的观察与实验，另一类是经固定后对组织结构的观察与分析。随着显微镜与显微镜新技术的不断改进、生物制片和染料化学的迅速发展，尤其是免疫细胞技术的建立，组织学曾经历过辉煌时期，但正如作者史学义教授所忧虑的那样，半个多世纪以来，组织学似乎被人们所漠视，其原因可能与组织学多以静止的观点观察机体的结构有关，与此同时，分子生物学、免疫学与细胞生物学的迅速发展，使得人们更多地将注意力放在当代新兴学科上。事实可能是这样的，当我还是个医学生的时候，组织学的教学手段基本上是在显微镜下观察组织切片，然后用红蓝铅笔依样画葫芦地画下来，硬记下组织的基本组成及特点。诚然，观察与绘图是必须的，但另一方面无形中在学生的脑海里形成了一个“孤立的”和“纵向的”不完全的组织学理念。

基于数十年的组织学专业教学与科研工作，本书作者史学义教授顿觉组织学不应只是“存在的科学”，而应是“演化的科学”；不应只以“静止的观点观察事物”，而应用“动态的观点观察事物”，于是查阅了大量的文献，历经数十载，不但观察了原河南医科大学近百年的全部库存组织学标本，而且还通过购置、交换从国内不少兄弟单位获得颇多的组织学切片，此外，还专门制作了适于组织动力学研究的标本。面对如此庞大工程，需要阅读上万张浩瀚的显微镜切片，作者闻鸡而起，忘寝废餐，奋勉劳作，终于经十余年努力完成该“图说组织动力学”鸿篇巨制。该套书共有10卷，资料翔实，观点独到，结论新奇，颇具独创性与挑战性，是一套更深层次研究组织动力学的全新力作，或许也称得上是一套组织动力学的宝典。纵观全套书，它在学术、研究思维及编写几个方面有如下主要特点。

（一）以动态的观点来观察与研究组织的结构与功能

作者以敏锐的洞察力，于看起来静止的细胞或组织中窥察到它们的动态过程。作者生动地描述，他在一张小白鼠肝细胞系的标本中惊讶地发现“一群细胞像鱼儿逐食一样趋向缺口处”，“原来这些细胞都是‘活’的”。其实，笔者也有类似的经验，譬如在观察细胞凋亡（apoptosis）现象时，虽然只是切片标本，但即使在同一个标本中，往往也可以发现有的细胞皱缩，有的染色质凝聚与边集，有的起泡，有的产生凋亡小体等镜像。只要你将它们串联起来，便是活生生的细胞凋亡动态过程了。让读者能理解静态的组织学可反映出动态改变应是我们从事组织学教学与研究者的职责，更是意图力推动态组织学者的任务。

（二）强调组织与细胞的异质性

正如作者所一直强调的，“世界上没有完全相同的两片树叶”，无论是细胞系（cell line）或是组织（tissues），我们的观察与认识不能囿于“典型”表型，而应考虑到它们的异质性（heterogeneity），如此，我们便可发现构成组织的是一个“细胞社会”，它们不只会群聚，更是丰富多彩，充满着个性，并且相互有着关联。不但异常组织如此，即使正常组织也绝不是“千细胞一面”，呈均匀状态的，这在骨髓中是人们一直予以肯定的，属于递次相似法则。在如今炙热的干细胞研究中，人们也发现不少组织中存在有干细胞（stem cell）、祖细胞（progenitor cell）及各级前体细胞（precursor cell）直至成熟细胞（mature cell）等不同分化程度，以及形态特征各异的细胞群体。此外，即使在正常组织中也观察到“温和的”，不至于成为恶性的突变细胞。因此，作者强调从事组织学与细胞学研究不可将这种异质性遗忘于脑后。笔者十分赞同作者的观点。

（三）力挺直接分裂的作用与地位

细胞的增殖靠细胞分裂来完成。迄今，绝大多数学者认为有丝分裂（mitosis）是高等真核细胞增殖的主要方式，而无丝分裂（amitosis）则称为直接分裂（direct division），多见于低等生物，但也不排除高等生物在创伤、衰老与癌变细胞中也存在无丝分裂。此外，在某些正常组织中，如上皮组织、肌肉组织、疏松结缔组织及肝中也偶尔观察到无丝分裂。

但是本套书作者在大量切片观察的基础上认为人和高等动物的细胞增殖以直接分裂为主，而且认定早期、中期和晚期分裂方式和效率是明显不同的，早期的直接分裂由一个细胞分裂成众多子代细胞，中期直接分裂由一个母细胞分裂产生数个子细胞，晚期直接分裂通常由一个母细胞产生两个子细胞并且多为隔膜型与横缢型的直接分裂。史学义教授观察入微，证据凿凿，其观点显然是对传统观点与学说的挑战，至少对当前广为传播而名过其实的有丝分裂在细胞分裂研究领域中的独占地位提出强力质疑。本着学术争鸣的原则，或许会有不同看法，笔者认为需要有更多的观察。

（四）独创的编写形式

最后，本套书在编写上也别具一格，既不同于常见的教科书，以文字描述为主，配以插图；也不同于纯粹的图谱，图为主角辅以文字说明。另外，似乎与图文并重的，如*Junqueira's Basic Histology*也不完全一致。本套书以图为主，以一组图说明一段情节，相关的情节组合在一起构成一个演化过程。这种写法不仅形象，易于理解，更可反映出组织发生的动力学改变过程。这一写作技巧或许对于强调事物是动态的、发展的都有借鉴意义。

然而，诚如作者所说，“建立组织动力学这一新学科是一项宏大的工程，是需要千百万人的积极参与才能完成的艰巨任务”。本系列“图说组织动力学”只是一个抛砖引玉的试金之作，今后或许要从下述几个方面努力，以期更确证、更完整。

（1）用当代分子细胞生物学技术与方法阐明组织动力学的改变，尤其要证实干细胞在组织形成、衍生、衰老与萎缩中所扮演的角色。

（2）用经典的连续切片观察细胞的直接分裂过程和组织的动态变迁。

（3）用最新的生命科学技术与方法，如显微技术、纳米技术、3D打印技术，追踪、重塑组织结构。

（4）用更多种属、不同年龄阶段的组织标本观察组织动力学的改变，因为按一般规律不同种属、不同组织、不同年龄段的动力学改变是不会一致的。

总之，组织动力学是一个新概念，生命科学中诸多问题，需要医学形态学、系统生物学、细胞生物学、生理学及相关临床科学的广大科学工作者、教师与学生的共同参与。让我们大家一起努力，将组织动力学这门新学科做得更加完美。

最后，我谨代表本书编委会向国家出版基金管理委员会、郑州大学出版社表示感谢。为了我国学术繁荣、科学发展，他们向出版如此专业著作的作者伸出援手，由此我看到了我国科技赶超世界先进水平的希望。

章静波

2014年9月于北京

引言

一、困惑与思考

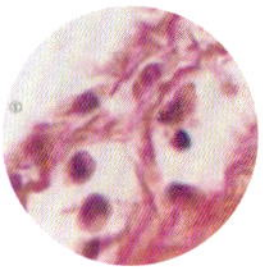

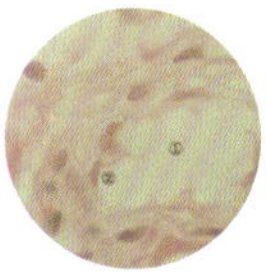

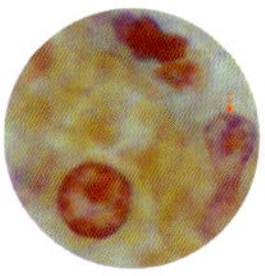

在医学院里初次接触到组织学，探究人体细胞世界的奥秘，令我向往与兴奋。及至从事组织学专业教学与科研工作，迄今已历数十载，由于组织学教学刻板，而科研又远离专业，使我对组织学的兴趣日渐淡薄。这可能与踏入专业之门时，正值组织学不景气有关。当时不少人认为组织学的盛采期已过，加之分子生物学的迅猛发展，不少颇有造诣的组织学家都无奈地感叹：人们连细胞中的分子都搞清楚了，组织学还有什么可研究的，组织学早该取消了！情况虽然并不至如此，但当时并延续至今的组织学在整个科学界的生存状态，确实值得组织学工作者深刻反思：组织学究竟是怎么了？

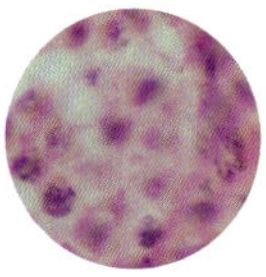

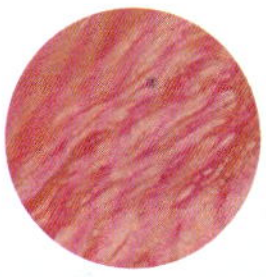

组织学面临困境的原因，首先是传统组织学的观念已经落后于时代的发展。新世纪首先迎来的是人类思维方式的革命。这种思维方式的转变，主要表现在从对事物的孤立纵向研究转向对事物的横向相互联系的研究，这样导致科学整体从机械论科学体系转向有机论科学体系，从用静止的观点观察事物转变为用动态的观点观察事物，使整个科学从“存在的科学”转向“演化的科学”。传统的组织学（histology），即显微解剖学(microscopic anatomy)，是研究人体构造材料的科学，是对机

体各种构造材料的不同质地和各种纹理的描述性科学，其主要研究内容是识别不同器官的结构、组织和细胞，而这些结构、组织和细胞，似乎是与生俱来、终生不变的。传统组织学孤立、静止的逻辑框架，明显有悖于相互联系和动态演变的现代科学理念。不同种类的细胞像林奈时代的“物种”一样，是先验的和不可理解的。这就导致组织学教学与科学研究相脱离，知识更新率低，新观念难以渗入、扩展。尽管血细胞演化和骨组织更新研究已较深入，但那只是作为特例被接纳，并不能对整个人体组织静态框架产生多大冲击。组织学教育似乎只是旧有知识的传承，而对学习者也毫无创造空间可言。国家级的组织学专业研究项目很少，组织学专业文献锐减。这些学科衰落的征象确实令人担忧。

其次，组织学与胚胎学脱节。胚胎学研究内容由受精卵分裂开始，通过细胞的无性增殖、分化、聚集、迁移，从而完成器官乃至整个机体的构建，胚胎学发展呈现一片生机勃勃的景象。而一到组织学，其中的细胞、组织、结构突然一片沉寂，犹如一潭死水。20世纪中叶，许多世界著名研究机构都参与了心肌细胞何时停止分裂的研究，并涌现大量科研文献。研究结果有出生前20天、出生后7天、出生后3个月，争论多年。这足见“胚成论”对传统组织学影响之深。其实，心肌细胞何曾停止过分裂呢！研究成体的组织学与研究机体发育的胚胎学应该分开来看，细胞在组织学和胚胎学中的命运与行为犹如在两个完全不同的世界。

再次，组织学不能及时吸纳和整合细胞生物学研究的新成果。细胞生物学是组织学的基础，有意或无意长期拒绝细胞生物学来源的新知识，也使组织学不合理的静态结构框架日益僵化守旧，成为超稳定的知识结构。细胞分裂是细胞学的基本问题，也是组织学的基本问题。直接分裂在细胞生物学尚有简单论述，在组织学却被完全删除。近年，干细胞研究迅猛发展，干细胞巢的概念已逐步落实到成体组织结构中，但很难进入组织学教材。这与传统组织学静态观念的顽固抵抗有关，其中最大的障碍就是无视细胞直接分裂的广泛存在。

最后，组织学明显脱离临床实践。医学实践是医学生物学发展最强大的推动力。近年，受社会需求的拉动，各临床专业的基础研究迅猛发展。但许多临床上已通晓的基本知识、基本概念在组织学中还被列为禁区、被归为谬误。器官移植已在临床上广泛应用，组织学却不能为移植器官的长期存活提供任何理论支持，而仍固守移植器官细胞长寿之说。这样，组织学不能从临床实践寻找新的研究课题，使之愈发显得概念陈旧、内容干瘪，对临床实践很难起到指导、启迪作用。

二、顿悟与发掘

我重新燃起对组织学的兴趣缘于偶然。一次非常规操作显微镜，在油镜下观察封固标本，所用标本是PC12细胞（成年大白鼠肾上腺髓质嗜铬细胞瘤细胞系）的盖玻片培养物（经吉姆萨染色的封存片）。当我小心翼翼地调好焦距时，我被视野中的景象惊呆了！只见眼前的细胞色彩绚丽、千姿百态。令我惊异的是，本属同一细胞系的同质性细胞竟是千细胞千面、各不相同。这使我想到，要认识PC12细胞，除了认识其遗传决定的共同特征外，这些形态差异并非毫无意义、可以完全忽略的。究竟哪一个细胞才是真正典型的PC12细胞呢？

以往观察组织标本多用低倍或高倍物镜。受传统组织学追求简单化思路的引导，通常是在高倍镜下尽力寻找符合书本描述的典型细胞。由于认为同种细胞表型都是相同的，粗略的观察总是有意、无意地忽略细胞间的差异。而这次非常规观察，彻底改变了我数十年来形成的对细胞的刻板印象，使我顿悟到构成组织的细胞原来并不一样。正如世界上没有完全相同的两片树叶一样，机体也绝没有完全相同的两个细胞，因为每个细胞都是特定时空的唯一存在物。由此，我突破了对组织中细胞的质点思维樊篱，直面细胞个体，发现细胞的个体差异是随机性的，服从统计规律。随级差逐渐缩小，便有了“演化”的概念。进而发现组织并不是形状与颜色都相同的所谓典型细胞的集合体，而是充满个性、丰富多彩、相互有演化关联的细胞社会。当我观察盖玻片培养的BRL细胞（小白鼠肝细胞系）时，凑巧培养盖玻片一边有个小缺口，一群细胞像鱼儿逐食一样趋向缺口处。这给我带来了第二重震撼，使我突然领悟，原来这些细胞都是“活”的。以前，尽管理论上知道细胞是生命的基本单位，但长期以来我们看到的都是死细胞，是经过人工固定染色的细胞尸体，从来没去想过细胞在干什么。这种景象，不禁使我想到上古时陷入沼泽里的猛犸象。趋向缺口的细胞不正像被发现的猛犸象一样，都是其生前状态瞬时的摄影定格吗？正是这些细胞运动过程中细胞形态变化的瞬时定格图像组合，提示了这些细胞的运动方向与目的。细胞内部决定性和内外随机性共同影响着细胞的生、老、病、死过程。这是细胞“活”的内在本质。进而，我还有了第三重感悟，原来很不起眼的普通组织标本，竟是如此值得珍爱。这不仅在于小小的标本体现着千千万万细胞生命对科学殿堂的祭献，而且，似乎突然发现常规组织标本竟含有如此无限丰富的细胞信息。这说明，酸碱染料复合染色，如最普通的苏木素–伊红染色，能较全面而深刻地反映细胞生命过程的本质特征。对于细胞群体研究来说，任何高新技术，包括特定物质分子的测定及其更高分辨率观察结果分析，都离不开对研究对象具体细胞学的分析。高新技术只能在准确的细胞学分析基础上进行补缺、增强、校正，进一步明确化、精细化。之后，我在万用显微镜的油镜下重新观察教学用的全部组织学切片，更增强了上述获得的新观念。继而，又找出原河南医科大学近百年的全部库存组织学标本，甚至包括不适合教学的废弃标本，另外，还通过购买、交换从国内外不少兄弟单位获得很多组织切片。除此之外，我们也专门制作更适于组织动力学研究的标本。一般仍多采用常规酸碱染料复合染色。为提高发现不同器官、结构、组织和细胞之间的过渡类型的概率，专门制作的组织动力学切片的主要特点有：①尽量大；②尽量包括器官的被膜、门、蒂、茎及器官连接部；③最好是整个器官或大组织块的连续切片；④尽量多种属、多年龄段和多部位取材；⑤同一器官要有纵、横、矢三个方位切片。如此获得大量资料后，我夜以继日、废寝忘食地观察不同种属、不同年龄、不同方位的组织标本。这样的观察，从追求典型细胞与细胞同一性，到注重过渡性细胞和细胞的个性。通过观察发现，镜下视野里到处都是细胞的变化和运动。我如饥似渴地追寻感兴趣、有意义的观察对象，并做显微摄影。如此反复地观察数万张组织切片，大海捞针似的筛查有价值的观察目标，像追寻始祖鸟一样，寻觅存在率只有千万分之一的过渡性细胞。当最终找到预期的过渡性细胞时，我兴奋不已，彻夜难眠。如此数十年间，获得上万张有价值的显微照片。

三、理念与方法

从普通组织切片的僵死细胞中，怎么可能看出细胞的变化过程呢？为什么人们通常看不到这些变化？怎样才能观察到这些变化过程呢？其实，这在传统组织学中早有先例，人们从骨髓涂片的杂乱细胞群中就观察到红细胞系、粒单细胞系、淋巴细胞系及其变化规律。那么，肝细胞、心肌细胞、肾细胞、肺细胞、神经细胞乃至人体所有细胞，是否也都有相应的细胞系和类似的变化规律呢？

一个范式的观察者，不是那种只能看普通观察者之所看，只能报告普通观察者之所报告的人，二是那种能在熟悉的对象中看见别人前所未见的东西的人。这是因为任何观察都渗透着理论。观察者的观察活动必然植根于特定的认识背景之中，先前对观察对象的认识影响着观察过程。从骨髓涂片中之所以能看出各种血细胞系是因为在观察之前，我们就对血细胞有如下设定：①血细胞是有生有灭的；②骨髓涂片里存在这种生灭过程；③这种过程是可以被观察到的。这些预先设定，分别涉及动态观念、随机性和时空转换三个方面的问题。此外，从骨髓涂片中看出各种血细胞系，还有一个重要的经验性法则，即递次相似法则。递次相似法则又可用更精细化的模糊聚类方法来代替，以用作对观察结果更精确的分析。

（一）动态观念

“万物皆动”是既古老又现代的科学格言。“存在也是过程”的动态观念是新世纪思维革命的重要方面。胚胎学较好地体现了动态变化的观念，特别是早期胚胎发育中胚胎细胞不断演化，胚胎结构不断形成又消失；而到了组织学，似乎在胚胎发育某一时刻形成的细胞、组织、结构就不再变化（胚成论）。实则不然，出生后人体对胚体中进行的细胞、结构演化变动模式既有继承，也有抛弃。从骨髓涂片研究血细胞发生的前提是认知血细胞有生成、死亡的过程。那么，肝细胞和肝小叶、肺泡上皮细胞和肺泡、外分泌腺上皮细胞和腺泡、心肌细胞和心肌束、肾细胞和泌尿小管、神经细胞和脑皮质等，也会有类似演化与更新过程。承认这些过程存在可能性的动态观念，是研究组织动力学必须具有的基本观念。

（二）随机性

随机性是客观世界固有的基本属性。在小的时空尺度内，随机性影响具有决定性意义。主要作为复杂环境中介观存在的生命系统，有很强的外随机性，因为生命系统元素数量巨大，又有很多来自系统内部自身确定性的内随机性。希波克拉底（Hippocrates）做了人类最早的胚胎学实验。他将20个鸡蛋用5只母鸡同时开始孵化，而后每天打破一个鸡蛋，观察鸡胚发育情况。直至20天后，最后一个鸡蛋孵出小鸡。他按时间顺序整理每天的观察结果，总结出鸡胚发育过程与规律。然而，生命具有不可逆性和不可入性，如此毁灭性的实验方法所得结果并不能让人完全信服。因为，这样所观察到的第2天鸡胚的发育状态，并不是第1天观察到的那个鸡胚的第2天状态，而是另一个鸡胚的第2天的发育状态。后经无数人重复观察，不断对观察结果进行修正，才得到大家认可的关于鸡胚发育过程的近似描述。这是因为，重复试验无形中满足了大数法则，接近概率统计的确定性。用作组织学研究的组织切片就很像众多不同步发育的鸡胚发育实验。而在切片制作中，每个细胞、结构都在固定时同时死亡，所看到的组织切片中的每个细胞，都在其死亡时被“瞬间定格”。这些“瞬间定格”分别代表处于演化过程不同阶段细胞的瞬时存在状态。将这些众多不同状态，按时间顺序整理、归类、排序，就可得出细胞演化的整个动力学过程。组织动力学家与传统组织学家不同。传统组织学家偏好“求同”，极力从现存的类同个体中找出合乎要求的典型，并为此而满足；组织动力学家则偏重“求异”，其主要工作是寻觅可能存在于某组织标本中的过渡态，故永远感到不满足。因此，组织动力学家总是在近乎贪婪地搜集、观察组织标本，以寻求更多、更好的过渡态。

（三）时空转换

生命是其内在程序的时空展开过程。这里的时间与空间是指生物体的内部时间和内部空间。内部时间即生物体内部生命程序展开事件的先后次序。而生命的不可逆性和不可入性，使内部过程的时间顺序很难用外部时间标定。这就需要换用生命事件的可察迹象来排列事件的先后次序。这实际上就是简单的函数置换。若已知变化状态S是自变量时间t的函数，其他变量，如空间变量l，也是时间t的函数，则可以l置换t作为状态S的自变量。

这一函数置换，实现了生物形态学领域习惯称谓的时空转换。这在胚胎学中经常用到，如在胚胎发育较早期，常以体长代替孕月数，表示胚胎发育状态。在组织学中，有了“时空转换”，许多空间量纲测度，如细胞及细胞核的形状、大小、长短、距离等差别都有了时间意义，都可以用来表征细胞演化进程。其他测度，如细胞特有成分的多少、细胞质与细胞核的嗜碱性/嗜酸性强度、细胞衰老指标等，也都可以代替时间作为判定细胞长幼序的依据。如此一来，所观察的标本中满目尽见移行变化，到处是过程的片段。骨髓涂片中，血细胞演化系主要就是依据细胞形状、细胞核质比、细胞质与细胞核的嗜碱性/嗜酸性强度及细胞质内特殊颗粒多少等参量来判定的。同理，也可以此来观测、判定心肌细胞系和肝细胞系等。

（四）模糊聚类分析

从骨髓切片或涂片中，运用判定红细胞系和白细胞系演化进程所遵循的递次相似法则时，如果评判指标较少，单凭经验就可以完成。但当所依据的评判指标众多时，特别是各指标又缺乏均衡性，单凭经验就显得困难。模糊聚类分析，可使递次相似法则更精细、更规范，细胞精确和模糊的特征参量，通过数据标准化，标定相似系数，建立模糊相似矩阵。在此基础上，根据一定的隶属度来确定其隶属关系。聚类分析的基本思想，就是用相似性尺度来衡量事物之间的亲疏程度，并以此来实现分类。模糊聚类分析方法，为组织动力学判定细胞系提供了有效的数学工具。

著者在观察中对研究对象认知的顿悟，正是在动态观念、随机性和时空转换预先的理性背景下发生的。三者也是整理观察结果的指导思想，可看作组织动力学的三个基本理念。

四、框架与范畴

对于归纳性科学的研究方法，卡尔·皮尔逊总结为：①仔细而精确地分类事实，观察它们的相关和顺序；②借助创造性想象发现科学定律；③自我批判和对所有正常构造的心智来说是同等有效的最后检验。有人更简单归结为搜集事实和排列次序两件事。据此，著者对已获得的大量图片资料，依据上述理念与方法归纳整理，得到人体结构的动态框架。

组织动力学（histokinetics），按字面意思理解是研究机体组织发生、发展、消亡、相互转化的科学，但更准确的理解应该是organization dynamics，是研究正常机体自组织过程及其规律的科学，包括细胞动力学和各器官系统组织动力学，后者涵盖各种器官、结构、组织的形成、维持、转化与衰亡等演化规律。组织动力学的逻辑框架主要由细胞、细胞系、结构、器官和机体5个基本范畴构建而成。

（一）细胞

细胞是组成人体系统的基本元素，是机体生命的基本单位，也是组织动力学研究的基本对象。组织动力学认为，细胞是有生命的活体，其生命特征包括繁殖、新陈代谢、运动和死亡。

1. 细胞繁殖 细胞繁殖是细胞生命的本质属性，是细胞群体生存的根本性条件。细胞分裂繁殖取决于细胞核。细胞分裂能力取决于超循环生命分子复合体自复制、自组织能力。人和高等动物的细胞分裂是直接分裂，早期、中期和晚期直接分裂的方式和效率明显不同。早期直接分裂，由一个细胞分裂形成众多子代细胞；中期直接分裂，由一个母细胞分裂产生数个子细胞；晚期直接分裂，是一个母细胞一般产生两个子细胞，多为隔膜型与横缢型直接分裂。

2. 细胞新陈代谢 新陈代谢是细胞的又一本质属性。新陈代谢是细胞个体生存的根本性条件，是生命分子复合体超循环系统运转时需要物质、能量、信息交换的必然。为获得生存条件，细胞具有侵略性，可侵蚀或侵吞别的细胞或细胞残片，通常是低分化细胞侵蚀或侵吞高分化细胞。细胞又有感应性，细胞要获得营养物质、避开有害物质，必须感应这些物质的存在，还必须不断与外界进行信息交流。细胞还具有适应性，需要与环境进行稳定有序交换、互应、互动，包括细胞组分之间彼此合作与竞争、互应与互动。

3. 细胞运动 运动也是动物细胞的本质特征。运动是与细胞繁殖和维持新陈代谢密切相关的细胞功能。细胞运动包括细胞生长性位移、被动运动和主动运动，伴随细胞分裂增殖，细胞位置发生改变，可谓细胞的生长性位移，是最普遍的细胞运动。血细胞随血流移动属被动运动，细胞趋化移动则为主动运动。细胞主动运动的主导者是细胞核，神经细胞运动更是如此。

4. 细胞死亡 细胞死亡的一般定义是细胞解体，细胞生命停止。细胞死亡也是细胞的本质属性。细胞的自然死亡是超循环分子生命复合体生命原动力衰竭的结果。一般细胞死亡可分细胞衰亡和细胞夭亡两大类。细胞衰亡是演化成熟细胞自然衰老死亡；细胞夭亡是细胞接受机体内部死亡信息，未及演化成熟而早亡，或是在物理、化学及生物危害因子作用下导致的细胞早亡。

（二）细胞系

细胞系（cell line）是借用细胞培养中的一个术语，原指一类在体外培养中可以较长时间分裂传代的细胞。组织动力学中，细胞系是指特定干细胞及其无性繁殖所产生的后代细胞的总体。传统组织学也偶用此术语，如红细胞系、粒细胞系、淋巴细胞系等，但对组成大多数器官结构的细胞群体多用组织来描述。组织（tissue）原意为织物，意指构成机体的材料。习惯将组织定义为“细胞和细胞间质组成”，这一定义模糊了细胞的主体性。另有将组织定义为“一种或几种细胞集合体”，这又忽略了细胞群内细胞的时空次序，这样的组织实际缺乏组织性。传统组织概念传达的信息量很小，其概念效能随着机体结构的微观研究日益深入而逐渐降低。组织并非一个很完善的专业概念，首先，其没有明确的时空界定；其次，其内涵与外延都不严整；再者，其解理能力较弱。在细胞与器官两个实体结构系统层次之间，夹之以不具体的、系统性极弱的结构层次，显得明显不对称。僵化、静态的组织概念严重阻碍显微形态学研究的深入开展。而细胞系，是一个内涵较丰富、有较明确的时空四维界定的概念，所指的是有一定亲缘关系的细胞社会群体。一个细胞系就是一个细胞家族，是细胞社会的最基本组织形式。同一细胞系里的细胞，相互之间都有不同的时空及世代亲缘关系。

（三）结构

这里专指亚器官结构。结构是细胞系的存在形式与形成物，大致可分6类。

1. **细胞团和细胞索** 细胞系无性增殖产生的后代细胞群称为细胞克隆。细胞团和细胞索是细胞克隆的初级形成物。细胞团是细胞克隆在较自由空间的最基本存在形式，细胞索则是细胞克隆在横向空间受限时的存在形式。

2. **囊和管** 是细胞克隆的次级形成物。囊是细胞团中心细胞死亡的结果，管则是细胞索中心细胞死亡而形成的。中心细胞死亡是由机体发育程序决定的，而且是通过细胞自组织法则调控的结果，而且生存条件被剥夺也起重要作用。

3. **板和网** 是细胞团、细胞索形成的囊和管因其他细胞参与致细胞群体形态显著改变而成。细胞板相互连接成网，如肝板和犬肾上腺髓质。

4. **细胞束** 受牵拉应力作用，细胞呈长柱状、长梭形，细胞群形成梭形束状结构，如心肌束、骨骼肌束、平滑肌束等。

5. **腱、软骨和骨** 这些结构的细胞之间有大量间质成分。骨则是由骨细胞与固体间质构成的骨单位这种特殊结构组成的。

6. **脑和神经** 脑内神经细胞以其特有的突触连接方式及细胞间桥共同组成神经网，神经是神经细胞从中枢神经系统向靶器官迁移的通道。

（四）器官

器官是机体的一级组件，具有特定的形态、结构和功能。器官的大小、位置和结构模式由遗传决定，成体的器官组织场胚胎期已形成器官雏形。成体的器官也有组织场（organizing field）。成体器官组织场是居住细胞与微环境相互作用的结果，由物理因素、化学因素和生物因素组成。成体器官组织场承袭其各自的胚胎场而来。场效应主要表现为诱导干细胞演化形成特定细胞。成体的器官组织场，除保留雏形器官原有干细胞来源途径，还常增加另外的多种干细胞来源途径。在各种生理与病理条件下，机体能更经济地调动适宜的干细胞资源，以保证这些结构的完整性和正常功能。

（五）机体

机体是由不同器官组成的整体。其整体性不只在于中枢神经系统与内分泌系统指挥和调控下的功能统一性，还在于由干细胞的流通与配送实现的全身结构统一性。血源性干细胞借血流这种公交性渠道到达各器官，经双向选择成为该器官的干细胞；中枢神经系统通过外周神经这种专线运送干细胞直达各器官，为其提供大量干细胞；淋巴系统是干细胞回流的管道系统，逃逸、萃聚或出胞的裸核循淋巴管，经淋巴结逐级组织相容性检查并扩增后补充机体干细胞总库，或就近迁移并补充局部干细胞群。如此，机体才成为真正意义上的结构和功能统一的整体。

五、规划与憧憬

是否将所积累的资料与思考公开发表，我犹豫再三。每想到用如此普通、如此简单的研究方法要解决那么多具有挑战性的问题，得出如此众多颠覆性的结论，提出如此多的新概念与新观点，内心总觉唐突。几经踌躇，终在我父亲一生务实、创新精神的激励下，决心以“图说组织动力学”为丛书名陆续出版。这是因为我相信“事实是科学家的空气”这句箴言。我所提供的全部是亲自观察拍摄的真实图像，都是第一手的原始照片。对于不愿接受组织动力学理念的显微形态学研究者，一些资料可填补传统组织学中某些空缺的细节描述。要知道，其中一些图像被发现的概率极小，它们是通过大海捞针式的工作才被捕获到的！对于愿意探索组织动力学的读者，若能起到抛砖引玉的作用，引起更多学者注意和讨论，也算是我对从事过的专业所能尽的一点心意。

本书以模型动物组织动力学为参照，汇集人和多种哺乳动物的组织动力学资料，内容包括多种动物细胞动力学和各种器官、结构、组织的形成、维持、转化与衰亡等演化规律，但尽量以正常成人细胞、结构、器官层次的自组织过程为主，以医学应用为归宿。

图说是一种新文体，意思是以图说话。但本书不是普通的组织图谱，而是用一组图说明一段情节，相关情节组合在一起构成一个演化过程。图片所含信息量大，再辅以图片注解，形象易懂。图像显示结构层次多、形态复杂。为便于理解，本书采用多种符号标示观察目标：★表示结构；※表示细胞群或多核细胞等；不同方向的实箭头指示细胞、细胞器、层状或条索状结构及小腔隙等；虚箭头表示细胞迁移方向或细胞流方向；不同序号①、②、③……表示相关联的结构、细胞或结构层次等。

现有资料涉及全身各主要器官系统，但不是全部。血液和骨骼在组织学中已有初步的动力学研究，故暂不列入。因组织标本来源繁杂，染色质量不一，致使图像质量也良莠不齐。现择其图像较清晰，说明问题较系统、较充分的部分收编成册，首批包括《图说心脏组织动力学》《图说血管组织动力学》《图说内分泌系统组织动力学》《图说神经系统组织动力学》《图说耳和眼组织动力学》《图说消化系统组织动力学》《图说呼吸系统组织动力学》《图说泌尿系统组织动力学》《图说生殖系统组织动力学》《图说细胞动力学》，共计10卷。

组织动力学是一门新的学科，主要研究机体内细胞、组织之间的演化动力学过程。组织动力学沿用了不少传统组织学的概念、名词，但将组织动力学内容完全纳入从宏观到微观的还原分析路线而来的传统组织学的静态结构框架实为不妥，会造成内部逻辑混乱而不能自洽。因为传统组织学崇尚的是概念明晰（其实很难做到），而组织动力学要处理的多为模糊对象。从逻辑上讲，组织动力学与从微观到宏观的人体发生学关系密切，组织动力学可以看作胚胎学各论的延伸。这种思想在我们编著的《人体组织学》（2002年郑州大学出版社出版）中已有提及。该书中增加了不少研究组织动力学的内容，但仍被误当作描述人体构造材料学的普通组织学。因此，将研究人体结构系统维生期的组织动力学过程的学科独立出来是顺理成章的。这也为容纳更多对人体结构的系统学研究内容留有更大空间，为人体结构数字化开辟道路。从这个意义上讲，人体组织学刚从潜科学转为显科学，是一个襁褓中的婴儿，又如一个蕴藏丰富的矿藏尚待开发。可见，认为组织学已经衰退、已无可作为的悲观看法，若是针对传统组织学而言是可以理解的，而对于组织动力学来说则是杞人忧天。组织动力学研究，不但有利于科学人体观的建立，而且必将对原有临床病理和治疗理论基础带来巨大冲击，并迎来临床基础研究的新高潮。传统组织学曾经在探究人体结构奥秘的过程中取得辉煌成就，许多成果已载入生物医学发展史册，至今仍普惠于人类。目前，在学习人体结构的初级阶段，传统组织学仍有一定的认识功能。但传统组织学名实不符，宜正名为显微解剖学，将其纳入人体解剖学更为合理。

建立组织动力学这一新的学科是一项宏大的工程，是需要千百万人的积极参与才能完成的艰巨任务，困难是不言而喻的。首先，图到用时方恨少，一动手编写，才发现现有资料并不十分完备。若全部按组织动力学要求重新制作并观察不同种属、不同品系、不同个体所有器官有代表性部位的连续切片，其工作量十分浩大，绝非少数人之力所能完成。现有组织学标本重复性较高，要寻找所预期的有价值的观察目标十分困难。而且所求索图像的意义越大，遇到的概率越小。这种资料搜集是一种永无止境的工作。其次，缺少讨论群体，有价值的学术思想往往是在激烈争论中产生并成熟的。组织动力学涉及医学生物学许多重大问题，又有许多新思想、新概念，正需要医学形态学广大师生与科研工作者、系统科学家、生物学家、细胞生物学家、生理学家及相关临床专家的共同参与、争论和批评，才能逐步明晰与完善。

在等待本书出版期间，显微形态学领域又取得了许多重要科研成果。干细胞研究更加深入，成体器官多发现有各自的干细胞，干细胞概念就是组织动力学的基石。特别是最近又发现许多器官干细胞巢和侧群细胞，更巩固了组织动力学的基础，因为组织动力学就是研究干细胞到成熟实质细胞的演化过程。成体器官干细胞与干细胞巢的证实有力地推动了组织动力学研究，组织动力学已经走上不可逆转的发展道路。相信组织动力学研究热潮不久就会到来，一门更成熟、更丰富、更严谨的组织动力学必将出现。

作者自知学识粗浅，勉力而成，书中谬误与疏漏在所难免，恳请广大读者不吝批评指教。

史学义

2013年12月于河南郑州

前言

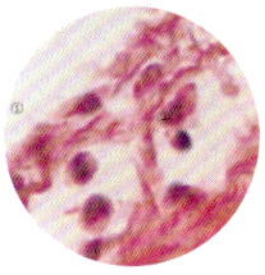

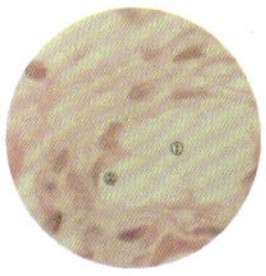

组织动力学以细胞动力学为基础，首卷《图说心脏组织动力学》采用由心肌细胞动力学再到心脏组织动力学的逻辑框架。而本卷则直接以组织动力学开篇，细胞动力学的细胞分裂内容分散于各细胞系演化途径的描述之中。血管组织动力学是研究血管组织结构动态变化的一个研究领域。近年来，干细胞理论和干细胞技术的兴起赋予了这一领域新的内涵，形成了一个新的研究热点。我们的研究成果不仅改变了该领域的一些传统观念，而且为动脉粥样硬化等血管疾病的发病机制和防治措施的研究提供了新的切入点。

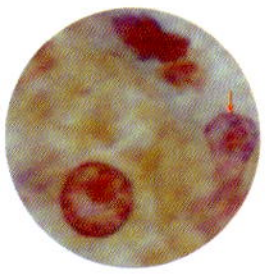

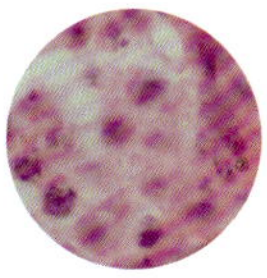

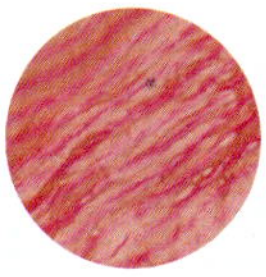

血管与心脏相连通，血管壁与心脏壁相似，也分为内膜、中膜和外膜三层。血管组织动力学与心脏组织动力学也大体相似，都是开放的动力学系统，其结构元素不断更新，更新的实质细胞主要来源于内膜源演化途径。不同种属动物血管组织动力学有明显差异，血管的大小不同，又有动脉与静脉之分，不同类型血管的组织动力学过程也各有特点。本卷从内皮的异形性开始，加深对血管结构多样性的理解，破除对血管结构模式概念的迷信。而后，对不同动物不同大小血管的内膜、中膜和外膜组织动力学分别加以详细描述。通过对各种血管组织动力学的比较，总结出血管壁的一般组织动力学过程。总体上血管组织动力学可看作以血源干细胞–内皮细胞–血管平滑肌细胞

演化系为主体的演化系统。这包括血源干细胞–内皮细胞的演化、血源干细胞–内膜细胞的演化、内膜细胞–平滑肌细胞的演化、肌层的克隆增生和平滑肌细胞的衰亡及纤维化过程。内膜源演化途径在血管结构系统更新中更占优势，因此，血管又可简单看作内膜源性层递演化、逐步外移的结构系统。外膜神经束可演化形成少量血管壁平滑肌细胞和纤维细胞，但只起辅助作用。

动脉是连于心脏的输出管道，承受较大的血流冲击，其收缩与松弛状态对整个循环系统功能影响显著。动脉是易受动脉粥样硬化病理侵害的部位。动脉粥样硬化性疾病严重地危害人类健康，防治动脉粥样硬化成为重大医学研究课题。如何从探索正常血管形态结构基础入手，为动脉粥样硬化病理研究提供坚实的生理基础，也是当代显微形态学工作者义不容辞的责任。当前，动脉粥样硬化性疾病的病因学及病理学研究文献浩如烟海，各种观点莫衷一是。如上所述，血管是内膜源性层递演化系统，将动脉粥样硬化理解为这一动力学过程减缓导致的结构退化和干细胞病理性克隆增生两种病理过程，则可对繁复的动脉粥样硬化病理机制洞若观火。组织动力学在血管病理研究上的成功应用充分说明组织动力学理论具有普适性，有很强的渗透力和解理能力。

组织动力学框架以细胞直接分裂、细胞核复壮与新生、细胞演化系、干细胞流通与配送、神经系统参与器官实质构建、器官组织场、细胞自组织等为主要理论支柱。全书各卷各有侧重。心脏与血管共同实现干细胞随血流配送的功能。心脏卷已对心肌细胞直接分裂过程进行了详尽描述，本卷只简要提及内皮细胞与平滑肌细胞的直接分裂，着重描述血管内膜源演化系统，外膜源性演化系统着笔较少，但对外膜神经束做了专章叙述，其中较详细地阐述神经源血管发生和神经源血细胞发生过程，这涉及神经源性器官实质构建问题，但因解剖归属的关系，更适合纳入本卷叙述，因篇幅较大，似有喧宾夺主之嫌，但就其深远意义与突破性价值来说，并不算冗赘。

此书得以完成，首先感谢原河南医科大学组织学与胚胎学教研室吴景兰教授对此项目早期研究的启发与引导。感谢付士显教授在组织学研究的理论与实践关系问题探讨中的指点。感谢原河南医科大学党委对组织动力学研究的关注和热情帮助。感谢邢文英老师和金辉老师对血管组织动力学研究的参与和帮助。感谢高福莲博士提供有价值的实验标本。感谢任知春、张娓、闫爱华高级实验师对有关实验研究的参与和帮助。

本书得以出版有赖国家出版基金的资助，感谢国家新闻出版广电总局有关领导与专家、郑州大学和郑州大学出版社有关领导的关注与支持。感谢郑州大学出版社有关审阅、编辑和校对工作者的辛勤工作。特别感谢郑州大学出版社杨秦予副总编辑对此创新项目的选定、策划和组织方面所做的艰苦努力，以及其在全书出版的各项工作中付出辛勤而精细的劳作。

作 者

2014年1月

目录

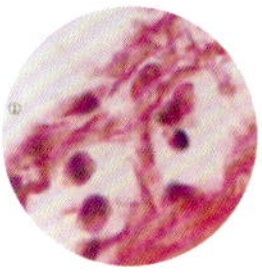

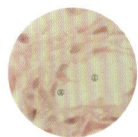

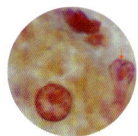

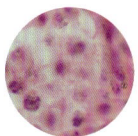

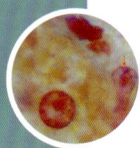

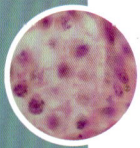

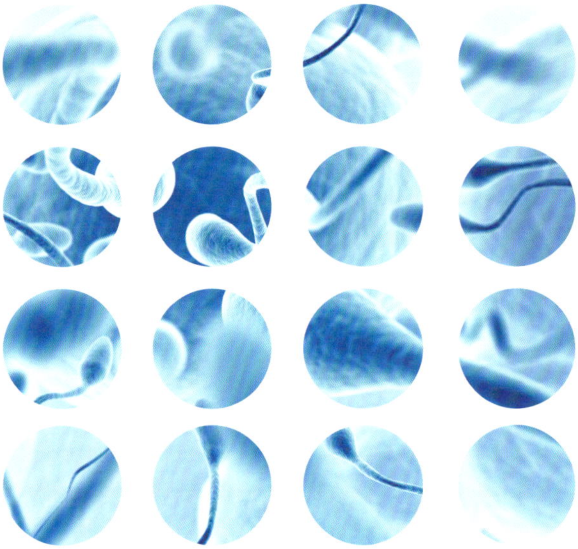

第一章
血管内皮的多形性

血管内皮位于血管壁的最内层，是血管十分重要的组成部分。内皮并不是僵固不变的机械性薄膜。认识血管内皮结构的多样性，进而打破静态、僵化的血管内皮的模式观念，对揭示血管组织动力学过程具有重要意义。故在讨论血管组织动力学之前，有必要熟悉不同动物、不同部位和不同大小血管内皮的明显差异性。

传统组织学中关于血管内皮的传统描述是，“衬于血管腔面的单层扁平上皮，由一层扁平的不规则形内皮细胞组成。作为血管的内衬，形成光滑面，便于血液流动。从表面看，细胞呈多边形，细胞核呈椭圆形，位于细胞中央。细胞边界呈锯齿状，互相嵌合。从垂直切面看，细胞核扁长，细胞质很薄，仅于含核部分略厚。内皮细胞和基膜构成物质进出血管的重要通透性屏障”。大量观察血管内皮，发现只有部分内皮符合上述经典描述（图1-1）。许多内皮的细胞密度、细胞形态及细胞排列方式都明显不同。少数部位内皮为高内皮，细胞较高，细胞核略呈圆形（图1-2）。有的高内皮细胞排列密集，呈现立方上皮样外观（图1-3）。有时同一血管邻近的内皮就有明显差异，可见内皮细胞密集区、扁平区与高内皮并存（图1-4）。有的血管内皮细胞呈双层或叠瓦状排列（图1-5）。有的血管内皮则呈移行上皮样（图1-6、图1-7）。有时血管壁与血液分界不清，很难确定孰是内皮细胞，孰是血细胞（图1-8、图1-9）。

血管内皮构成血液和血管壁组织之间多功能的动态界面，处于复杂的应力、物理、化学及生物性环境之中，其表型多形性是内皮与局部环境相互作用的结果。各种不同表型内皮的成因及其生物学意义，只有通过不同动物、不同大小、不同部位血管的大量显微镜观察和具体分析才能揭示。处于复杂力学环境中的血管内皮表型显示明显多样性，这正是探索血管动力学的切入点。

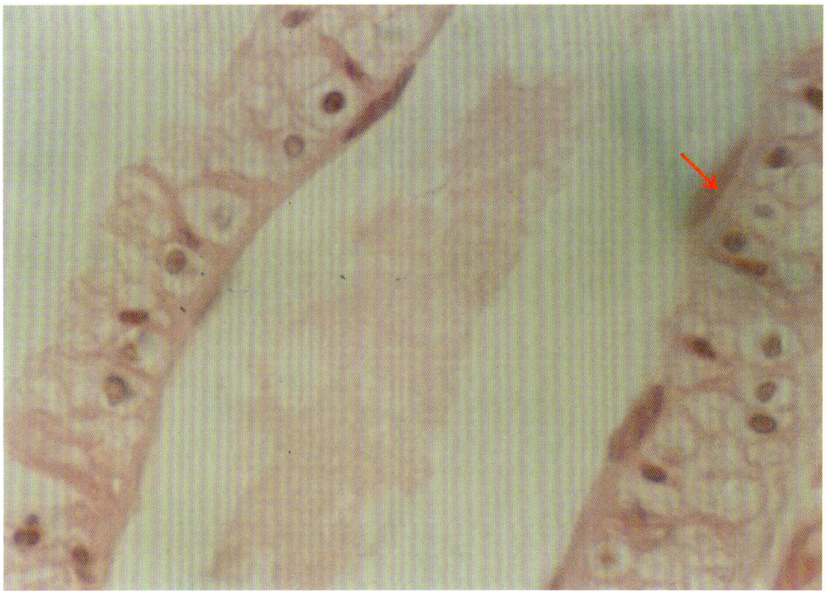

■ 图1-1 人小动脉单层扁平内皮

苏木素-伊红染色 ×400

↘ 示一单层扁平内皮细胞，扁圆形细胞核，非细胞核部分更薄。

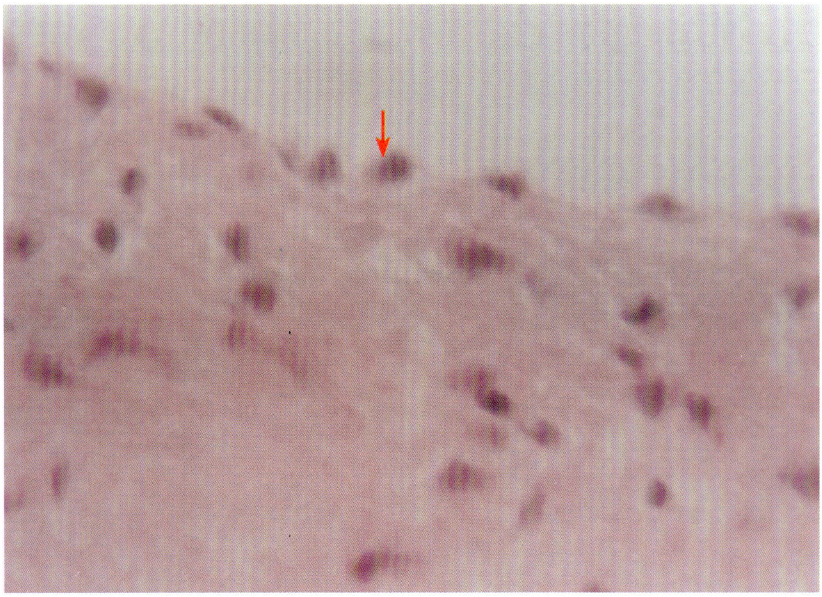

■ 图1-2 兔大动脉高内皮

苏木素-伊红染色 ×400

↓ 示内皮主要由圆形或椭圆形细胞核的高内皮细胞组成，细胞核间距较小。

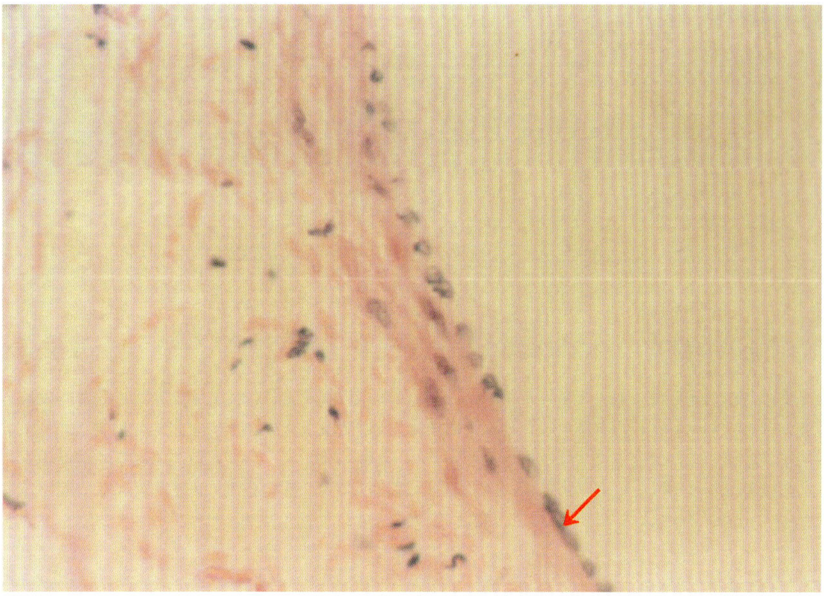

■ 图1-3 人中静脉立方上皮样内皮

苏木素-伊红染色 ×100

↙ 示内皮细胞核呈椭圆形，排列紧密，类似立方上皮。

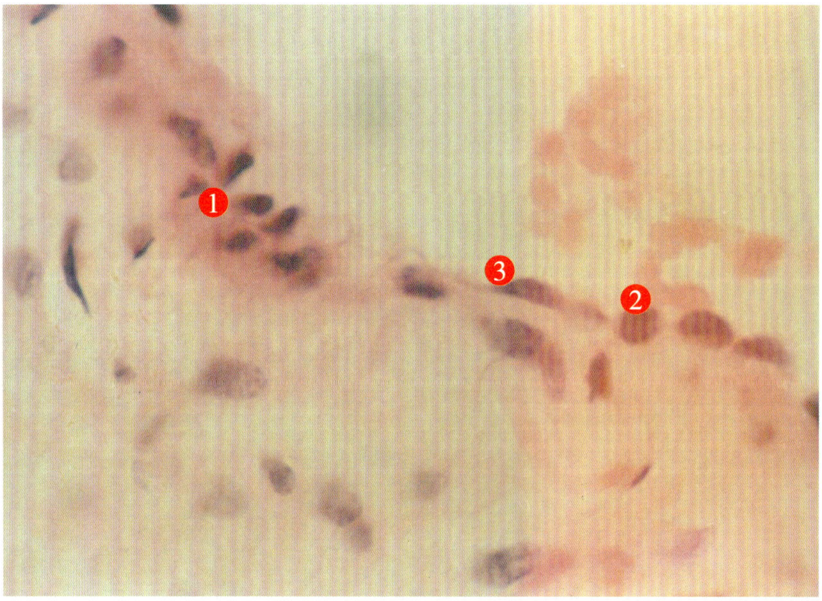

■ 图1-4 人中动脉多形性内皮

苏木素-伊红染色 ×400

❶示内皮细胞较密集区；❷示近立方内皮；❸示近扁平的内皮细胞。

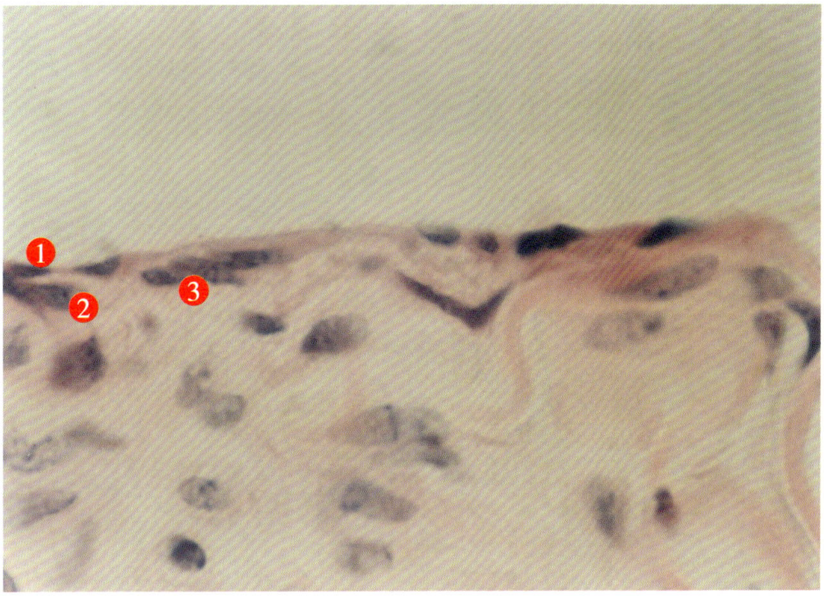

■ 图1-5 人中动脉复层扁平样内皮

苏木素-伊红染色 ×400

❶示扁平形内皮细胞；❷示下层梭形细胞；❸示叠瓦状排列的内皮细胞。

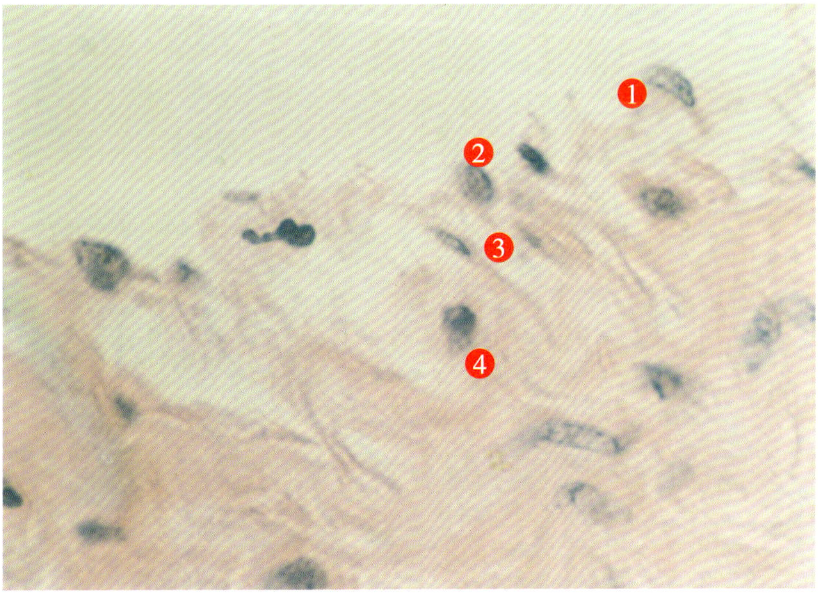

■ 图1-6 大白鼠中动脉移行上皮样内皮

苏木素-伊红染色 ×400

❶、❷、❸和❹示内弹性膜上位置参差不齐的内皮细胞。

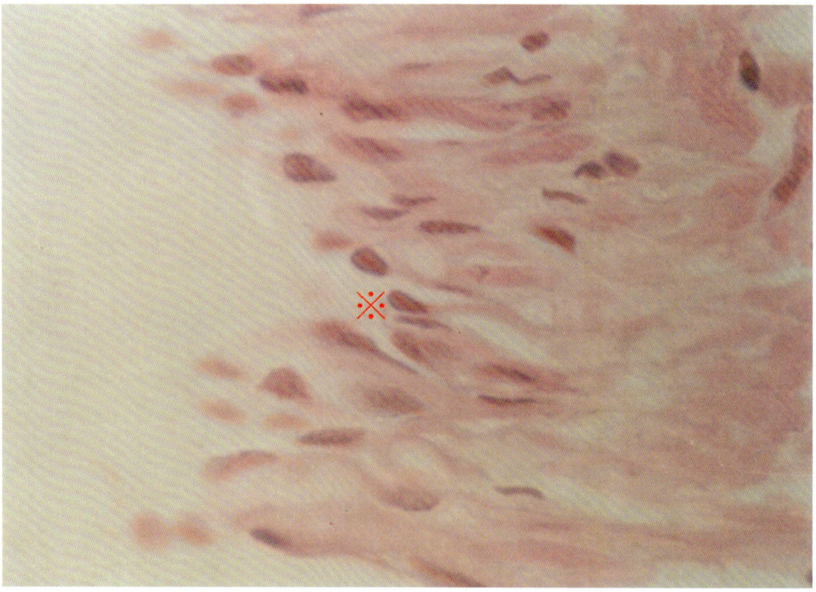

■ 图1-7　人中动脉移行上皮样内皮

苏木素-伊红染色　×400

※示多层内皮细胞核位置参差不齐，大致呈移行上皮样拥挤直立排列。

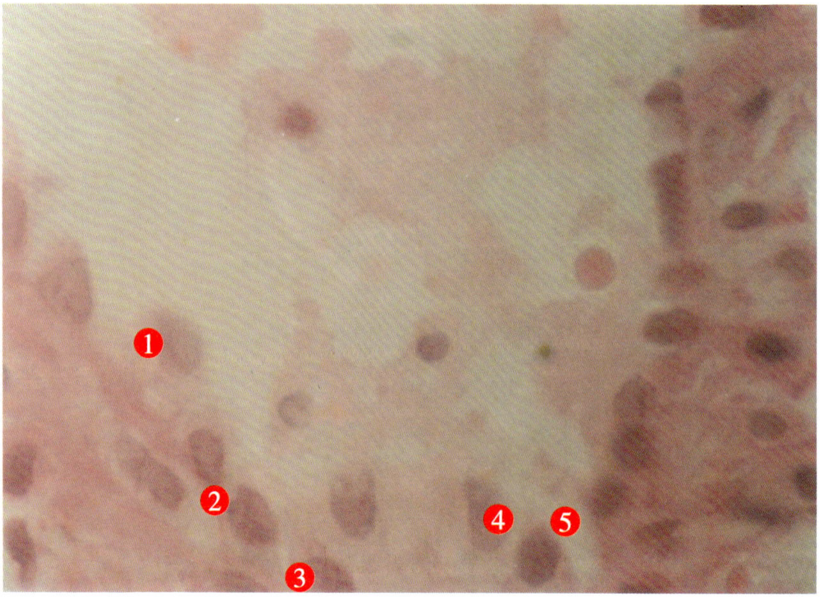

■ 图1-8　人中静脉不确定内皮

苏木素-伊红染色　×400

❶、❷、❸、❹和❺示单个核血细胞，孰是内皮细胞，孰是游离白血细胞，难以确定。

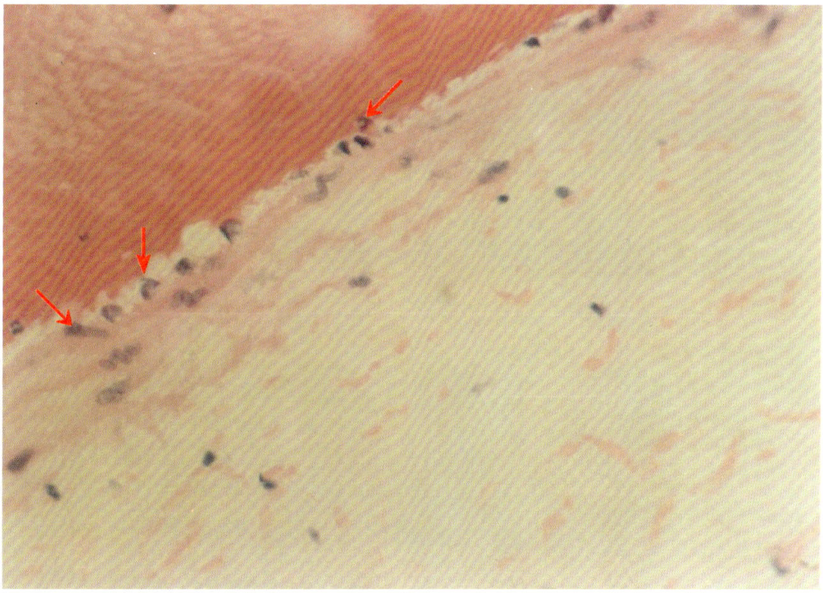

■ 图1-9 人中静脉不稳定内皮

苏木素-伊红染色 ×100

↙示边集的血液白细胞。↓示锚着的单个核血细胞。↘示内皮化的单个核血细胞。

第二章
大动脉组织动力学

大动脉与心脏相连。血管内膜延续于心内膜，中膜延续于心肌膜，大动脉外膜（纤维膜）延续于心外膜（浆膜）。大动脉与心脏组织动力学也有大致相似的特点，都主要依靠血源干细胞作为实质细胞更新的主要干细胞来源，即主要通过血液中的多能干细胞层递演化和位移实现其壁结构的不断更新。只是心肌干细胞演化结果是心肌细胞，而血源性血管干细胞经内膜细胞演化形成平滑肌细胞。血管组织动力学可分为血管干细胞内化、内膜细胞–平滑肌细胞演化及平滑肌细胞衰亡三个阶段。第一阶段主要表现在内膜，第二阶段发生于内膜与中膜，第三阶段表现在外膜。

狗、兔和人大动脉皆有较厚的内膜，有明显的内膜下层，内弹性膜不明显，特别宜于观察内膜细胞及内膜细胞演化形成平滑肌的过程。大白鼠大动脉内膜虽然薄，但其独特的组织动力学过程中也蕴含着一般血管组织动力学规律。

第一节　狗大动脉组织动力学

一、狗大动脉血管干细胞内化

狗大动脉内膜的突出特点是大部分内膜腔面有沉积层覆盖，少部分无覆盖层。在这两种部位，血液中血管干细胞分别以锚着式和沉积式两种方式内化。内化血管干细胞是内皮和内膜细胞最初的共同来源。

（一）血管干细胞锚着式内化

狗血管干细胞锚着式内化，多发生于内膜无沉积层的非覆盖区。狗大动脉内皮细胞形态不一，也常见直接分裂象（图2-1、图2-2）。血中血管干细胞可单个锚着于内膜表面（图2-3、图2-4），也可见干细胞成片锚着（图2-5~图2-7）。锚着细胞逐渐扁平化形成单层扁平样内皮。干细胞锚着并不一定都很牢固，附着不牢的锚着细胞更易衰退（图2-8），衰退的内皮可成片剥脱（图2-9）。

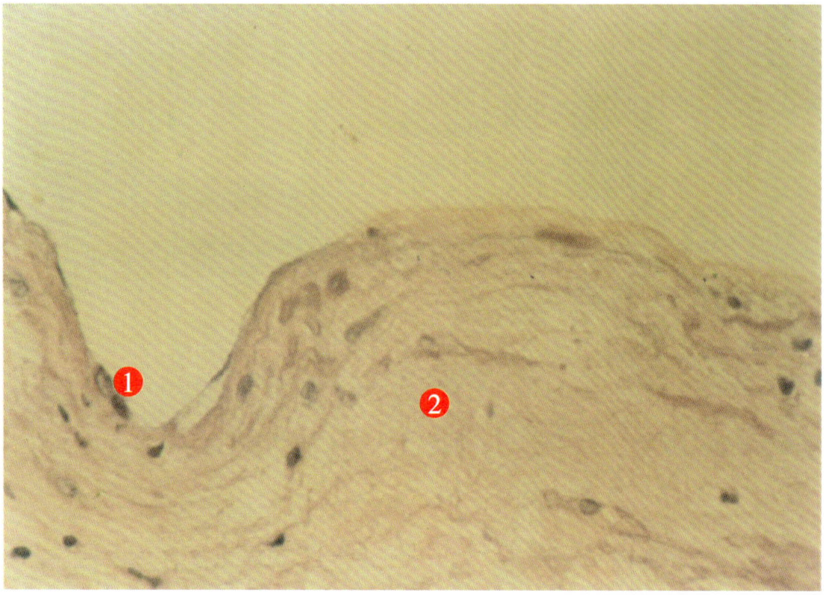

■ 图2-1　狗大动脉内皮细胞直接分裂（1）

苏木素-伊红染色　×100

❶示直接分裂的内皮细胞；❷示较厚的内膜下层。

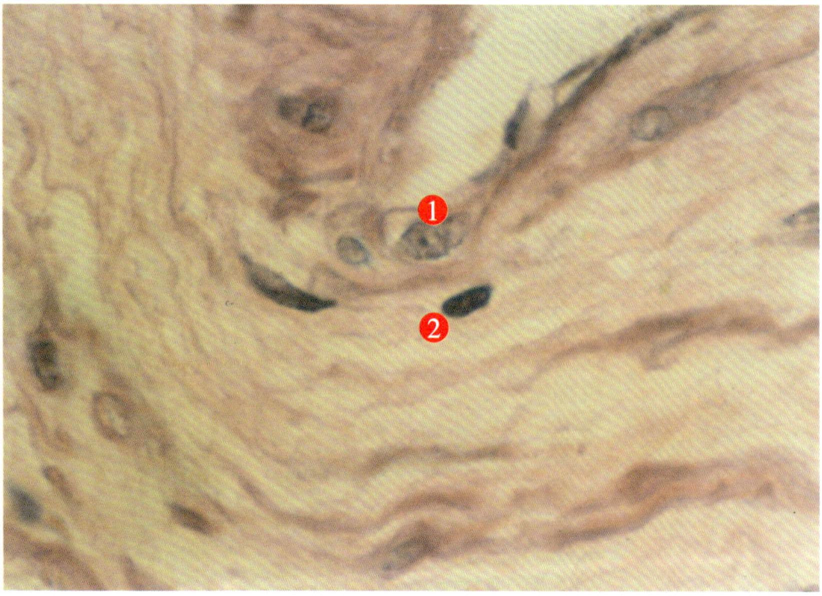

■ 图2-2　狗大动脉内皮细胞直接分裂（2）

苏木素-伊红染色　×400

❶示直接分裂的内皮细胞；❷示内膜细胞。

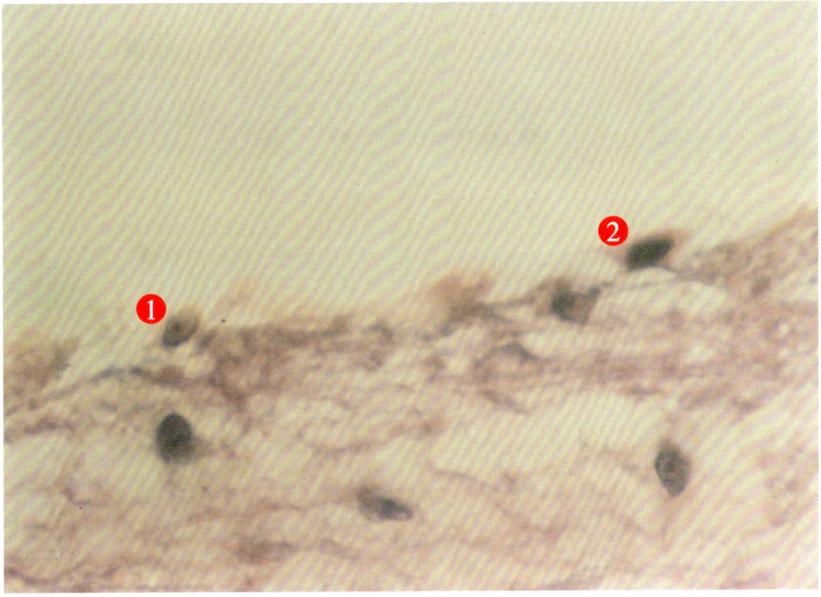

■ 图2-3　狗大动脉血管干细胞锚着式内化（1）

苏木素-伊红染色　×1 000

❶示正在锚着于内膜表面的血管干细胞；❷示已锚着的血管干细胞。

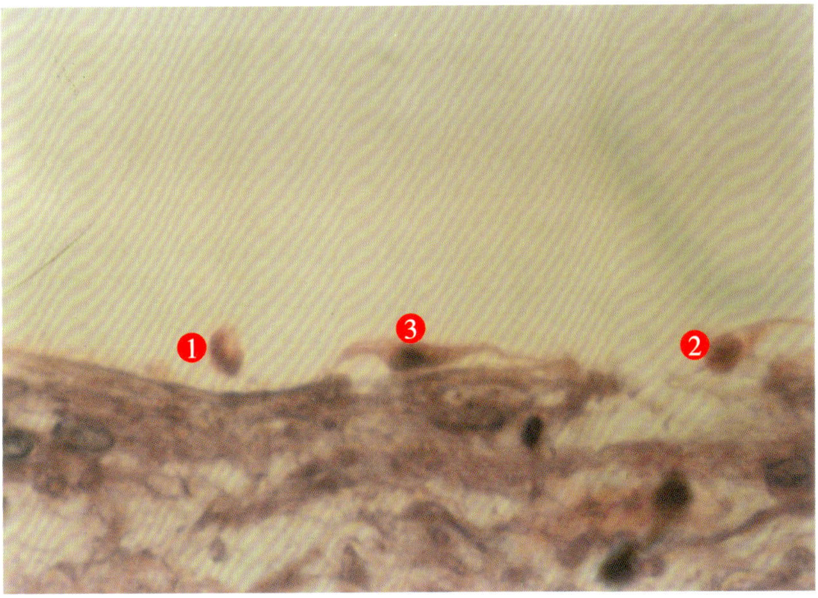

■ 图2-4　狗大动脉血管干细胞锚着式内化（2）

苏木素-伊红染色　×1 000

❶示游离的血细胞；❷示即将锚着的血管干细胞；❸示干细胞锚着并铺展为内皮细胞。

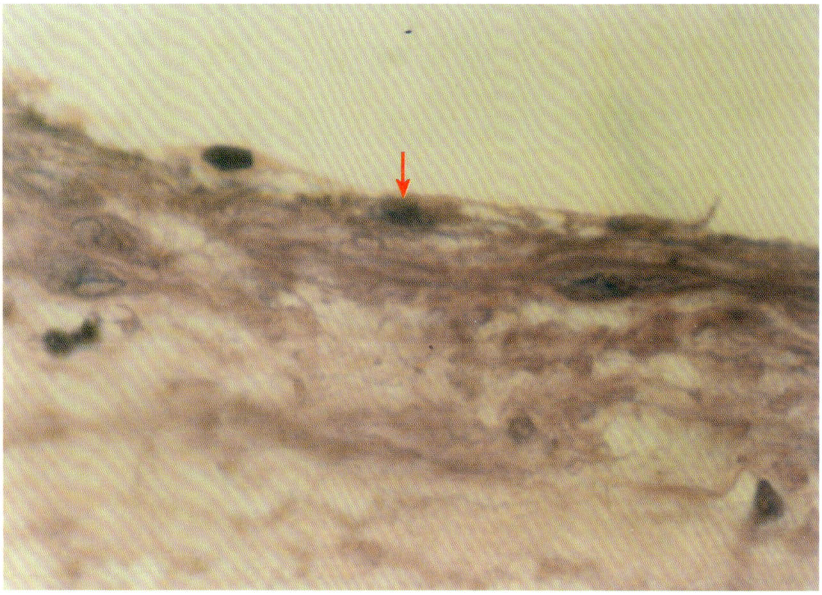

■ 图2-5　狗大动脉血管干细胞锚着式内化（3）

苏木素-伊红染色　×1 000

↓示成片血管干细胞锚着并铺展形成内皮。

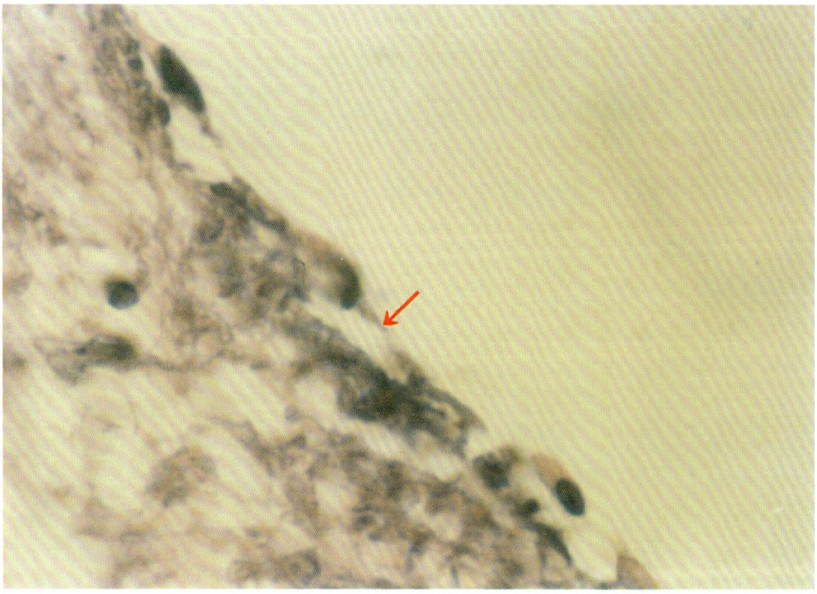

■ 图2-6　狗大动脉血管干细胞锚着式内化（4）

苏木素-伊红染色　×1 000

↙示连接成大片的内皮。

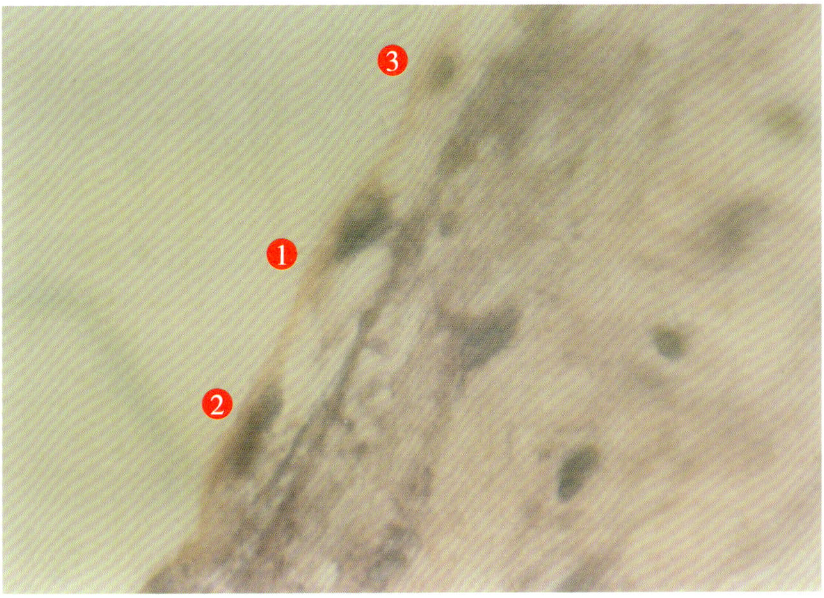

■ 图2-7　狗大动脉血管干细胞锚着式内化（5）

苏木素-伊红染色　×1 000

❶示锚着的血管干细胞；❷示锚着细胞内皮化；❸示衰退的锚着细胞。

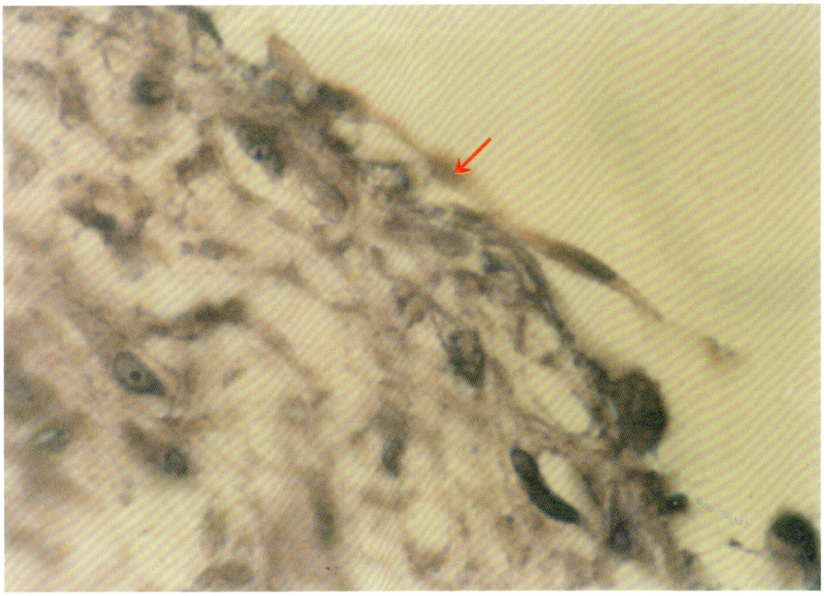

■ 图2-8　狗大动脉血管干细胞锚着式内化（6）

苏木素-伊红染色　×1 000

↙ 示明显衰退的锚着细胞。

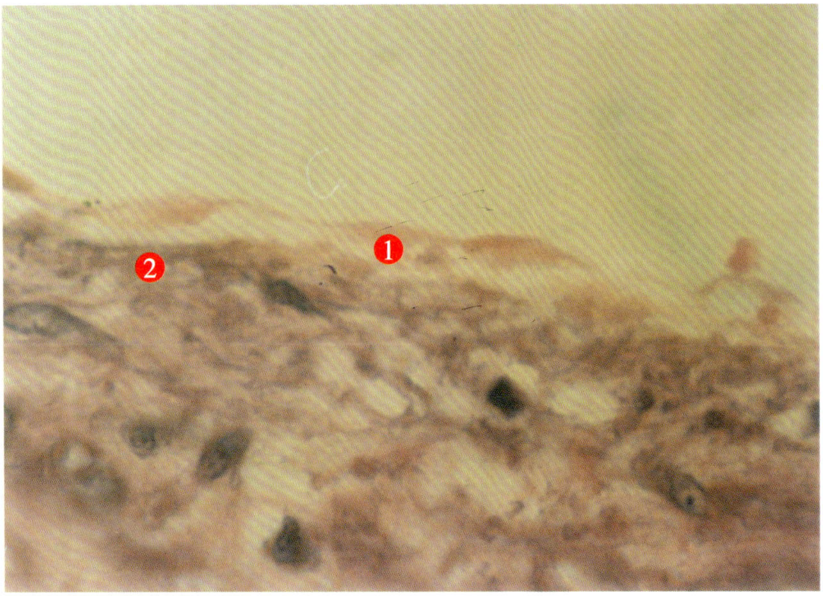

■ 图2-9 狗大动脉血管干细胞锚着式内化（7）

苏木素-伊红染色 ×1 000

❶示失去生命力的内皮成片剥脱；❷示将要裸露的内膜内表面。

（二）血管干细胞沉积式内化

狗大动脉的特点是大部分内表面有纤维层覆盖。覆盖区内膜表层可见一层厚薄不等的沉积层，内膜最表层并无典型的内皮存在（图2-10、图2-11）。这对理解狗大动脉组织动力学十分重要。沉积物上层为非细胞层，有核细胞位于沉积层下层（图2-12）。最上层有核细胞往往并不暴露于血管腔面，且多不具备典型的内皮细胞形态特点。实际上是具有演化为内皮细胞和内膜细胞的血管干细胞。这些细胞也可见直接分裂象（图2-13），并可克隆增生，形成干细胞巢（图2-14）。沉积层浅层可逐渐溶解、变疏松、断裂，深层因沉积细胞的分泌活动逐渐内膜化（图2-15～图2-18）。表层沉积物可剥脱，遗留的有核细胞逐渐暴露于内表面，并可逐渐变扁平而内皮化（图2-19）。因沉积层溶解，其表面形成的内皮失去生存依据，终将剥离（图2-20）。在沉积层的边缘可见由于细胞分泌活动，使沉积物改造成为与原沉积物明显不同的内膜基质（图2-21）。沉积过程可重叠发生，造成内膜呈现沉积岩一样的多层沉积现象（图2-22）。

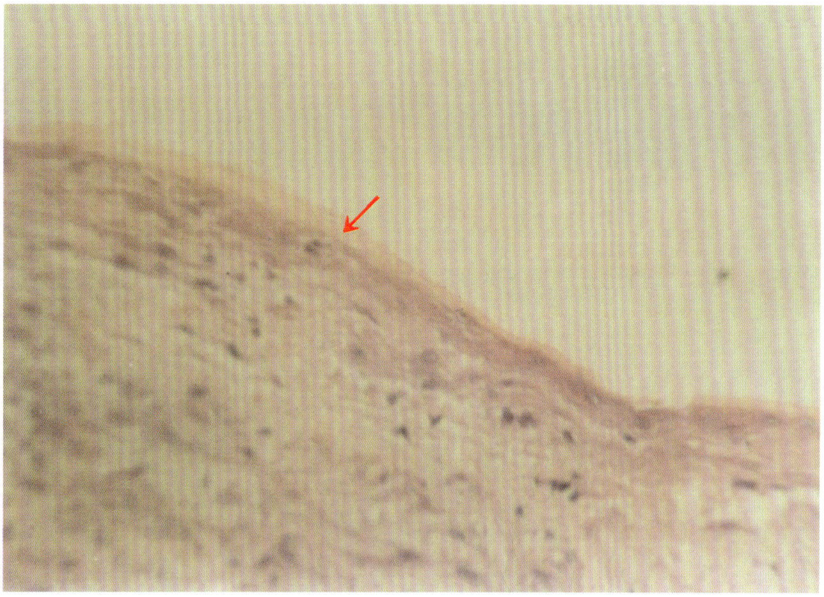

■ 图2-10　狗大动脉血管干细胞沉积式内化（1）

苏木素-伊红染色　×100

↙ 示沉积于内膜表面的纤维蛋白层。

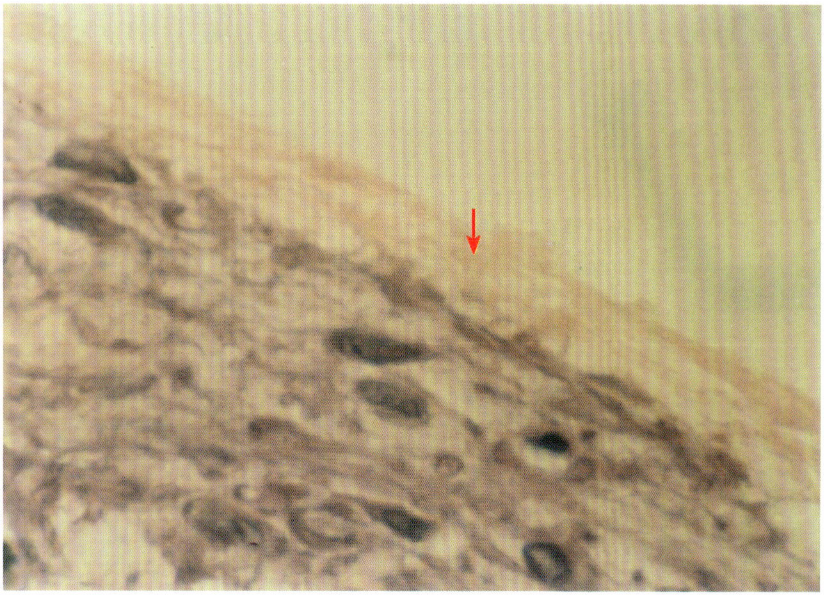

■ 图2-11　狗大动脉血管干细胞沉积式内化（2）

苏木素-伊红染色　×1 000

↓ 示沉积于内膜表面的无白细胞血浆，红细胞基本溶解。

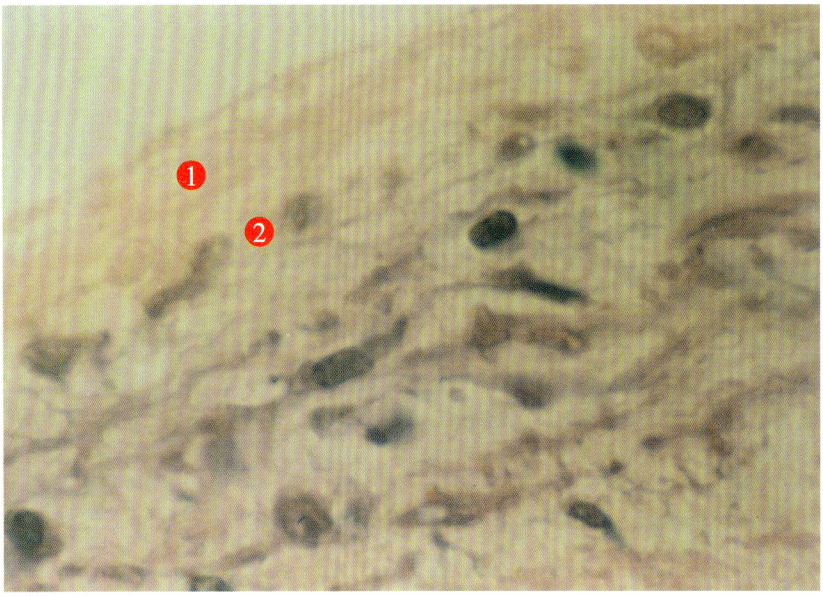

■ 图2-12　狗大动脉血管干细胞沉积式内化（3）

苏木素-伊红染色　×1 000

❶示无细胞沉积层；❷示最浅层沉积细胞。

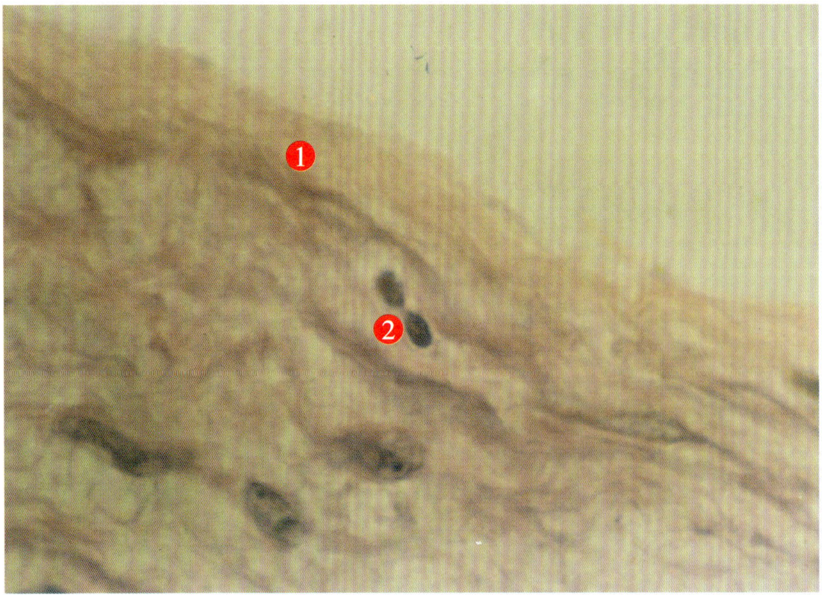

■ 图2-13　狗大动脉血管干细胞沉积式内化（4）

苏木素-伊红染色　×1 000

❶示无白细胞血液沉积层；❷示沉积层血管干细胞直接分裂。

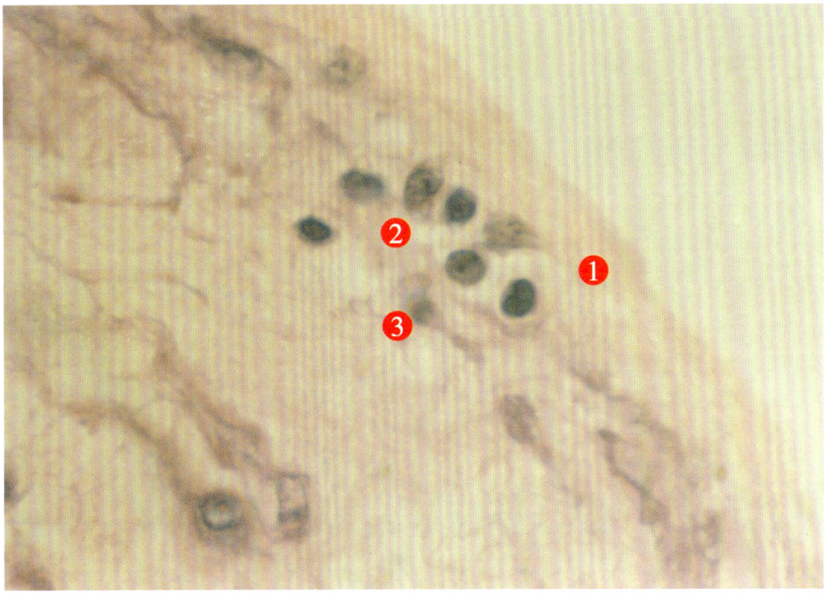

■ 图2-14 狗大动脉血管干细胞沉积式内化（5）

苏木素-伊红染色 ×1 000

❶示无白细胞血液沉积层；❷示血管干细胞增生形成的干细胞巢；❸示过渡性细胞。

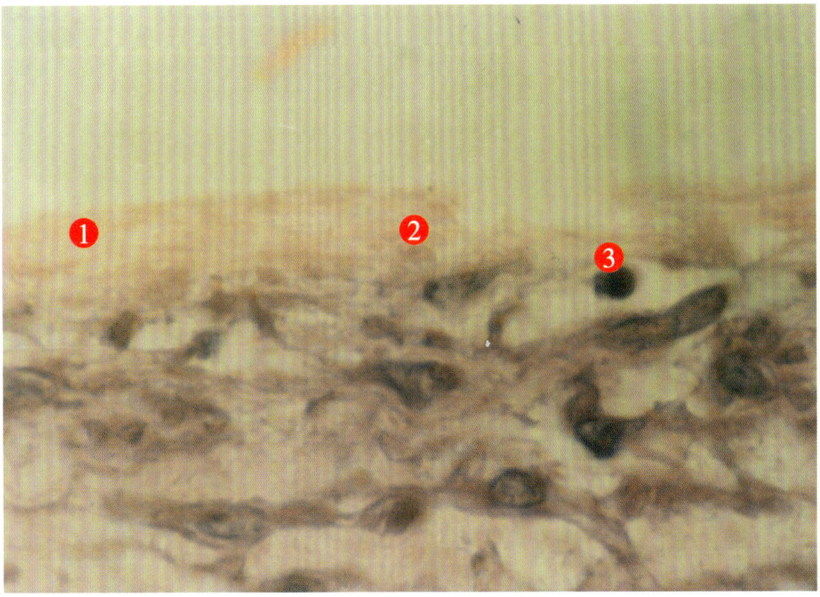

■ 图2-15 狗大动脉血管干细胞沉积式内化（6）

苏木素-伊红染色 ×1 000

❶示沉积于内膜表面的无白细胞血液；❷示沉积层趋于溶解；❸示沉积的血管干细胞。

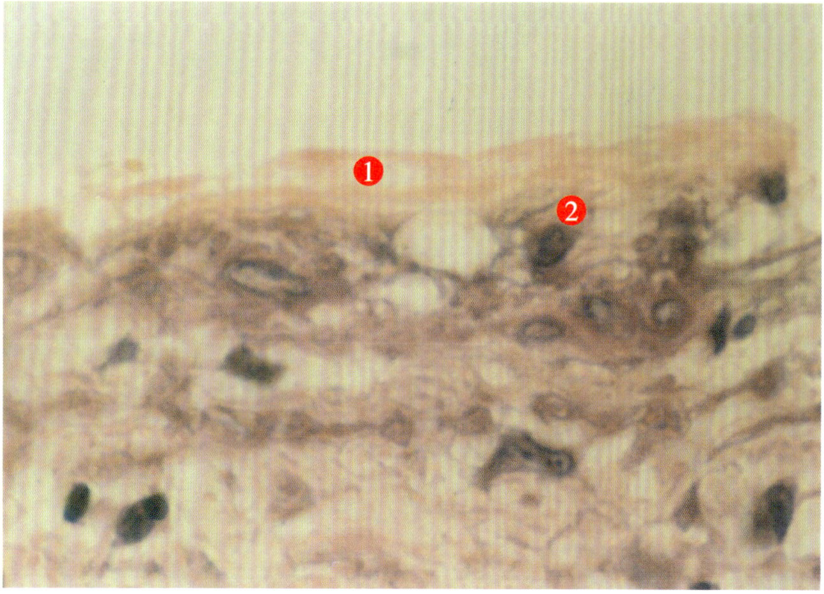

■ 图2-16　狗大动脉血管干细胞沉积式内化（7）

苏木素-伊红染色　×1 000

❶示沉积层浅层明显溶解；❷示沉积层深层因沉积细胞的分泌自下而上逐渐改造成为内膜成分。

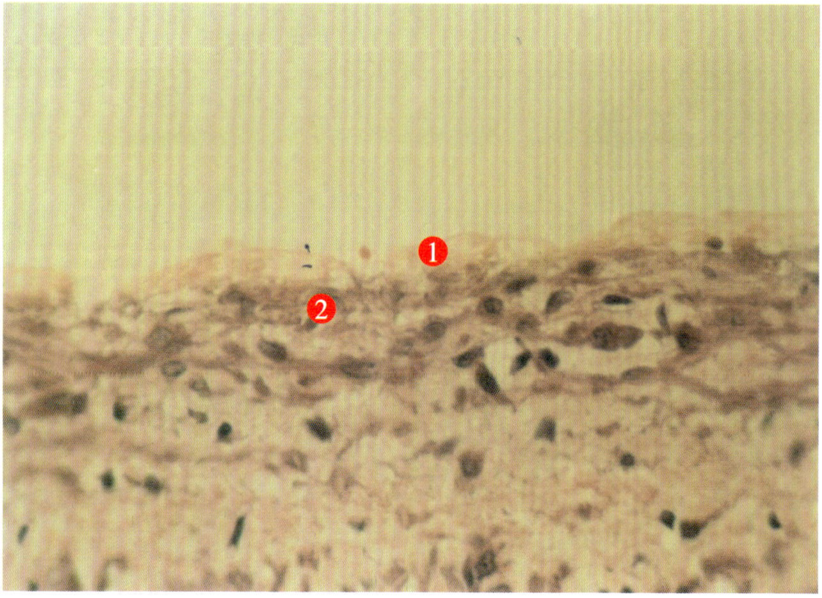

■ 图2-17　狗大动脉血管干细胞沉积式内化（8）

苏木素-伊红染色　×200

❶示沉积层浅层进一步溶解；❷示沉积层深层进一步内膜化。

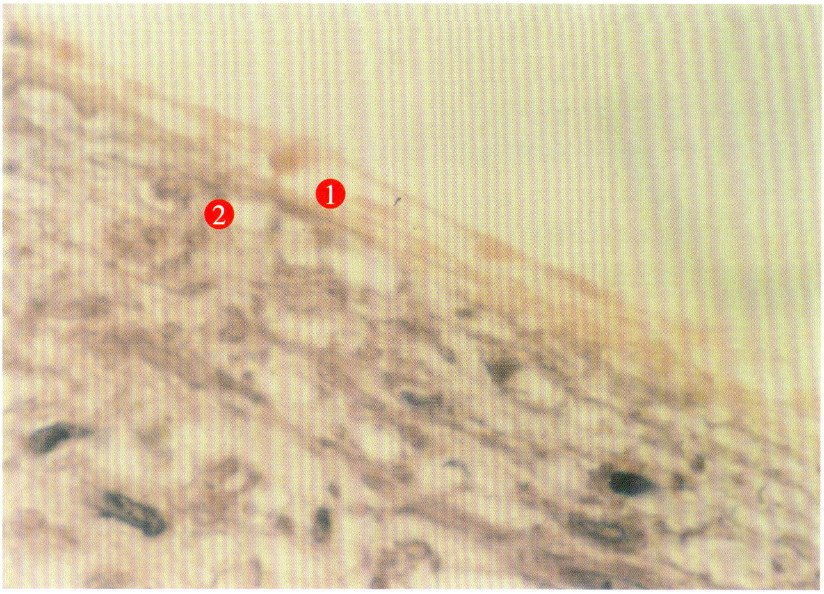

■ 图2-18　狗大动脉血管干细胞沉积式内化（9）

苏木素-伊红染色　×1 000

❶示沉积层浅层更进一步溶解；❷示沉积层深层进一步内膜化。

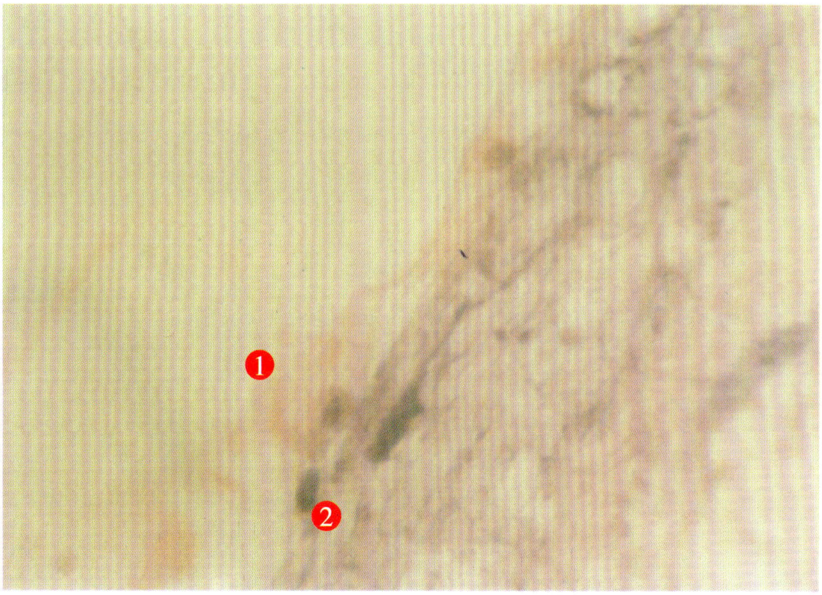

■ 图2-19　狗大动脉血管干细胞沉积式内化（10）

苏木素-伊红染色　×1 000

❶示溶解剥脱的浅沉积层；❷示裸露的沉积细胞内皮化。

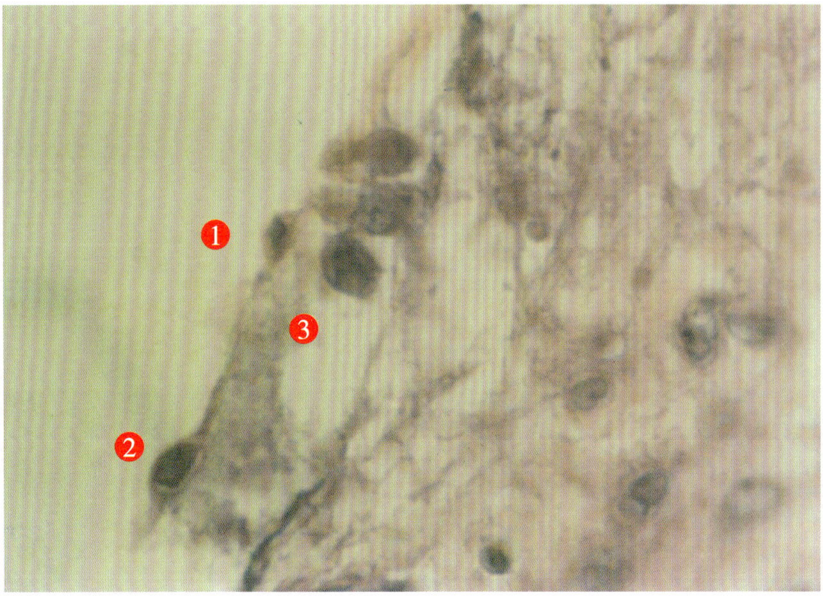

■ 图2-20　狗大动脉血管干细胞沉积式内化（11）

苏木素-伊红染色　×1 000

❶示锚着于沉积层表面的血管干细胞；❷示锚着细胞内皮化；❸示不很牢固的沉积层。

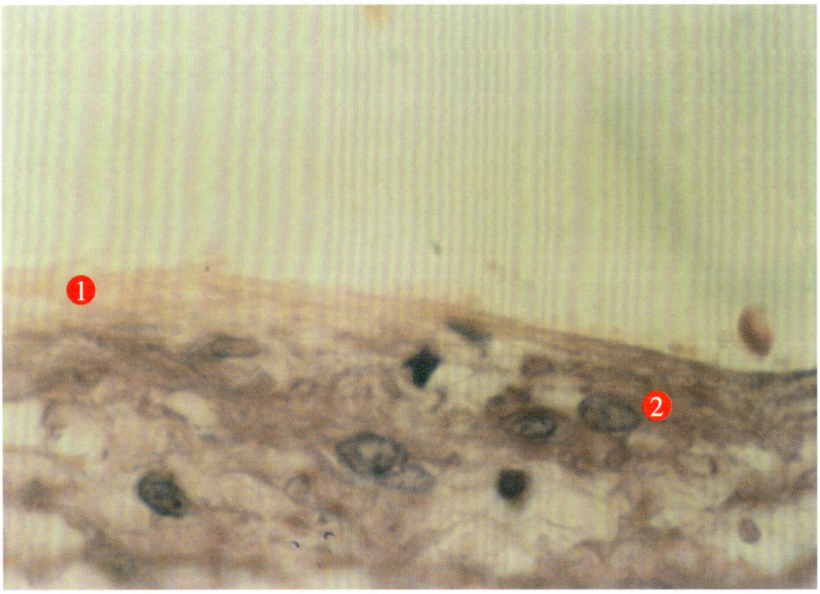

■ 图2-21　狗大动脉血管干细胞沉积式内化（12）

苏木素-伊红染色　×1 000

❶示新沉积层；❷示经同化改造成为内膜基质的旧沉积层。

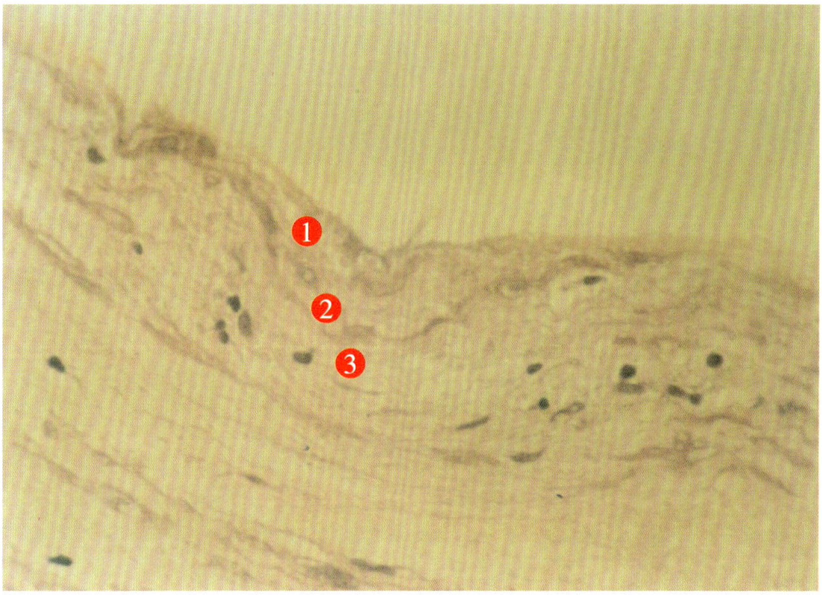

■ 图2-22　狗大动脉血管干细胞沉积式内化（13）

苏木素-伊红染色　×100

❶、❷和❸示逐层累积的沉积层。

二、狗大动脉内膜细胞-平滑肌细胞演化系

（一）狗大动脉内膜细胞及其演化

狗大动脉内膜有较厚的内皮下层和内膜下层。其中主要是血管干细胞内化而来的细胞，是内膜细胞-平滑肌细胞演化系的干细胞，统称内膜细胞。从内向外可见内膜细胞演化形成平滑肌细胞的演化序。其中内膜细胞大致可分为Ⅰ型～Ⅳ型：Ⅰ型内膜细胞小，核小而圆，染色深，细胞质少，是处于静息状态的内膜细胞-平滑肌细胞演化系的干细胞；Ⅱ型内膜细胞稍大，其核也稍大，染色略浅，核周有新合成物，或呈透明带，是受激发的内膜细胞-平滑肌细胞演化系的前体细胞；Ⅲ型内膜细胞增大，分泌有少量收缩蛋白成分，属于肌纤维细胞；Ⅳ型内膜细胞核变为梭形，有较多收缩蛋白分泌，可归为纤维肌细胞（图2-23～图2-25）。内膜细胞-平滑肌细胞的演化有赖于正常血管壁组织场的存在。正常的血管壁组

织场，首要的是以弹性纤维为主的适应于血管舒缩应力的传递网络；其次是，各有关理化因子及生物因子正常梯度。显然，内膜细胞-平滑肌细胞演化系是有目的的系统。其目的态（终极态）是成熟的平滑肌细胞，各型内膜细胞是不同时-空点的暂态（瞬态），血管系统的吸引子就是相当于肌层与外膜交界的极限环面。

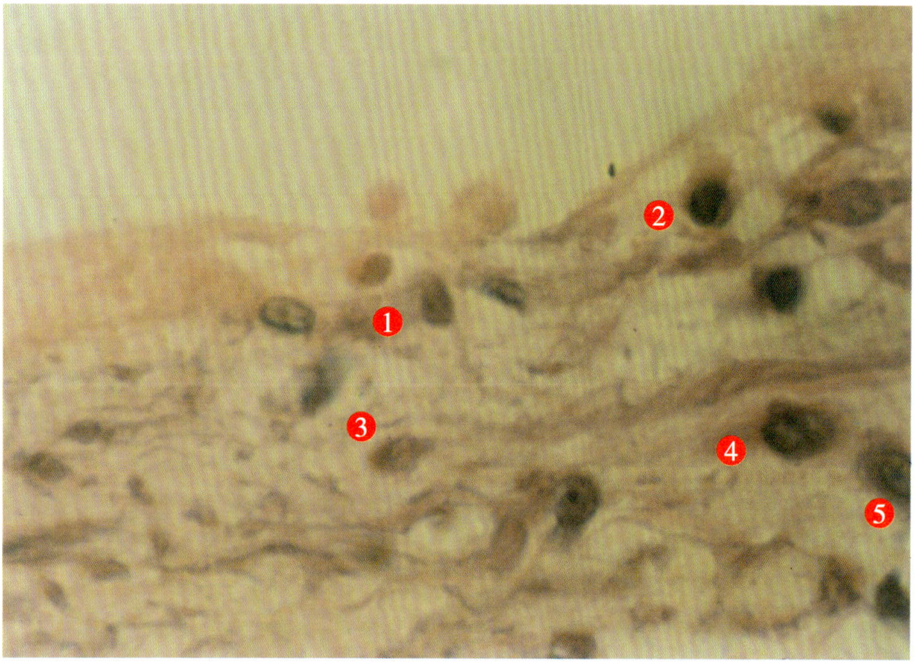

■ 图2-23　狗大动脉内膜细胞-平滑肌细胞演化系（1）

苏木素-伊红染色　×1 000

❶、❷和❸示Ⅱ型内膜细胞；❹和❺示Ⅲ型内膜细胞。

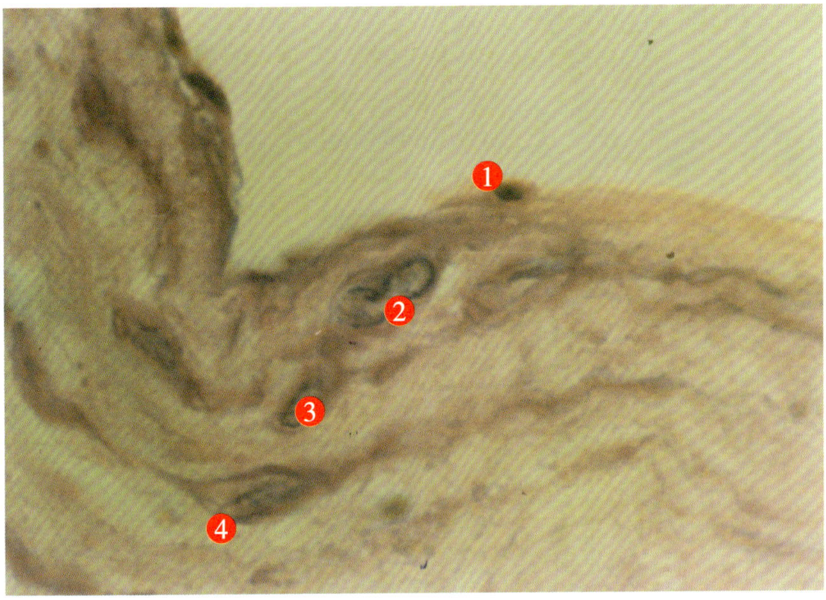

■ 图2-24 狗大动脉内膜细胞-平滑肌细胞演化系（2）

苏木素-伊红染色 ×1 000

❶示锚着的内皮细胞；❷示Ⅱ型内膜细胞；❸示Ⅲ型内膜细胞；❹示Ⅳ型内膜细胞。

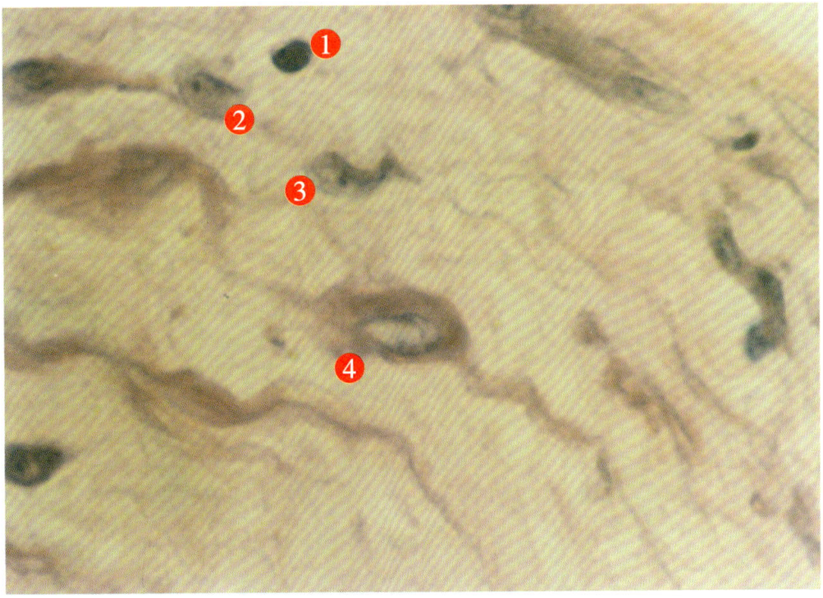

■ 图2-25 狗大动脉内膜细胞-平滑肌细胞演化系（3）

苏木素-伊红染色 ×1 000

❶示Ⅰ型内膜细胞；❷示Ⅱ型内膜细胞；❸示Ⅲ型内膜细胞；❹示Ⅳ型内膜细胞。

（二）狗大动脉平滑肌细胞系

血管平滑肌细胞系是狗大动脉中膜肌层与外膜的主体。狗大动脉肌层较厚，平滑肌与其分泌形成的弹性膜相间环行排列。平滑肌细胞呈梭形，核亦多呈梭形，从内向外核染色逐渐由深变浅（图2-26）。外层平滑肌细胞常见核固缩与核脱色，肌层外缘更甚（图2-27）。

狗大动脉外膜并非真正的所谓结缔组织，多为固缩核残片和平滑肌细胞残体及弹性膜碎片，可见其是由衰老的外缘平滑肌退变演化而来（图2-28）。

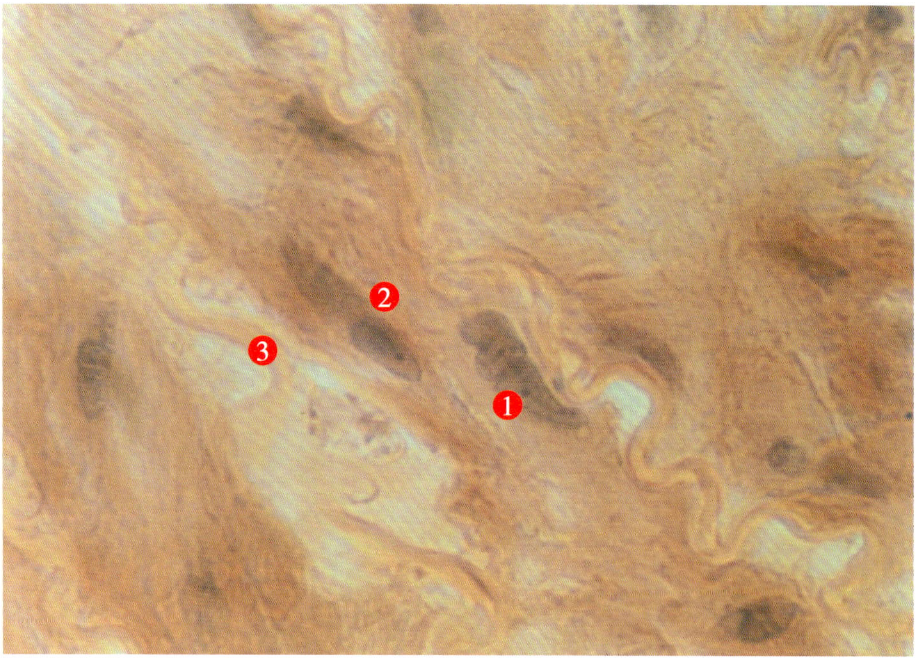

■ 图2-26 狗大动脉平滑肌细胞系（肌层）

苏木素-伊红染色 ×400

❶示平滑肌细胞；❷示平滑肌细胞直接分裂象；❸示弹性膜。

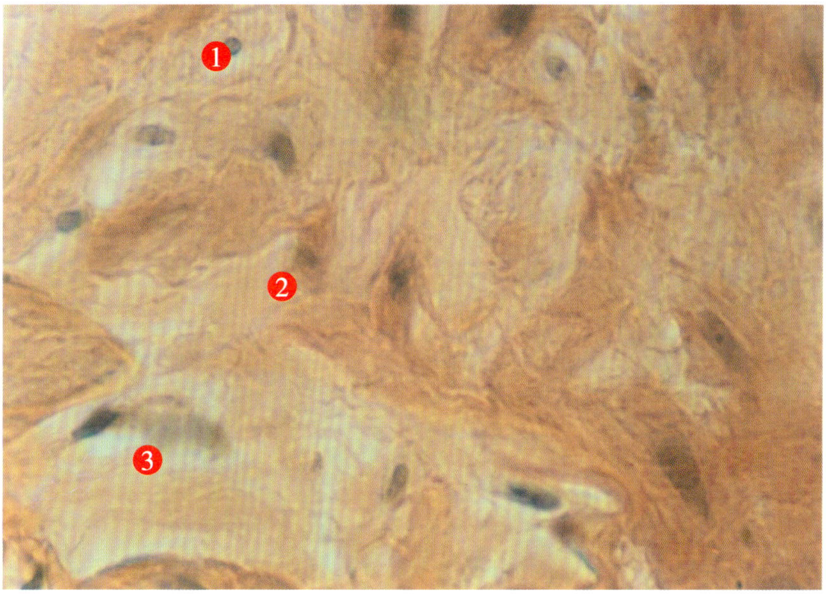

■ 图2-27　狗大动脉平滑肌细胞系（肌层外缘）（1）

苏木素-伊红染色　×400

❶示核固缩；❷示核脱色；❸示核渍污。

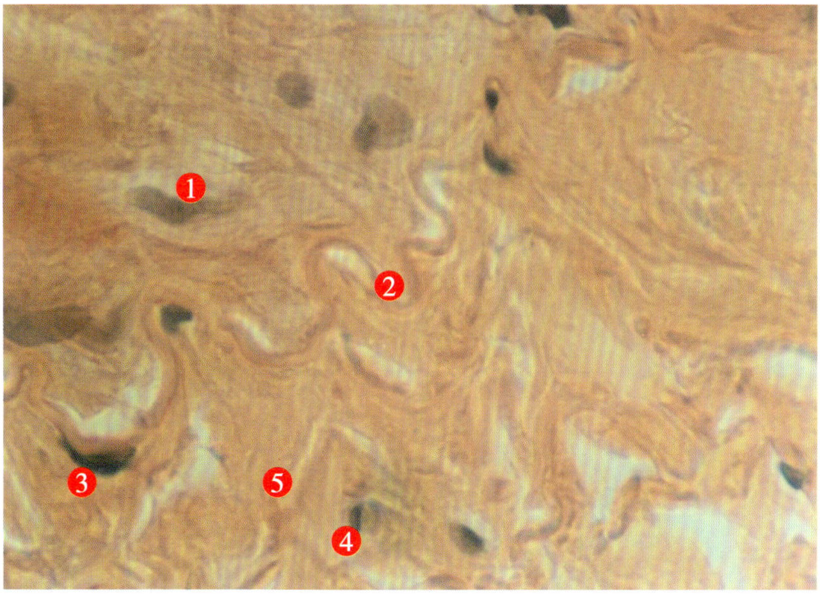

■ 图2-28　狗大动脉平滑肌细胞系（肌层外缘）（2）

苏木素-伊红染色　×400

❶示肌层外缘平滑肌细胞核畸变；❷示外弹性膜；❸示外膜细胞核固缩；❹示外膜细胞核残片；❺示残留于外膜内断裂的弹性膜。

第二节 大白鼠大动脉组织动力学

大白鼠大动脉壁结构主体也是平滑肌细胞系。平滑肌由内膜细胞演化而来，内膜细胞由血管腔内血源血管干细胞内化演变形成。

一、大白鼠大动脉血管干细胞内化

大白鼠大动脉大部分内膜很薄，少部分内膜为活跃更新区，其余为相对静止区。在大白鼠大动脉内膜活跃更新区，血管干细胞可通过锚着式、沉积式、叠瓦式及组装式等不同方式内化，演化形成内皮细胞和内膜细胞。

（一）血管干细胞锚着式内化

大白鼠大动脉内膜内表面，可见少数血源性细胞紧密程度不同地锚着（图2-29、图2-30）。锚着细胞的命运并不相同，明显可以看出一些细胞生命力旺盛，一些则已衰老，另有细胞已经死亡，还有细胞能侵蚀穿透下方组织而外迁（图2-31、图2-32）。

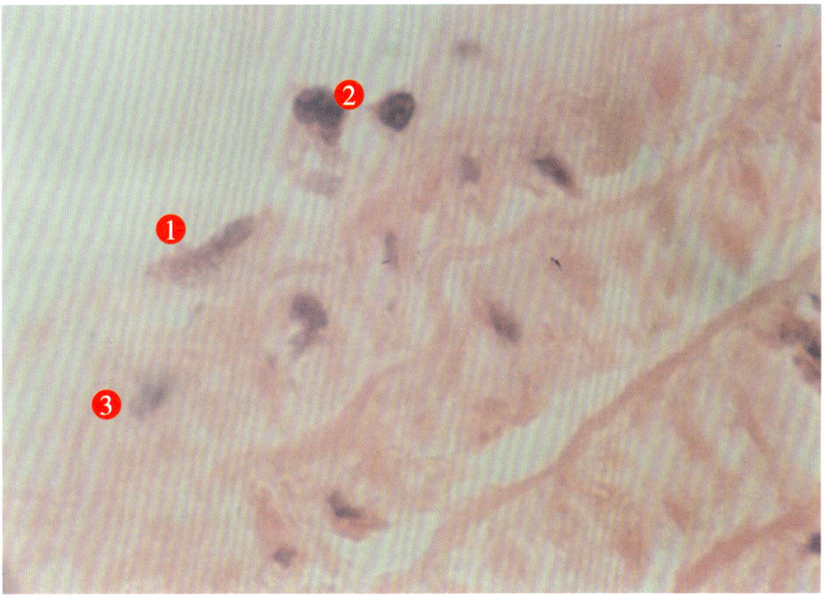

■ 图2-29　大白鼠大动脉血管干细胞锚着式内化（1）

苏木素-伊红染色　×400

❶示已锚着的干细胞，并扁平化；❷示正在锚着的血管干细胞；❸示内膜细胞。

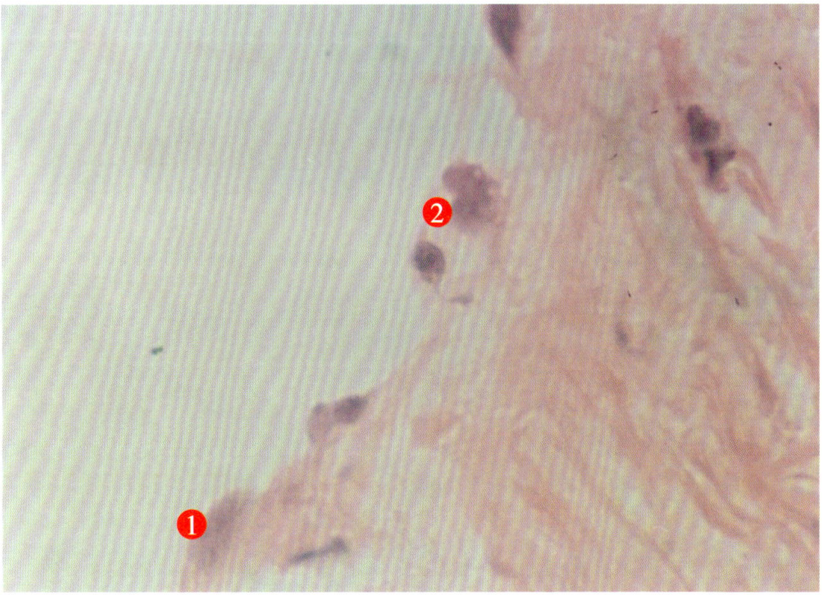

■ 图2-30　大白鼠大动脉血管干细胞锚着式内化（2）

苏木素-伊红染色　×1 000

❶示已锚着细胞开始扁平化；❷示锚着中的血管干细胞。

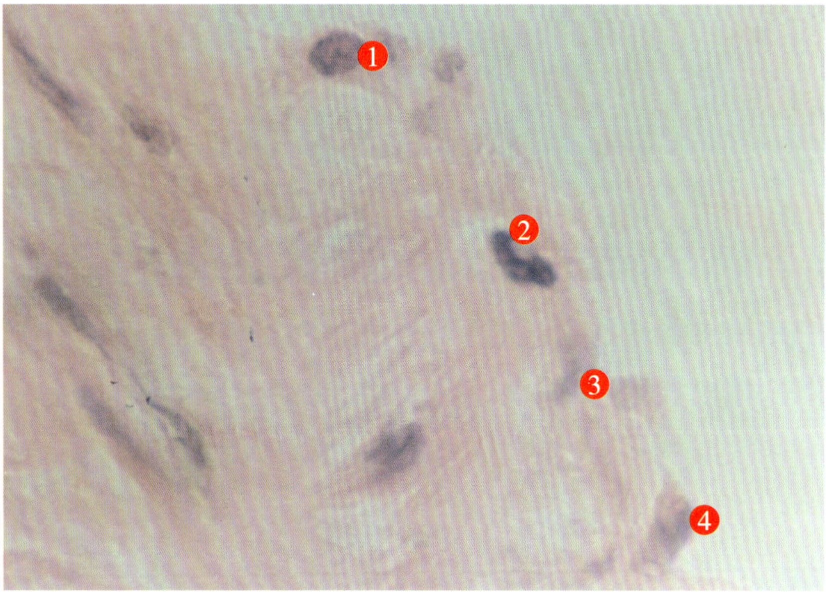

■ 图2-31　大白鼠大动脉血管干细胞锚着式内化（3）

苏木素-伊红染色　×1 000

❶示有活力的锚着细胞；❷示有沉积物覆盖的锚着细胞；❸示核褪色的锚着细胞；❹示锚着中的血管干细胞。

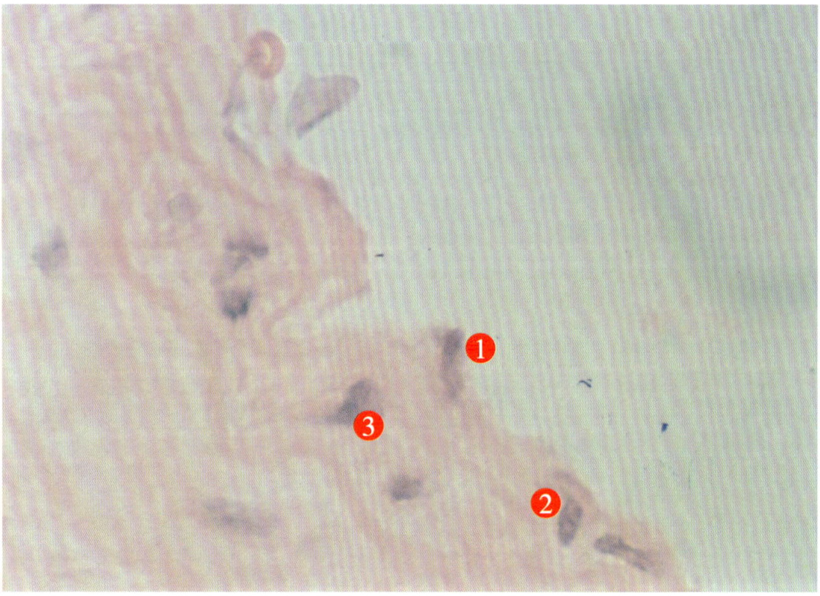

■ 图2-32　大白鼠大动脉血管干细胞锚着式内化（4）

苏木素-伊红染色　×1 000

❶示表浅锚着的血管干细胞；❷示下迁的干细胞；❸示内膜细胞。

（二）血管干细胞沉积式内化

内膜表面可见无细胞沉积物（图2-33、图2-34），也可见含细胞沉积物（图2-35、图2-36）。后者中，位于沉积物表层的细胞可逐渐扁平内皮化（图2-37、图2-38）；其深层细胞成为内膜细胞（图2-39）。有时可见血源性细胞黏着于蛋白沉积层上，呈现类似于锚着式更新，演化形成内皮（图2-40）。

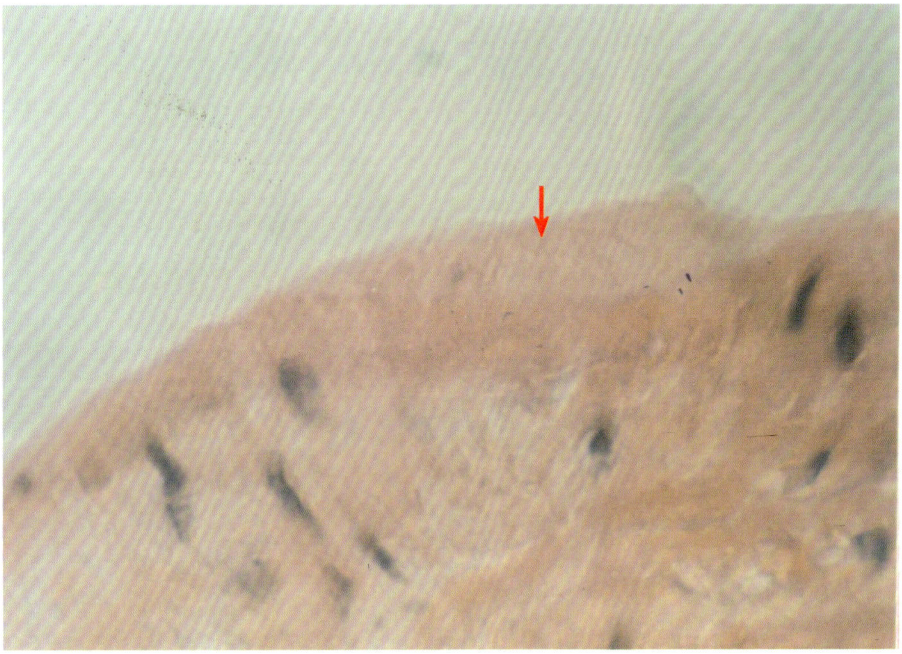

■ 图2-33　大白鼠大动脉血管干细胞沉积式内化（1）
苏木素-伊红染色　×1 000
↓示局部沉积的纤维蛋白。

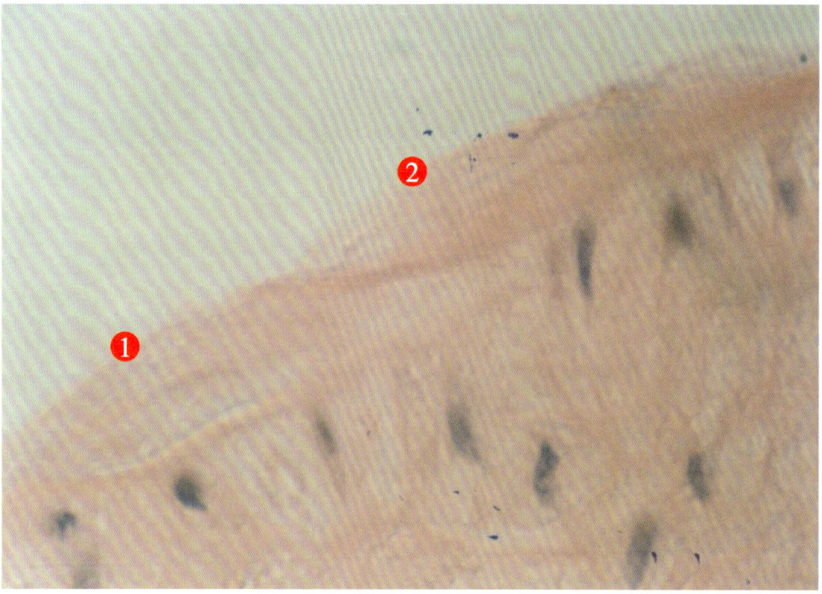

■ 图2-34　大白鼠大动脉血管干细胞沉积式内化（2）

苏木素-伊红染色　×1 000

❶和❷示先后局部沉积的纤维蛋白。

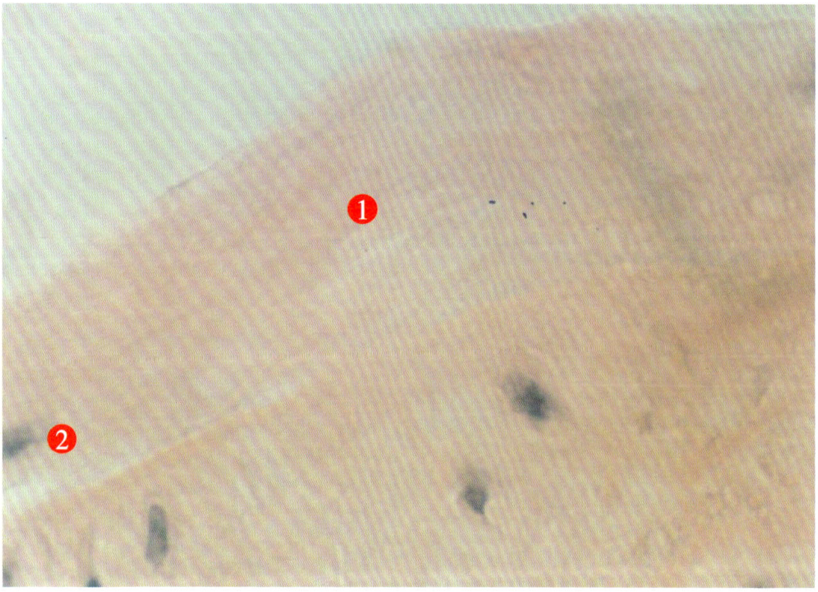

■ 图2-35　大白鼠大动脉血管干细胞沉积式内化（3）

苏木素-伊红染色　×1 000

❶示局部沉积较厚的纤维蛋白物；❷示埋于其中的血管干细胞。

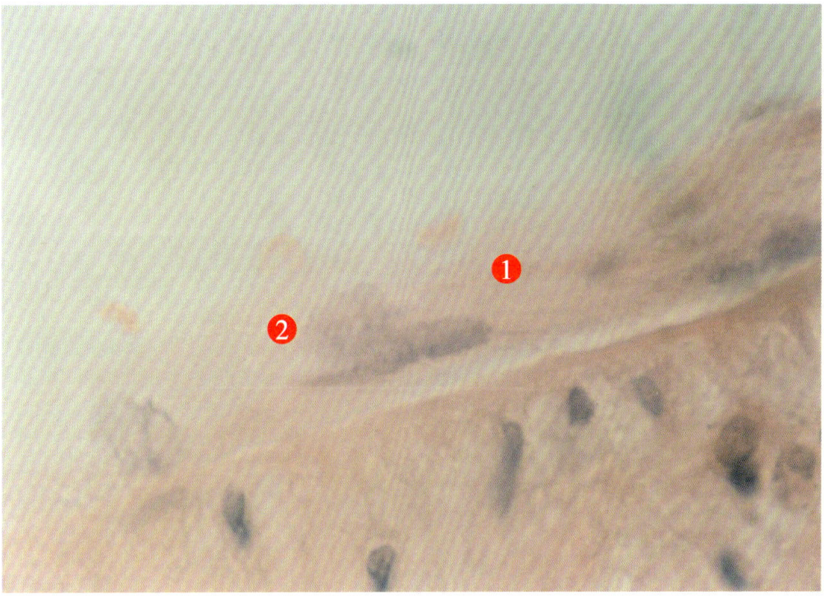

■ 图2-36　大白鼠大动脉血管干细胞沉积式内化（4）

苏木素-伊红染色　×1 000

❶示局部沉积较厚的纤维蛋白物；❷示埋于沉积物中的血管干细胞。

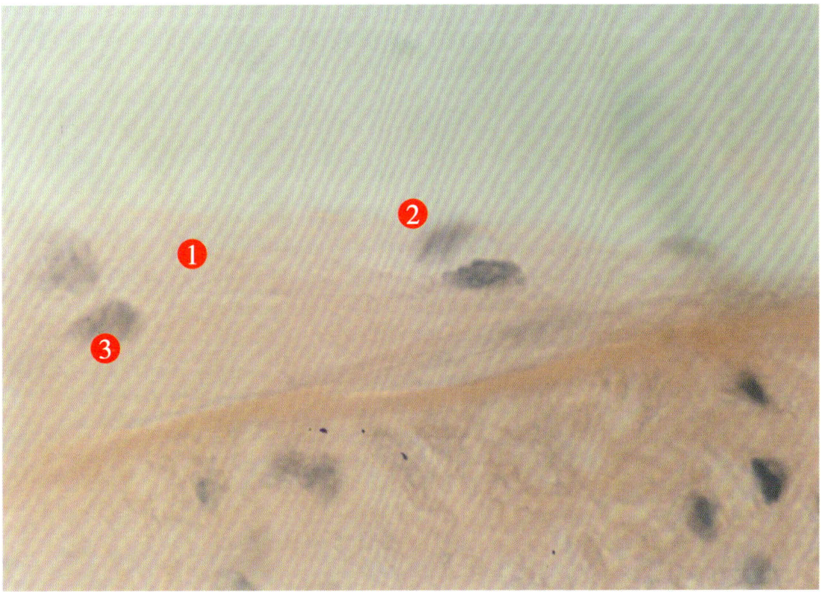

■ 图2-37　大白鼠大动脉血管干细胞沉积式内化（5）

苏木素-伊红染色　×1 000

❶示局部较厚的纤维蛋白沉积物；❷示沉积物浅表部的血管干细胞；❸示埋于其深部的血管干细胞。

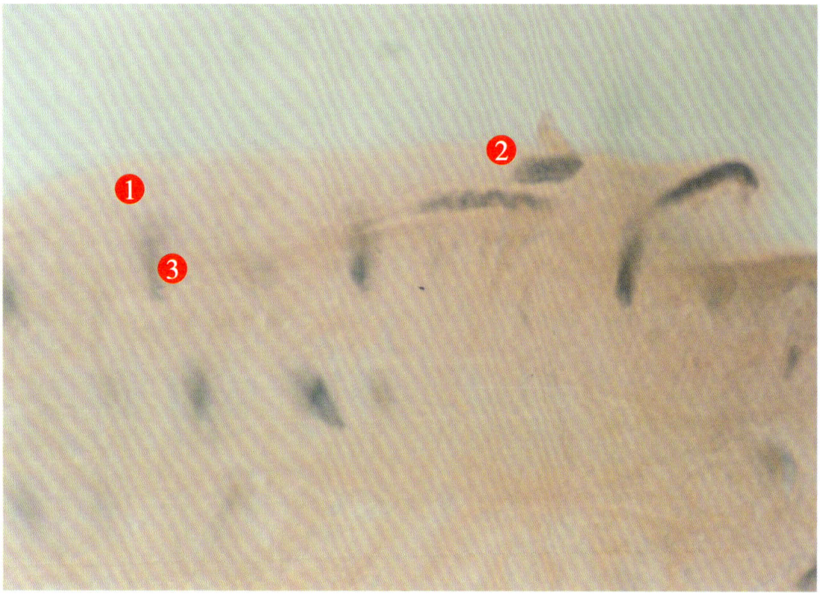

■ 图2-38　大白鼠大动脉血管干细胞沉积式内化（6）

苏木素-伊红染色　×400

❶示内膜腔面局部纤维蛋白沉积物；❷示沉积物浅表部的血管干细胞，逐渐扁平内皮化；❸示埋于其深部的血管干细胞垂直排列。

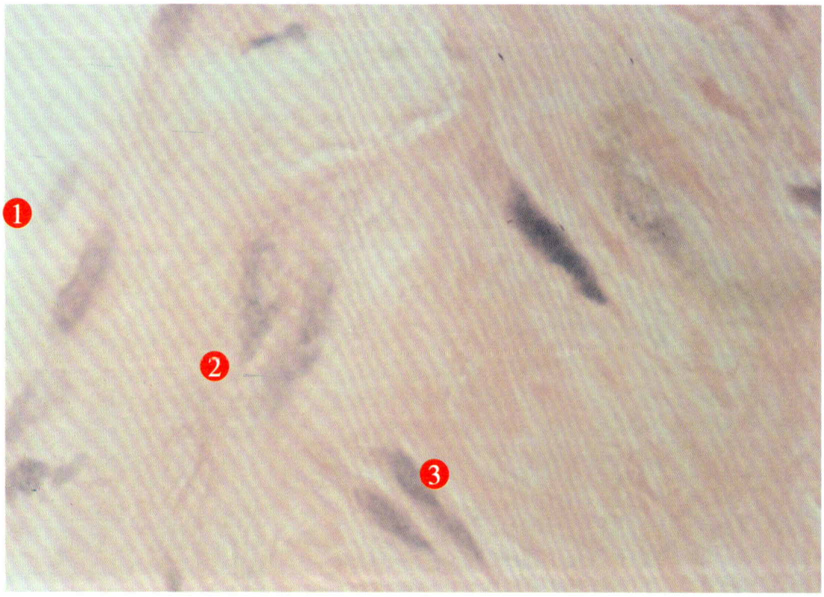

■ 图2-39　大白鼠大动脉血管干细胞沉积式内化（7）

苏木素-伊红染色　×1 000

❶示沉积物表层细胞；❷示沉积物较深层内膜细胞；❸示垂直排列的平滑肌细胞。

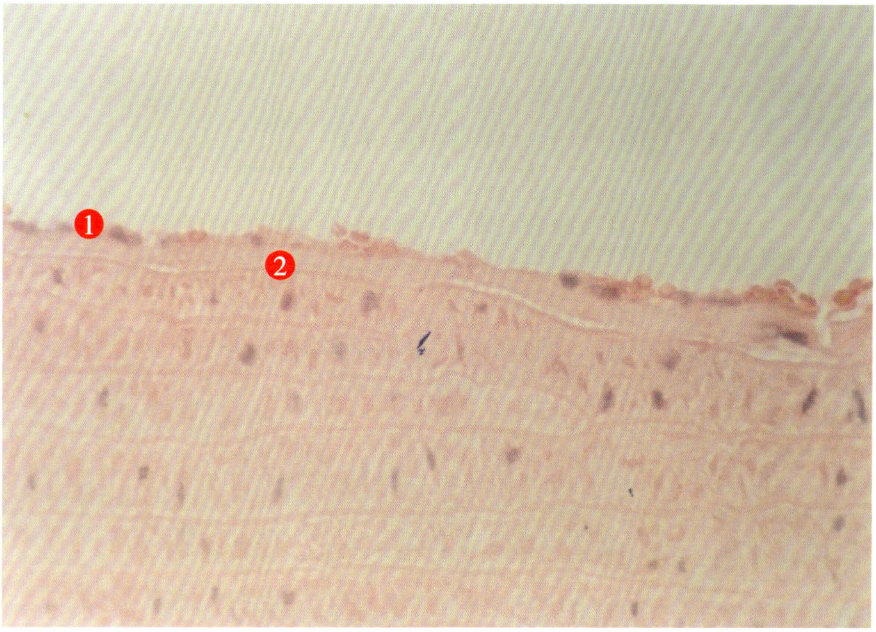

■ 图2-40　大白鼠大动脉血管干细胞沉积式内化（8）

苏木素-伊红染色　×100

❶示锚着细胞层；❷示蛋白沉积层。

（三）血管干细胞叠瓦式内化

大白鼠大动脉弯曲或分支低剪切力部位，血管内膜可见扦插的多个弹性膜片，直立状的丛集存在，血管干细胞附在膜片一侧（图2-41）。受血流剪切力作用逐渐倾斜，干细胞隐匿于膜片夹角内（图2-42）。继续受血流剪切力作用，弹性膜片呈叠瓦状排列，干细胞多贴于膜片上面（图2-43）。弹性膜片及附着其上的内皮细胞进一步被抚平，则形成平展的弹性膜与其表面的内皮（图2-44）。

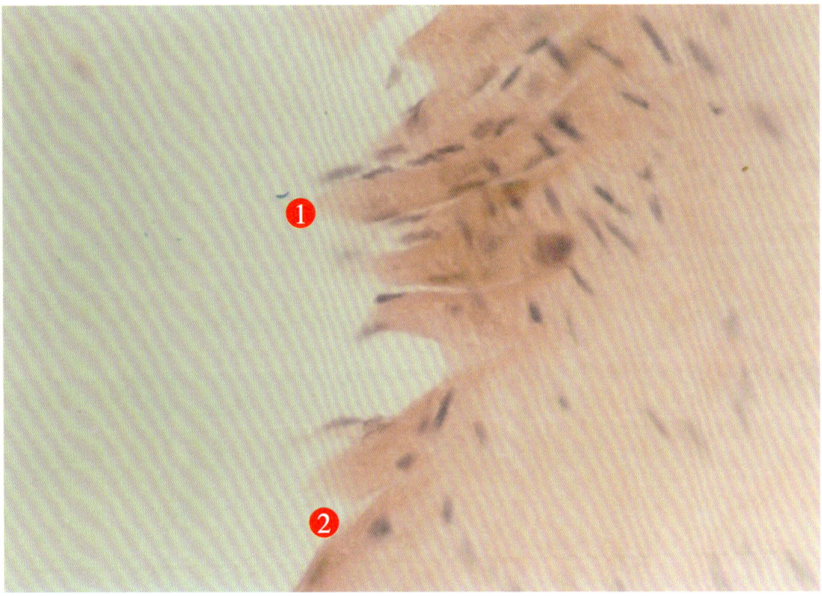

■ 图2-41 大白鼠大动脉血管干细胞叠瓦式内化（1）

苏木素-伊红染色 ×100

❶示低剪切力区垂直排列的内皮与内弹性膜片；❷示高剪切力区渐次展平的内皮与内弹性膜片。

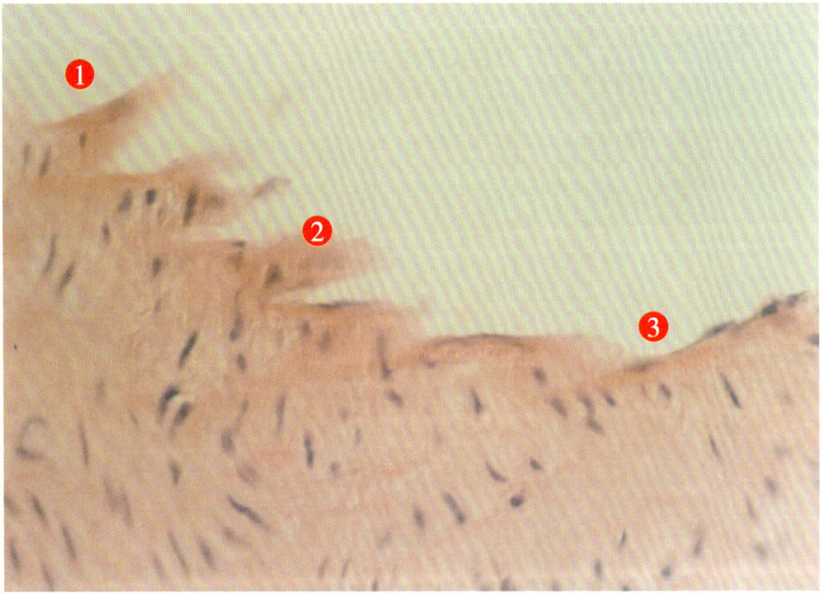

■ 图2-42 大白鼠大动脉血管干细胞叠瓦式内化（2）

苏木素-伊红染色 ×100

❶示斜行的内皮与内弹性膜片；❷示渐次展平的内皮与内弹性膜片；❸示已展平的内皮与内弹性膜。

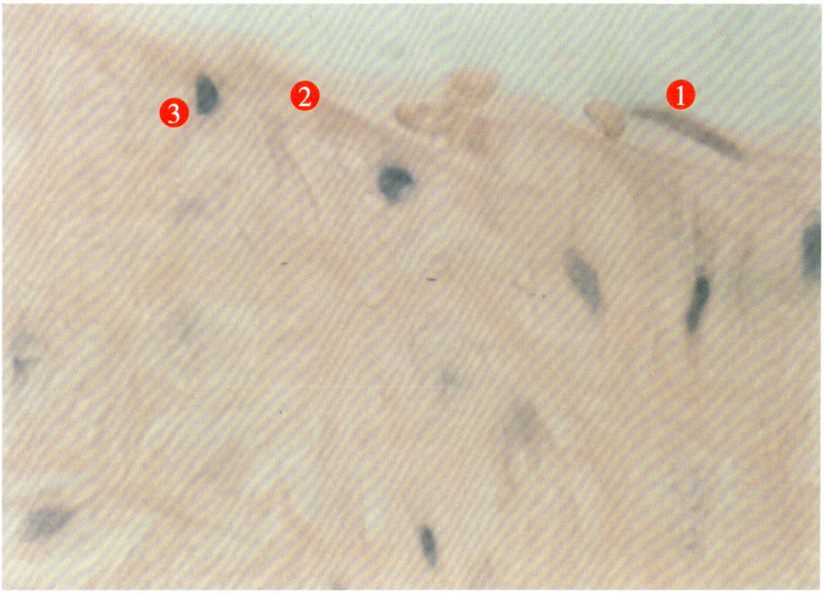

■ 图2-43　大白鼠大动脉血管干细胞叠瓦式内化（3）

苏木素-伊红染色　×400

❶示内皮细胞；❷示斜插的弹性膜片；❸示下迁的血管干细胞。

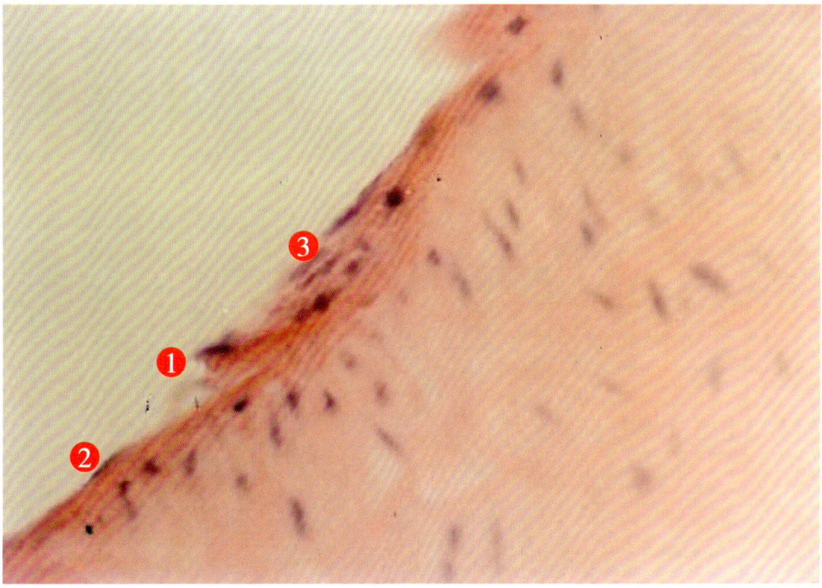

■ 图2-44　大白鼠大动脉血管干细胞叠瓦式内化（4）

苏木素-伊红染色　×100

❶示翘起的弹性膜片及附着其上的内皮细胞；❷示平展的弹性膜片与内皮细胞；❸示平行层叠的内皮细胞。

（四）血管干细胞组装式内化

大白鼠大动脉内膜，可见内皮下细胞直立，细胞顶部逐渐形成弹性膜片，有的膜片上面也有内皮细胞附着，附着细胞分泌弹性蛋白，也加强其下方的弹性膜片。这些细胞多为同源细胞克隆，直立细胞加上其分泌的弹性膜片，组成大白鼠大动脉壁的一个弹性膜片单元（图2-45～图2-47）。这种构建单元先后叠摞，相邻单元可相互连接，直立细胞已成为肌层平滑肌细胞，导致大白鼠大动脉壁的连续弹性膜与直立细胞层相间排列，直立细胞对其相邻的上下弹性膜片均有贡献（图2-48）。此组装内化方式可延续到大动脉的主要分支（图2-49）。

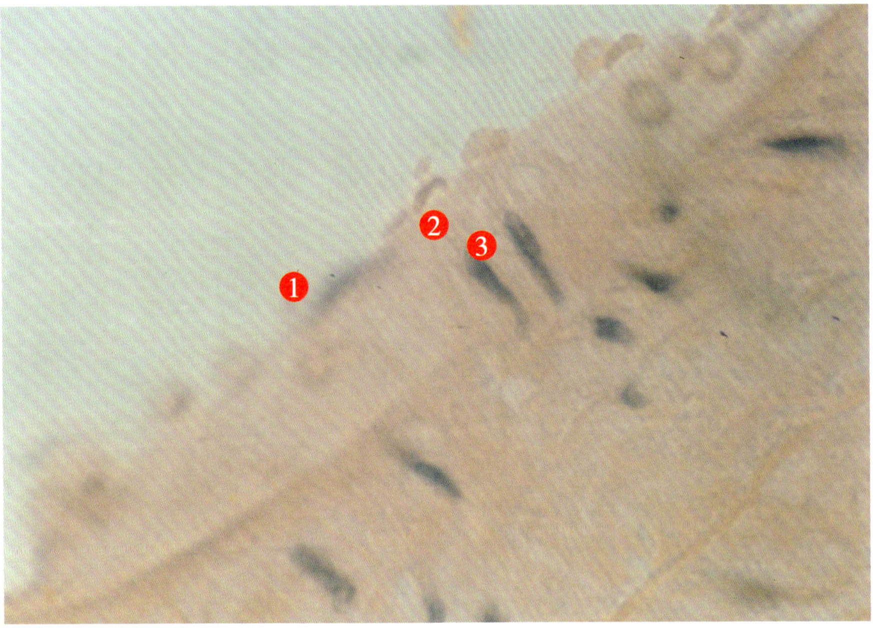

■ 图2-45　大白鼠大动脉血管干细胞组装式内化（1）

苏木素-伊红染色　×400

❶示内皮细胞；❷示弹性膜片；❸示直立平滑肌细胞。

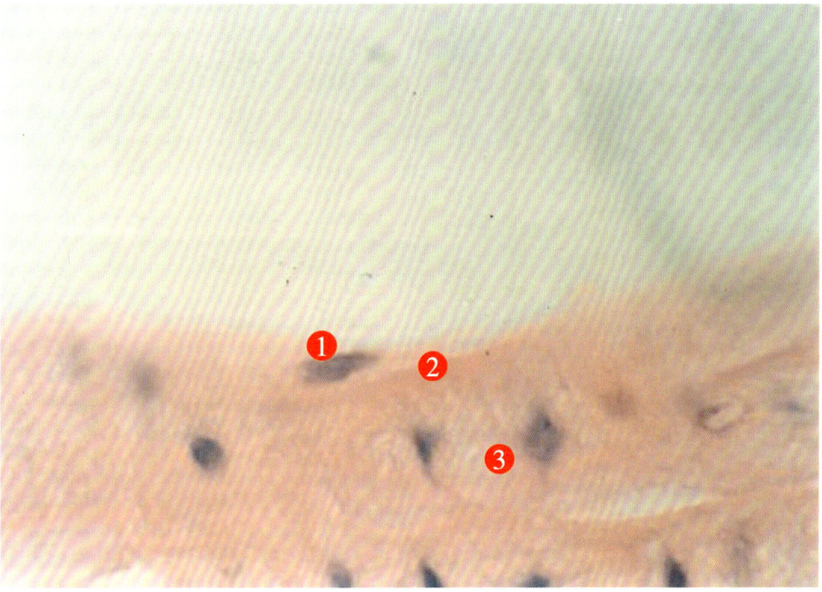

■ 图2-46　大白鼠大动脉血管干细胞组装式内化（2）

苏木素-伊红染色　×400

❶示内皮细胞；❷示弹性膜片；❸示逐渐演化为直立平滑肌细胞的内膜细胞。

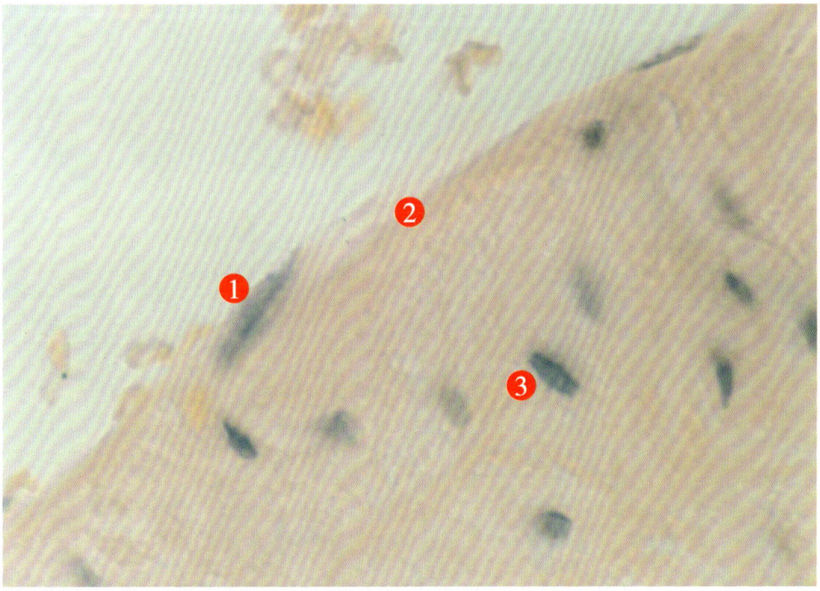

■ 图2-47　大白鼠大动脉血管干细胞组装式内化（3）

苏木素-伊红染色　×400

❶示内皮细胞；❷示弹性膜片；❸示直立细胞行列。

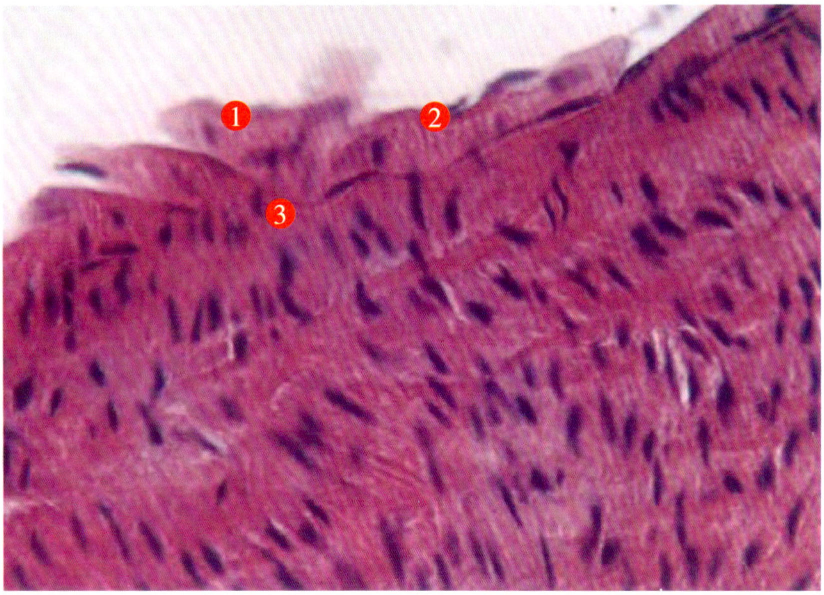

■ **图2-48　大白鼠大动脉血管干细胞组装式内化（4）**

苏木素-伊红染色　×200

❶和❷示尚未连接的两个弹性膜片单元；❸示已连接在一起的多个构件单元。（标本由高福莲博士提供）

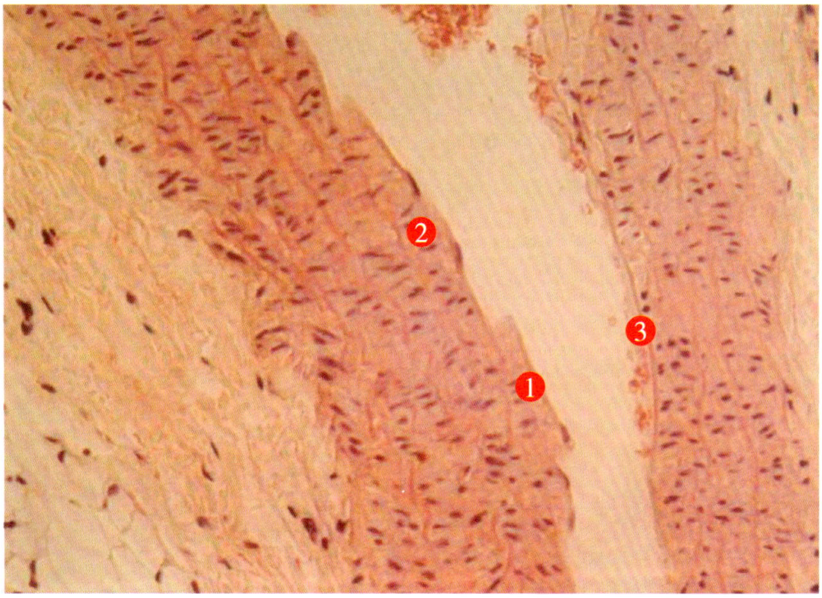

■ **图2-49　大白鼠大动脉分支血管干细胞组装式内化**

苏木素-伊红染色　×100

❶示单个构件单元；❷示连接的多构件单元；❸示连续的弹性膜及直立细胞层。

二、大白鼠大动脉内膜细胞-平滑肌细胞演化系

（一）大白鼠大动脉内膜细胞演化

大白鼠大动脉血管干细胞以各种方式内化，最终结果都是形成扁薄内皮和内皮下的内膜细胞。大白鼠大动脉内皮大多紧贴内弹性膜。内皮下层及内膜下层很薄，观察内膜细胞-平滑肌细胞演化过程较困难。但仍可见圆形内膜细胞逐渐演化形成垂直排列的梭形平滑肌细胞（图2-50、图2-51）及内膜细胞与平滑肌细胞演化的过渡性细胞（图2-52）。

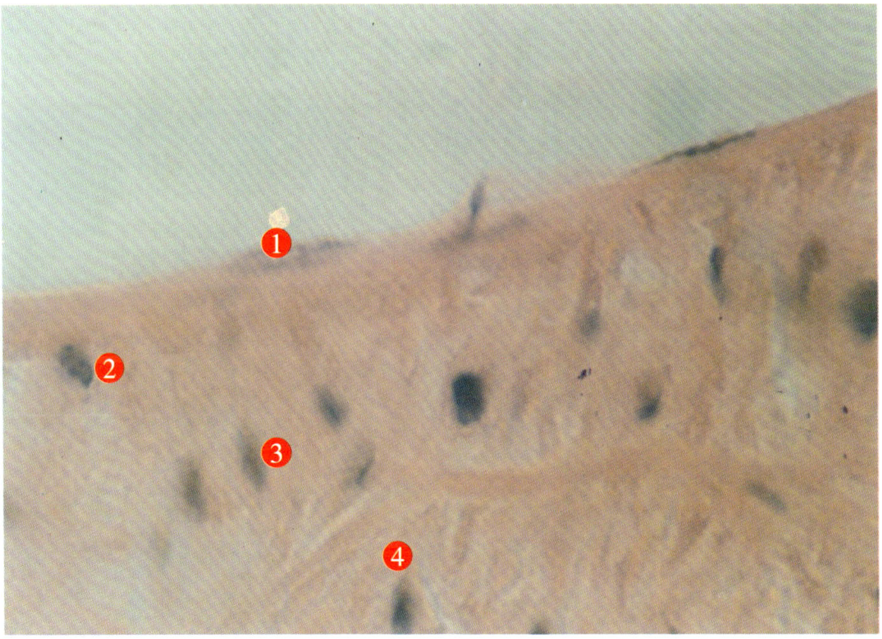

■ 图2-50　大白鼠大动脉内膜细胞演化（1）

苏木素-伊红染色　×400

❶示内皮细胞；❷示内膜细胞；❸和❹示组装式内化先后形成的弹性膜及其直立细胞层。

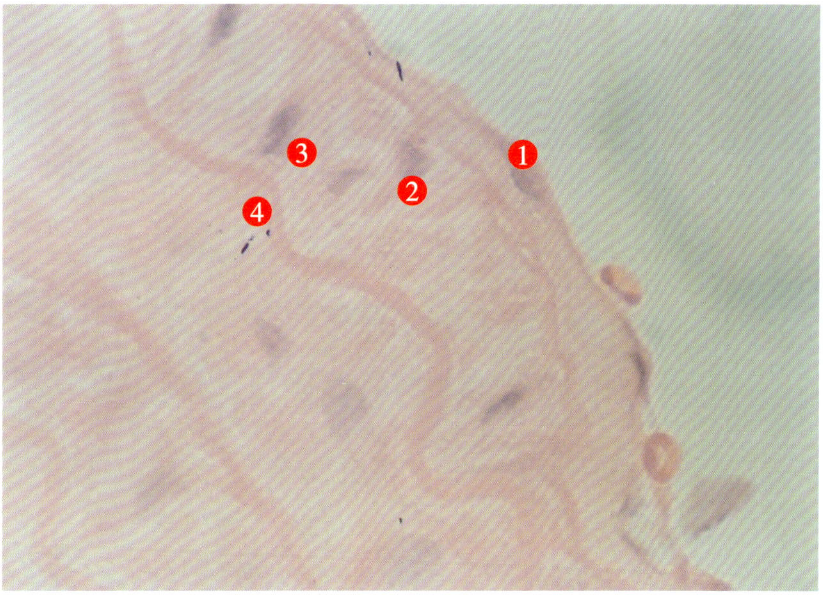

■ 图2-51 大白鼠大动脉内膜细胞演化（2）

苏木素-伊红染色 ×400

❶示内皮细胞；❷示内膜细胞；❸和❹示先后形成的弹性膜及其细胞层。

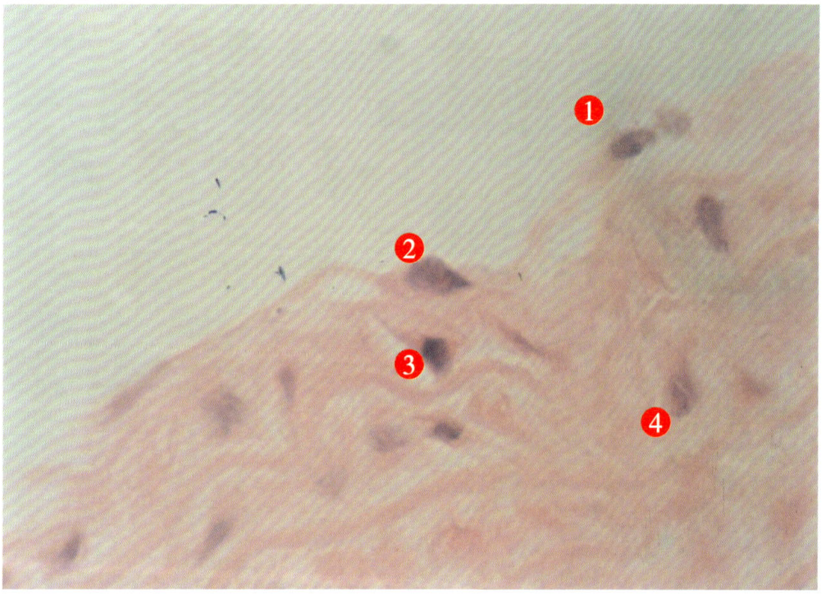

■ 图2-52 大白鼠大动脉内膜细胞演化（3）

苏木素-伊红染色 ×400

❶示待锚着的血管干细胞；❷示内皮细胞；❸示Ⅱ型内膜细胞；❹示Ⅲ型内膜细胞。

（二）大白鼠大动脉平滑肌细胞系

大白鼠大动脉内膜很薄。内皮下即见相间排列的弹性膜和细胞层，这是大白鼠大动脉壁构筑的典型模式。其中相互平行的连续的弹性膜从内向外显示内层弹性膜平直规则，中膜中层弹性膜略有曲折，细胞层平滑肌细胞一般也由直立逐渐变为水平位（图2-53）。肌层平滑肌细胞也可见从内向外呈现细胞核固缩和核脱色增多的逐步衰亡过程（图2-54、图2-55）。中膜外缘弹性膜破坏，平滑肌细胞退变、解体，演变成为外膜成分（图2-56）。

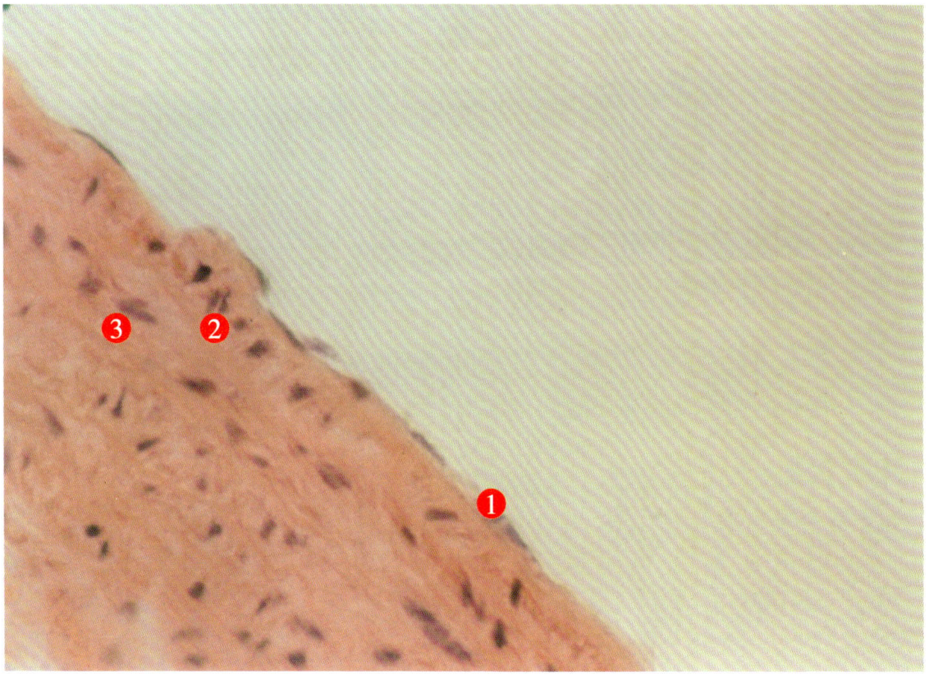

■ 图2-53　大白鼠大动脉平滑肌细胞系（1）

苏木素-伊红染色　×100

❶示薄内膜；❷示直立平滑肌细胞层；❸示水平排列的平滑肌层。

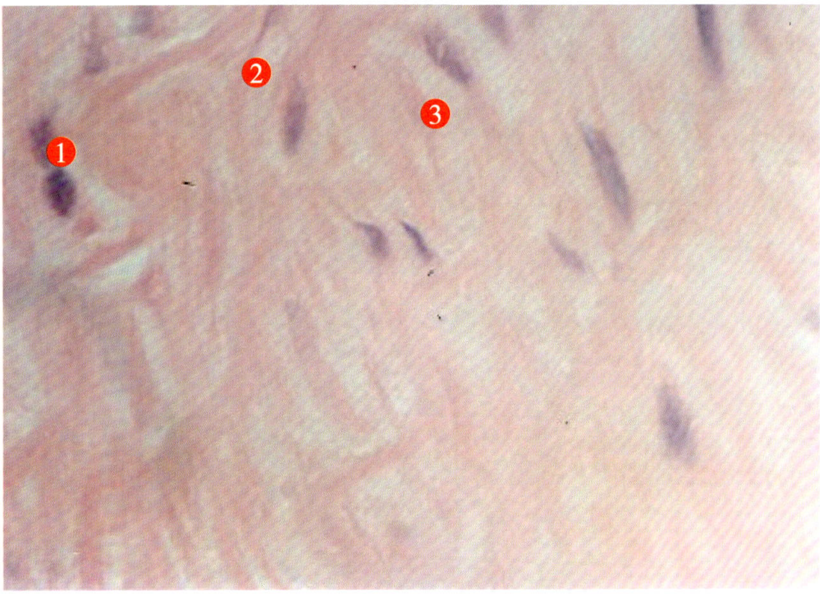

■ 图2-54 大白鼠大动脉平滑肌细胞系（2）

苏木素-伊红染色 ×400

❶示平滑肌细胞直接分裂；❷示水平平滑肌层；❸示直立平滑肌层。

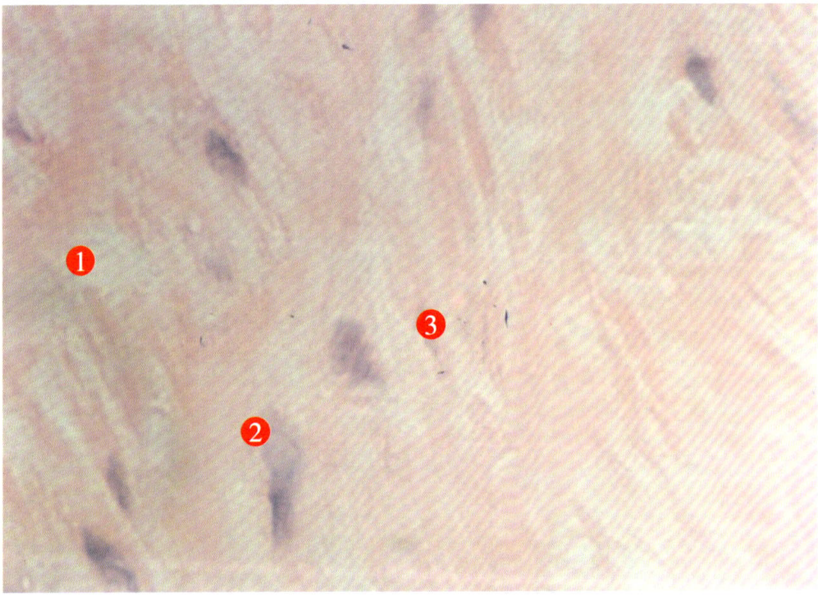

■ 图2-55 大白鼠大动脉平滑肌细胞系（3）

苏木素-伊红染色 ×400

❶示直立平滑肌层；❷示水平平滑肌层；❸示平滑肌细胞核固缩。

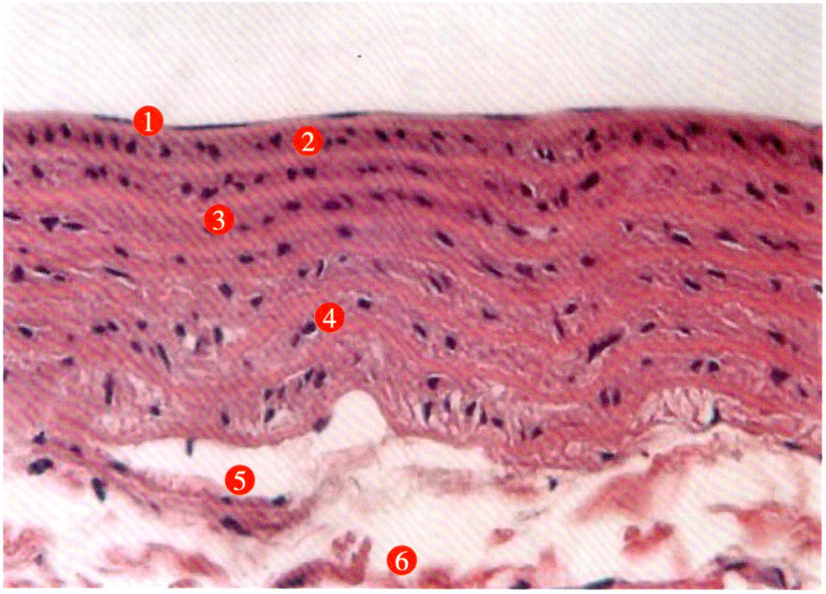

■ 图2-56　大白鼠大动脉平滑肌细胞系（4）

苏木素-伊红染色　×100

❶示内皮；❷示中膜内层；❸示中膜中层；❹示中膜外层；❺示中膜外缘；❻示外膜。

第三节　人大动脉组织动力学

人大动脉与狗、兔大动脉相似，都属于厚内膜血管。人大动脉壁也主要由血管平滑肌细胞系构筑而成。其平滑肌细胞由血液中血管干细胞内化而来。但与狗大动脉内膜不同，其腔面很少见非细胞覆盖层。大动脉同一横断面的一侧内皮细胞形态典型，细胞扁薄，核呈梭形，为静止区（图2-57）；另一侧内皮细胞呈立方形，则为增生区（图2-58）。静止区与增生区的面积比大约为6：4　。人大动脉是研究内膜组织动力学过程较好的模型。人大动脉某些节段的外膜外还另有一层鞘膜。

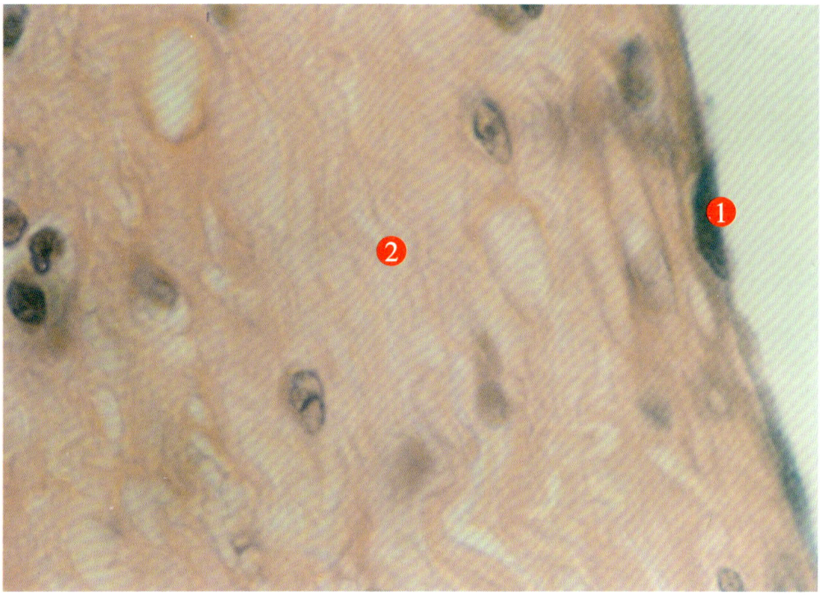

■ 图2-57　人大动脉内皮（1）

苏木素-伊红染色　×400

❶示扁平的内皮细胞；❷示较厚的内膜下层。

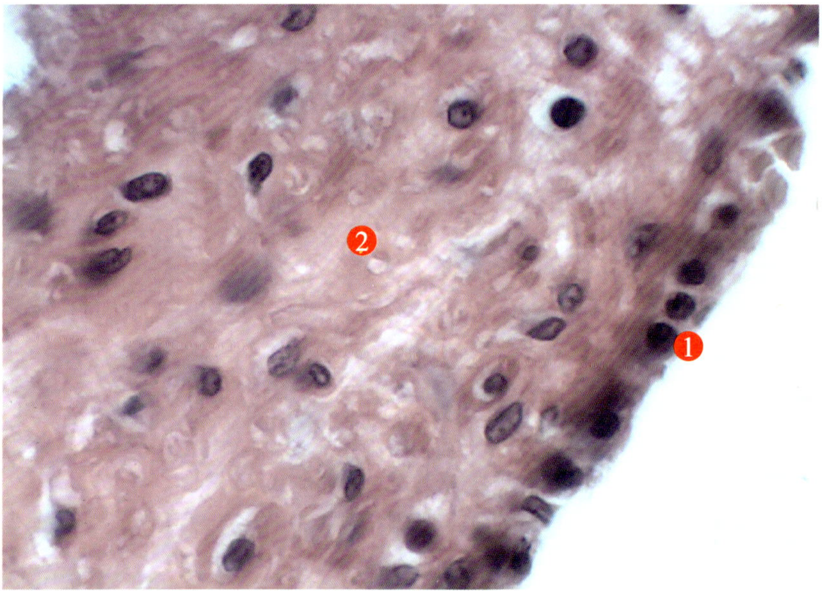

■ 图2-58　人大动脉内皮（2）

苏木素-伊红染色　×400

❶示立方形内皮细胞；❷示较厚的内膜下层。

一、人大动脉血管干细胞内化

人大动脉血管干细胞主要内化方式是锚着式内化。偶尔见沉积式内化和微血栓式内化。

（一）血管干细胞锚着式内化

血管干细胞锚着于内膜内表面，开始时接触面较小，而后接触面逐渐增大（图2-59、图2-60）。再后，锚着的血管干细胞逐渐展平，最后变薄为扁平状，成为内皮细胞（图2-61）。

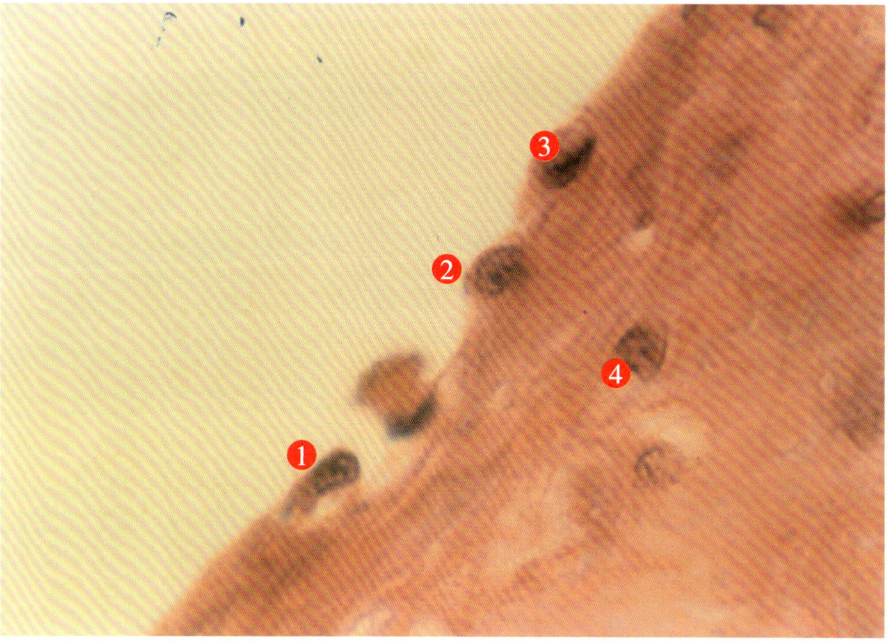

■ 图2-59　人大动脉血管干细胞锚着式内化（1）

苏木素-伊红染色　×1 000

❶示锚着中的血管干细胞；❷示已锚着的血管干细胞；❸示开始内皮化的锚着细胞；❹示内膜细胞。

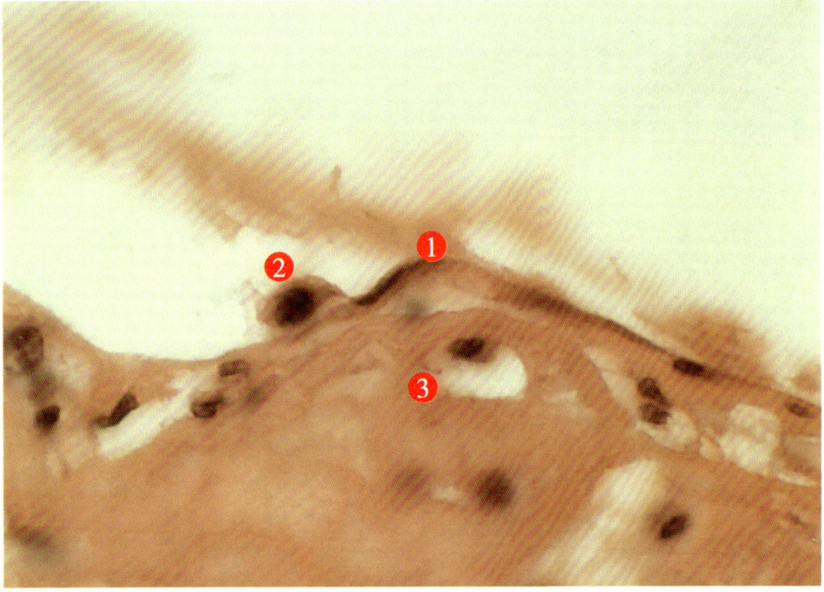

■ 图2-60　人大动脉血管干细胞锚着式内化（2）

苏木素-伊红染色　×1 000

❶示扁平内皮细胞；❷示已锚着的血管干细胞；❸示内膜下层。

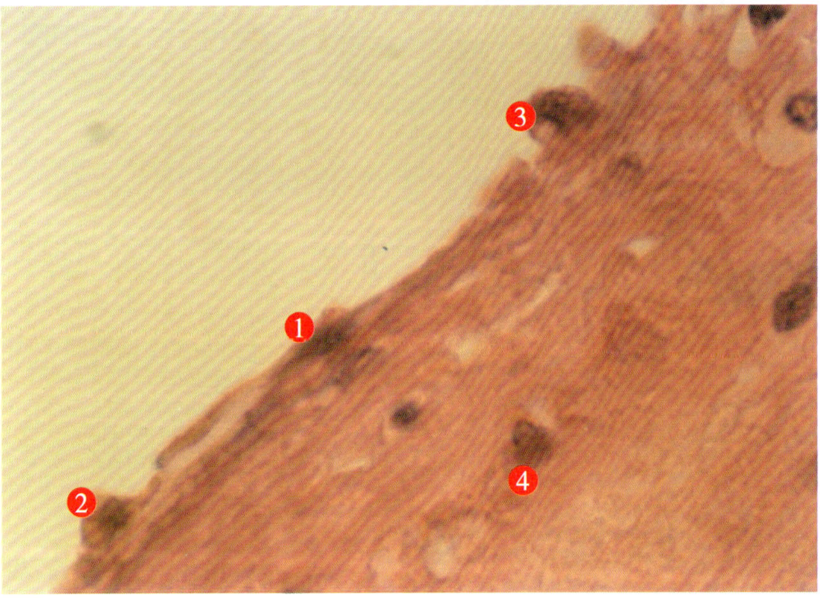

■ 图2-61　人大动脉血管干细胞锚着式内化（3）

苏木素-伊红染色　×1 000

❶示扁平内皮细胞；❷示已锚着的血管干细胞；❸示锚着中的血管干细胞；❹示内膜细胞。

（二）血管干细胞沉积式内化

正常成人大动脉内，可见血管干细胞成层沉积于内膜表面（图2-62）。人大动脉沉积层间质较少，细胞较多（图2-63）。最表层沉积的血管干细胞可扁平化，成为新的内皮细胞，沉积较深层的血管干细胞演化成为内膜细胞（图2-64、图2-65）。

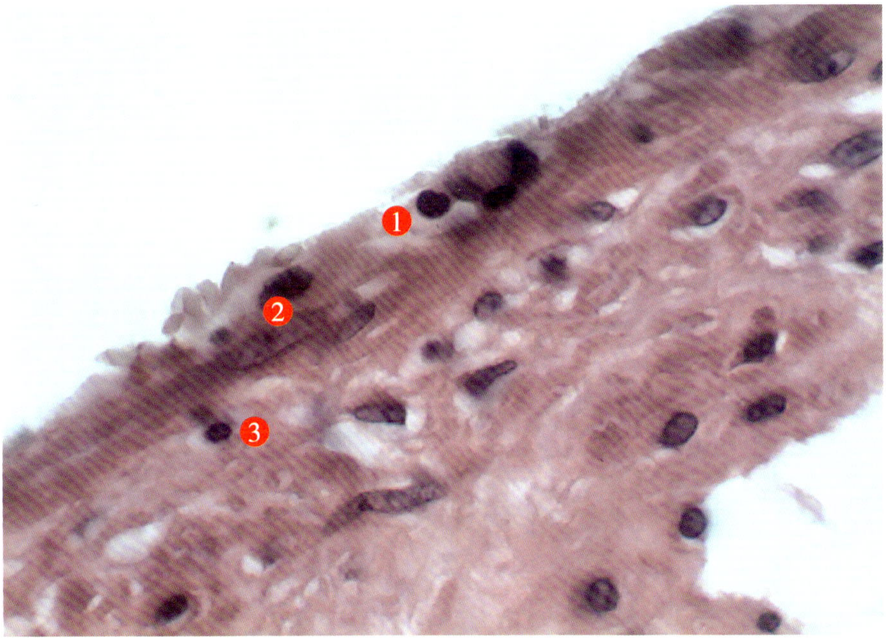

■ 图2-62　人大动脉血管干细胞沉积式内化（1）

苏木素-伊红染色　×400

❶示新沉积的血管干细胞；❷示血管干细胞扁平化；❸示内膜细胞。

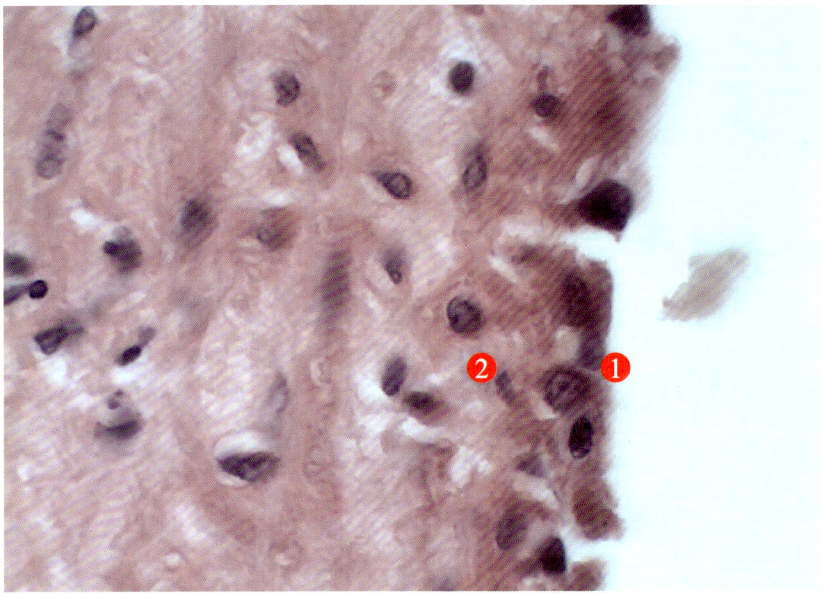

■ 图2-63　人大动脉血管干细胞沉积式内化（2）

苏木素-伊红染色　×400

❶示沉积细胞层；❷示内膜下层。

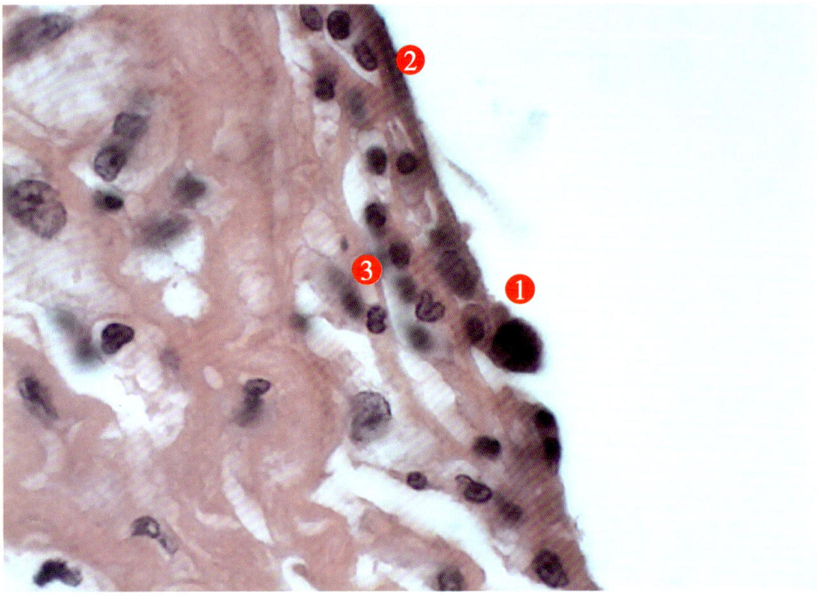

■ 图2-64　人大动脉血管干细胞沉积式内化（3）

苏木素-伊红染色　×1 000

❶示沉积细胞层；❷示沉积层表面细胞内皮化；❸示内膜细胞。

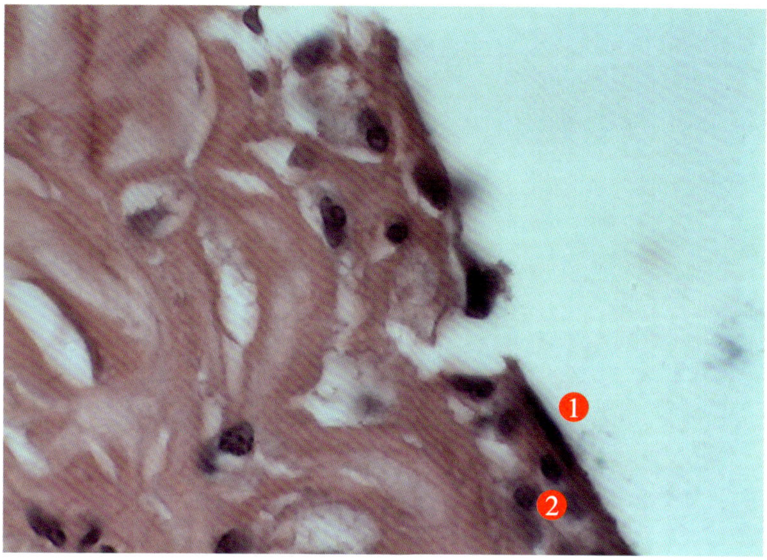

■ 图2-65 人大动脉血管干细胞沉积式内化（4）

苏木素-伊红染色 ×400

❶示沉积层表面细胞内皮化；❷示内膜细胞。

（三）血管干细胞微血栓式内化

人大动脉内，可见血管干细胞随贴壁微血栓附着于内膜表面（图2-66）。其中干细胞可演化为内皮细胞或内膜细胞（图2-67）。

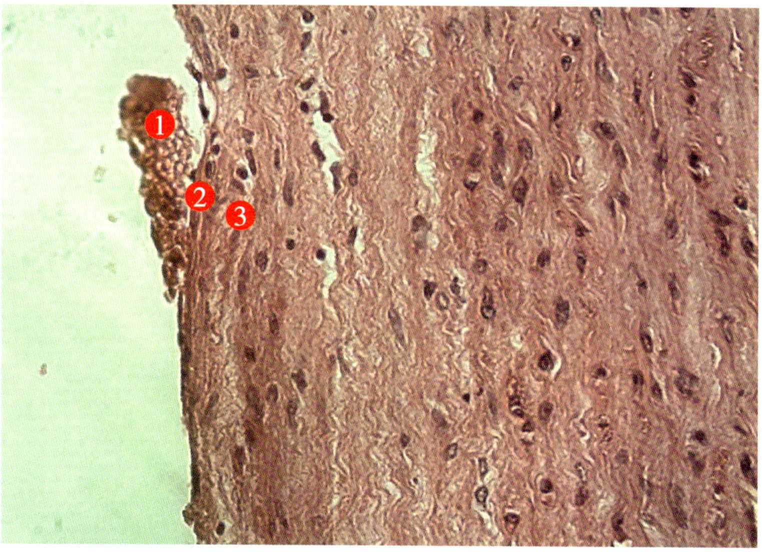

■ 图2-66 人大动脉血管干细胞微血栓式内化（1）

苏木素-伊红染色 ×100

❶示贴壁微血栓；❷示内皮；❸示内膜细胞。

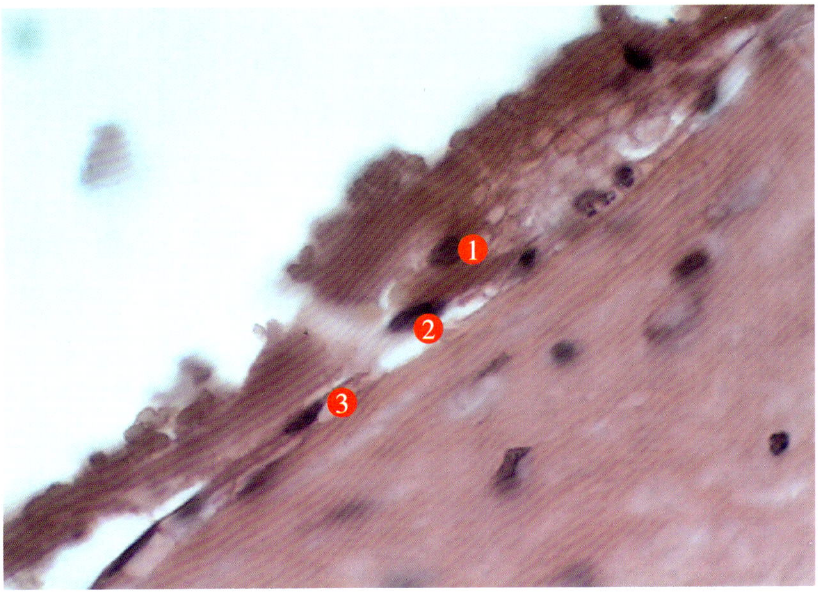

■ 图2-67　人大动脉血管干细胞微血栓式内化（2）

苏木素-伊红染色　×1 000

❶示微血栓中血管干细胞；❷示干细胞内皮化；❸示新生内皮细胞。

二、人大动脉内膜细胞-平滑肌细胞演化系

（一）人大动脉内膜细胞演化

人大动脉内膜内皮下层与内膜下层是内膜与肌层的过渡带。其中内膜细胞属于内膜细胞-平滑肌细胞系，是内膜细胞-平滑肌细胞演化系的干细胞。从内向外呈现明显的Ⅰ型内膜细胞到Ⅳ型内膜细胞的演化序。Ⅰ型内膜细胞为静息内膜细胞，为寡质、小圆核干细胞，较少见（图2-68）。Ⅱ型内膜细胞是受激发的内膜细胞，逐渐分泌新的细胞质成分，细胞逐渐增大（图2-69~图2-73）；Ⅲ型内膜细胞核周有逐渐增大的透亮区，完全透亮则称亮细胞（图2-70~图2-74）；Ⅳ型内膜细胞相当于肌纤维细胞和纤维肌细胞，收缩成分逐渐增多（图2-73、图2-74）；继而演化为平滑肌细胞（图2-73、图2-74）。

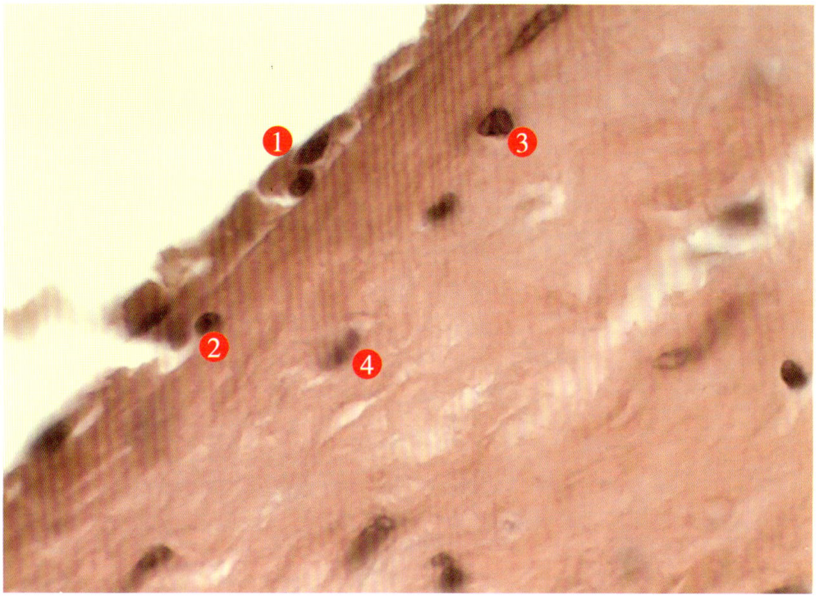

■ 图2-68　人大动脉内膜细胞演化（1）

苏木素-伊红染色　×400

❶示沉积的血管干细胞；❷示Ⅰ型内膜细胞；❸和❹示Ⅱ型内膜细胞。

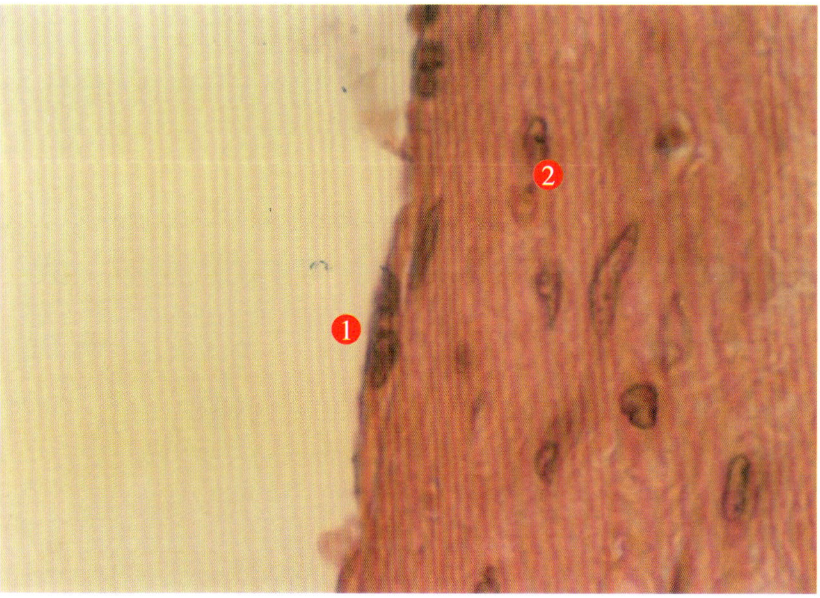

■ 图2-69　人大动脉内膜细胞演化（2）

苏木素-伊红染色　×400

❶示直接分裂中的新沉积并扁平化的血管干细胞；❷示Ⅱ型内膜细胞。

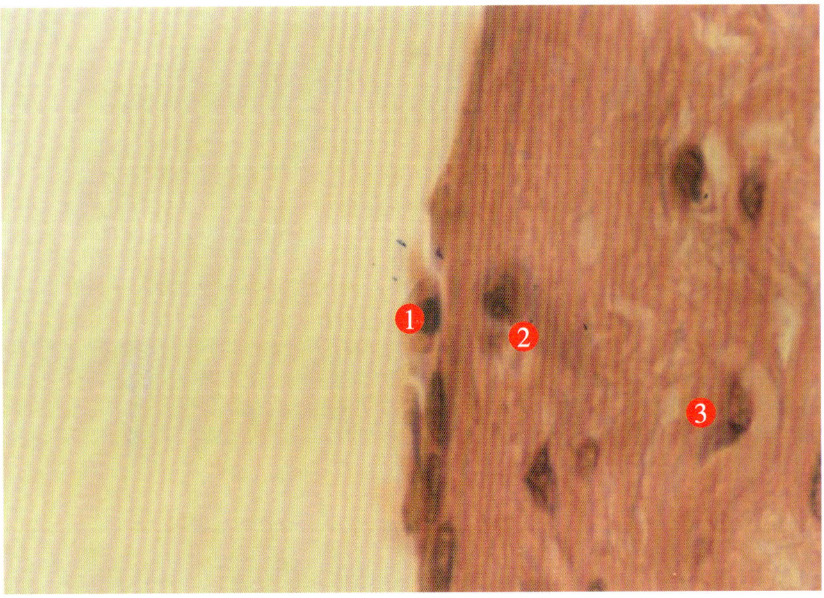

■ 图2-70　人大动脉内膜细胞演化（3）

苏木素-伊红染色　×400

❶示锚着的血管干细胞；❷示Ⅱ型内膜细胞；❸示Ⅲ型内膜细胞。

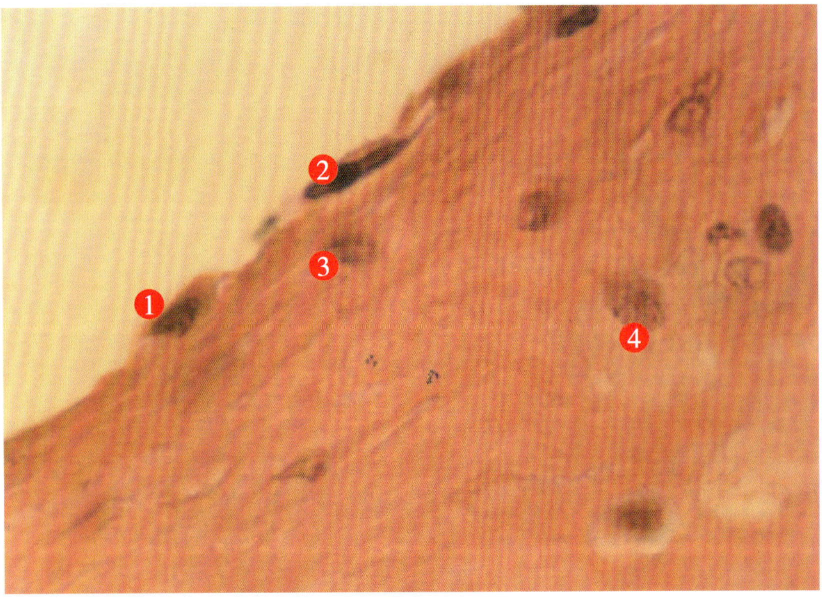

■ 图2-71　人大动脉内膜细胞演化（4）

苏木素-伊红染色　×400

❶示锚着的血管干细胞；❷示内皮细胞；❸示Ⅱ型内膜细胞；❹示Ⅲ型内膜细胞。

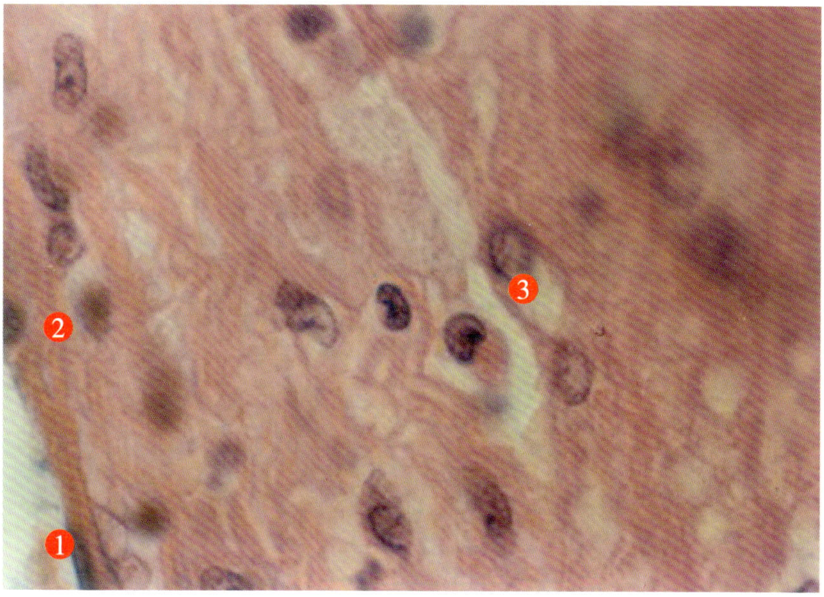

■ 图2-72　人大动脉内膜细胞演化（5）

苏木素-伊红染色　×400

❶示内皮细胞；❷示Ⅱ型内膜细胞；❸示Ⅲ型内膜细胞。

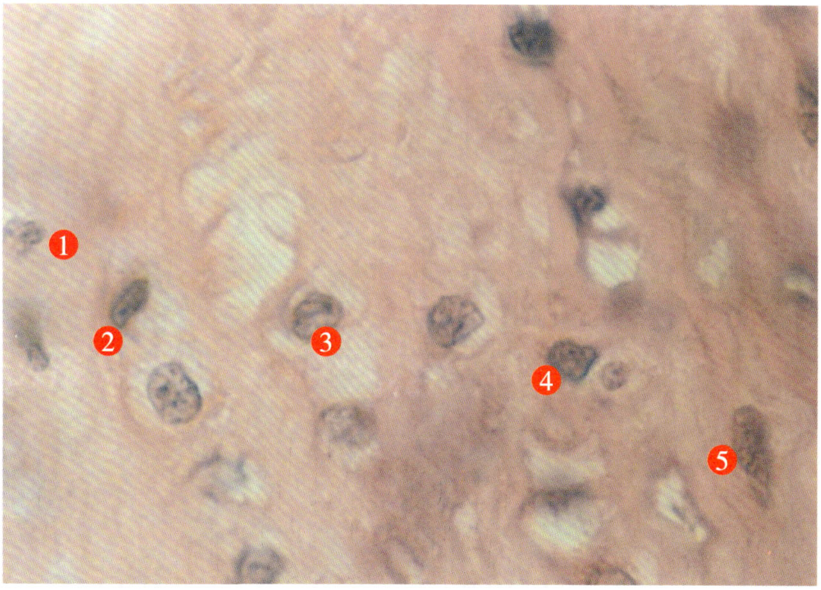

■ 图2-73　人大动脉内膜细胞演化（6）

苏木素-伊红染色　×400

❶示Ⅱ型内膜细胞；❷和❸示Ⅲ型内膜细胞；❹示Ⅳ型内膜细胞；❺示平滑肌细胞。

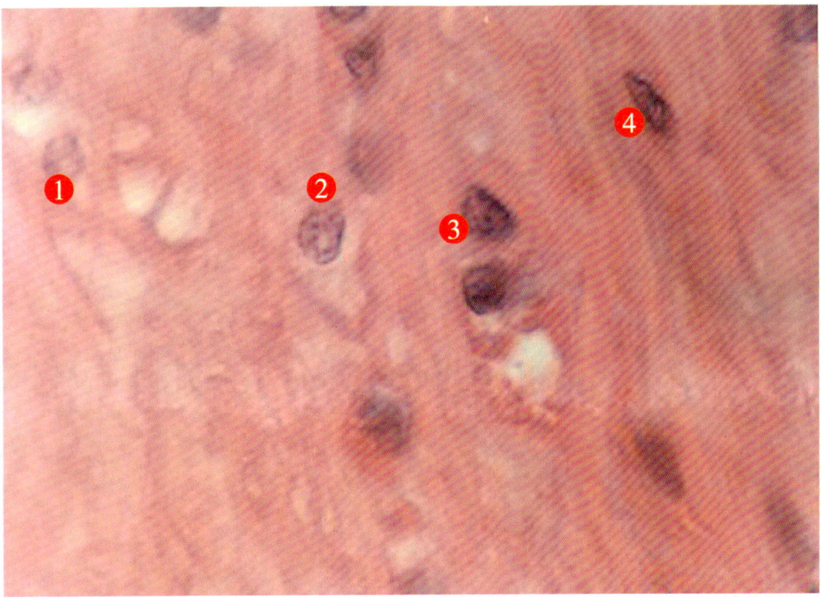

■ 图2-74 人大动脉内膜细胞-平滑肌细胞演化

苏木素-伊红染色 ×400

❶和❷示Ⅲ型内膜细胞；❸示Ⅳ型内膜细胞；❹示平滑肌细胞。

（二）人大动脉平滑肌细胞系

人大动脉血管平滑肌细胞系构成的中膜，占大动脉壁厚的大部分。中膜内层平滑肌细胞多单个埋于其所分泌的间质之中，细胞核较小，多呈圆形与椭圆形，也可见直接分裂象，弹性膜断断续续（图2-75）；中膜中层平滑肌细胞核多为梭形，较大，弹性膜较连续（图2-76、图2-77）；中膜外层，特别是肌层外缘平滑肌细胞核常见核固缩、核褪色、核异形及核碎裂等细胞衰亡现象（图2-78）。人大动脉外膜由衰亡的平滑肌演变而来。其中细胞核是衰亡的平滑肌细胞核（图2-79、图2-80）。人大动脉中膜外缘可见干细胞巢，演化形成平滑肌细胞，从外缘增补中膜肌层（图2-81、图2-82）。

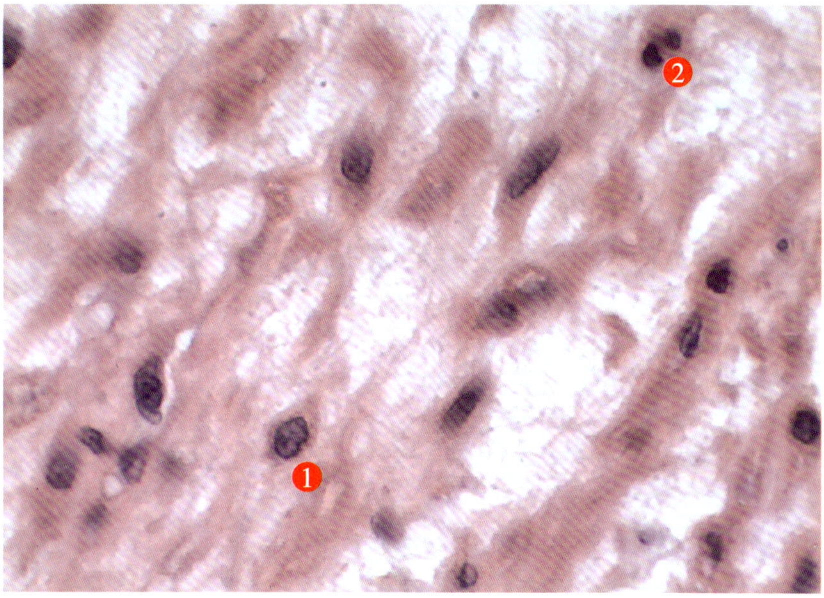

■ 图2-75　人大动脉血管平滑肌细胞系（1）

苏木素-伊红染色　×400

❶示中膜内层圆核平滑肌细胞；❷示平滑肌细胞直接分裂。

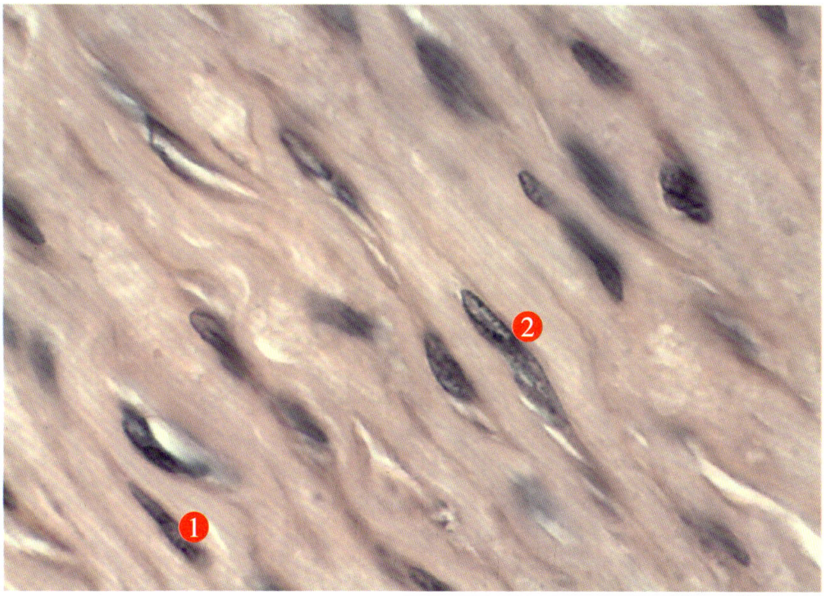

■ 图2-76　人大动脉血管平滑肌细胞系（2）

苏木素-伊红染色　×400

❶示中膜中层平滑肌细胞；❷示平滑肌细胞直接分裂。

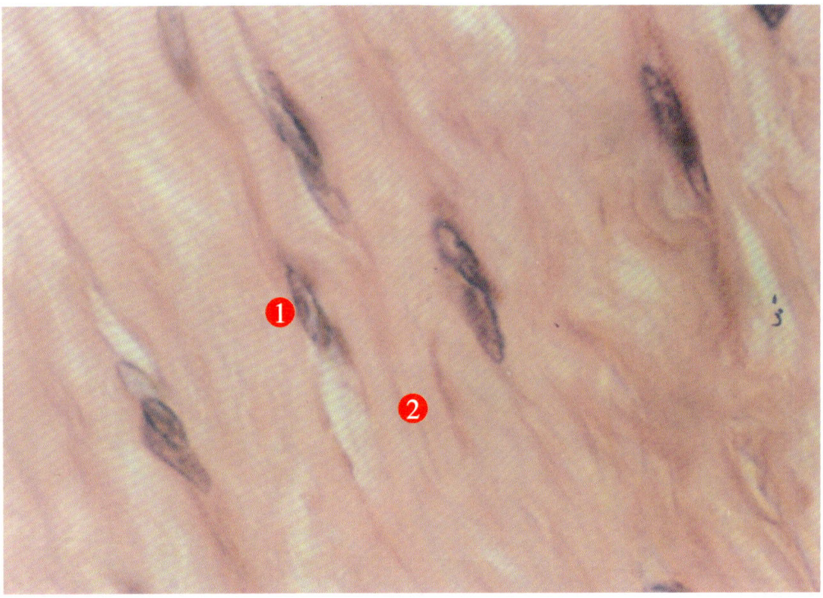

■ 图2-77　人大动脉血管平滑肌细胞系（3）

苏木素-伊红染色　×400

❶示中层平滑肌细胞；❷示中层弹性膜。

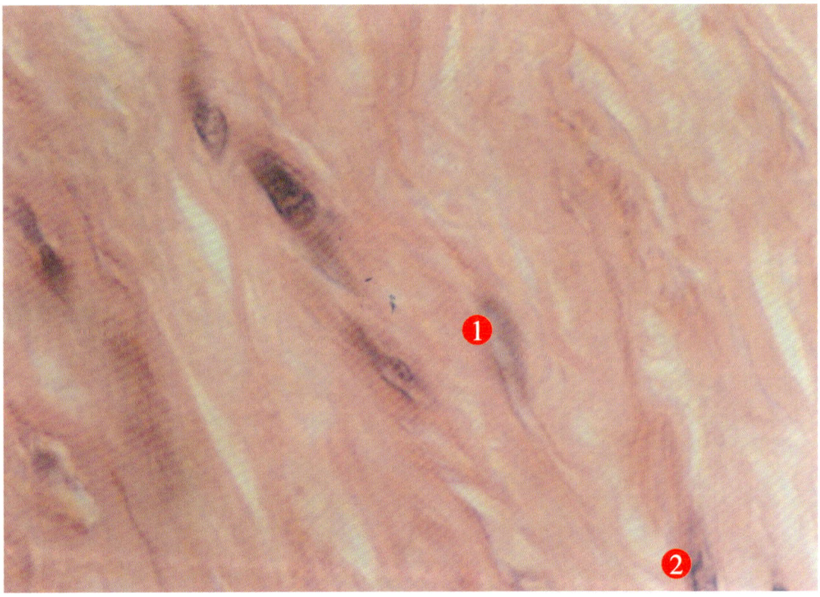

■ 图2-78　人大动脉血管平滑肌细胞系（4）

苏木素-伊红染色　×400

图示肌层外缘。❶示平滑肌细胞核褪色；❷示核固缩。

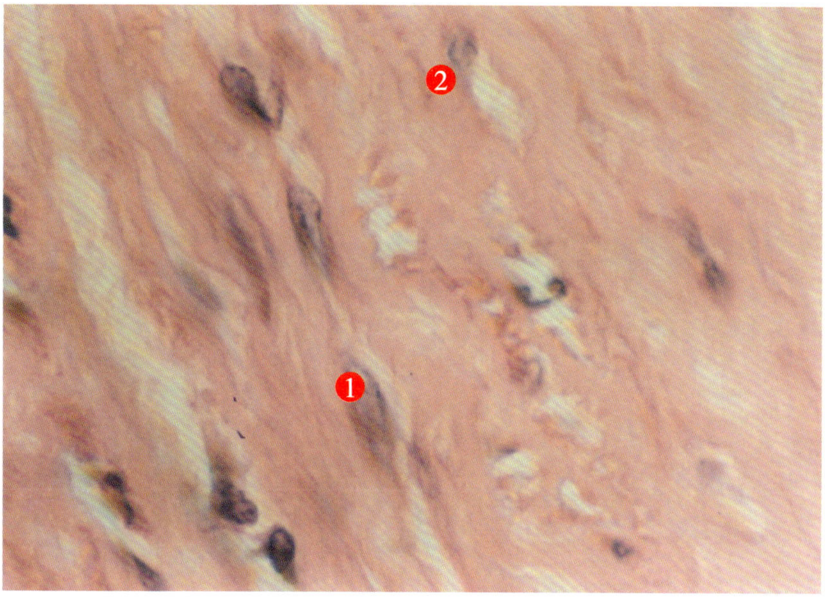

■ 图2-79　人大动脉血管平滑肌细胞系（5）

苏木素-伊红染色　×400

图示肌层外缘。❶示平滑肌细胞核褪色；❷示外膜核碎裂。

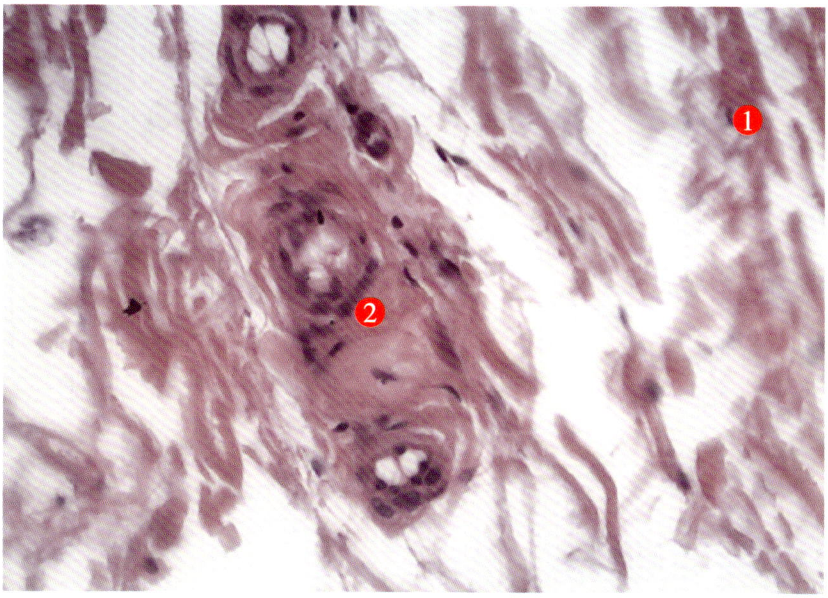

■ 图2-80　人大动脉血管平滑肌细胞系（6）

苏木素-伊红染色　×100

❶示外膜只有稀少核及核碎片；❷示演化中的滋养血管。

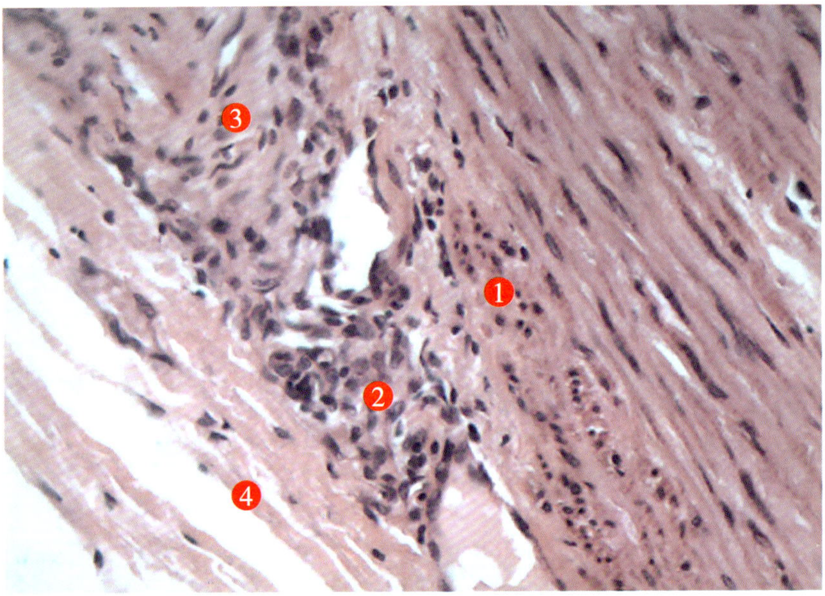

■ 图2-81 人大动脉血管平滑肌细胞系（7）

苏木素-伊红染色 ×100

❶示中膜外缘平滑肌；❷示干细胞巢；❸示平滑肌细胞化；❹示外膜。

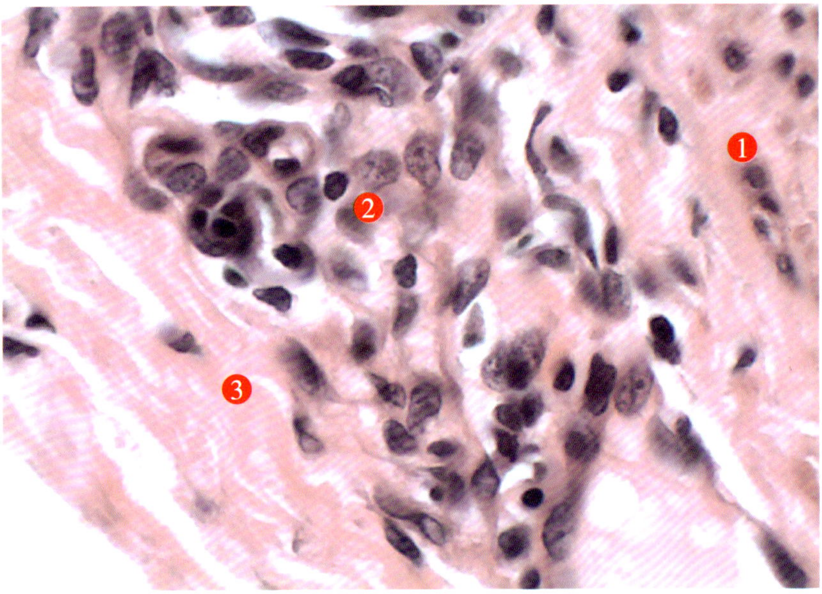

■ 图2-82 人大动脉血管平滑肌细胞系（8）

苏木素-伊红染色 ×400

❶示中膜外缘；❷示干细胞巢；❸示外膜。

三、大动脉鞘膜组织动力学

人大动脉某些节段的外膜外，还有一层斑片状鞘膜。鞘膜的明显标志是一层不规则的上皮。鞘膜与外膜无明显分界（图2-83、图2-84），鞘膜来自血管自主神经束。最外面的神经束衣细胞演变为上皮样细胞（图2-85）。其上皮样细胞核可逐渐脱色溶解（图2-86、图2-87），或核固缩死亡，最终使上皮不易分辨。鞘膜上皮下方的神经束细胞演化为较疏松组织、脂肪组织（图2-88、图2-89），也可演化为腱样致密组织（图2-90、图2-91），或演化为肌样组织（图2-92、图2-93）。

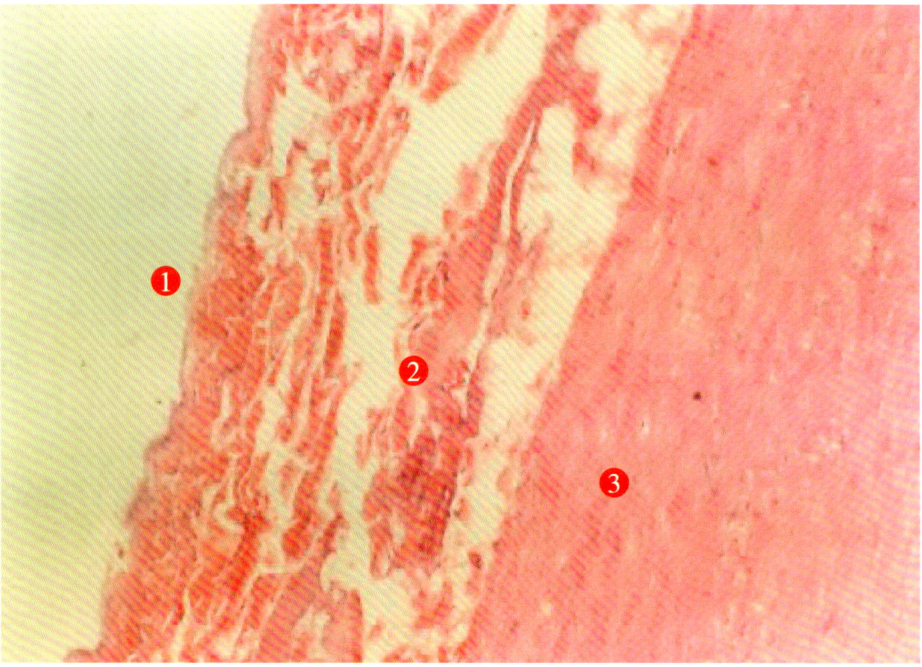

■ 图2-83　人大动脉鞘膜

苏木素-伊红染色　×100

❶示鞘膜；❷示外膜；❸示中膜。

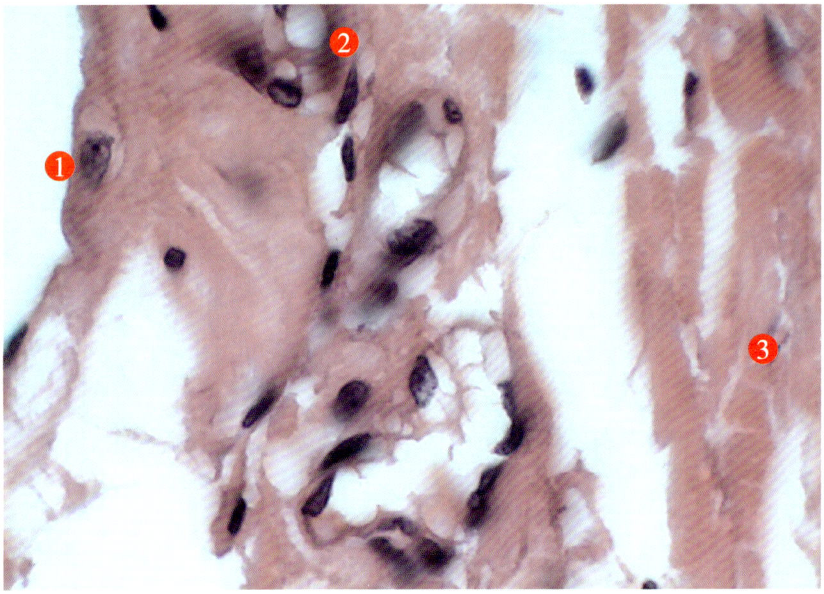

■ 图2-84　人大动脉鞘膜演化（1）

苏木素-伊红染色　×400

❶示鞘膜上皮；❷示演化中的滋养血管；❸示外膜。

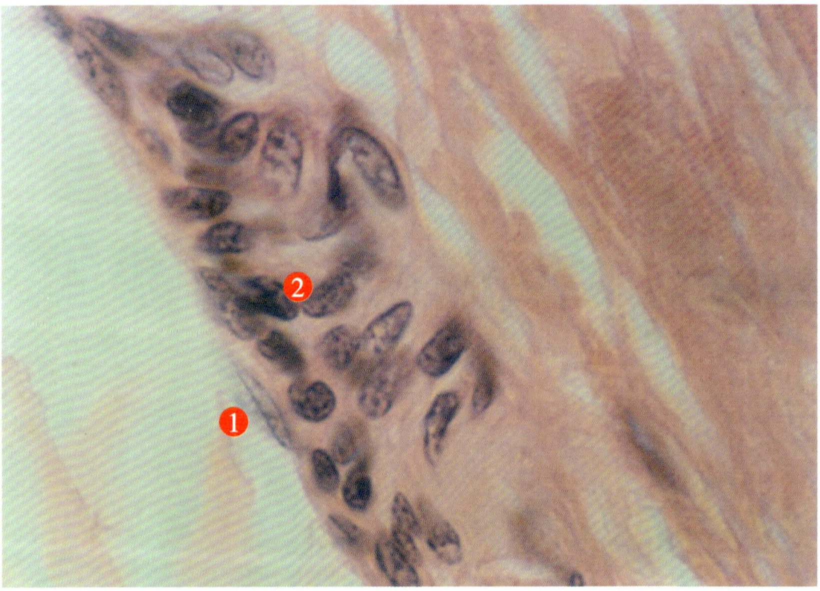

■ 图2-85　人大动脉鞘膜演化（2）

苏木素-伊红染色　×1 000

❶示神经束衣细胞；❷示神经束细胞。

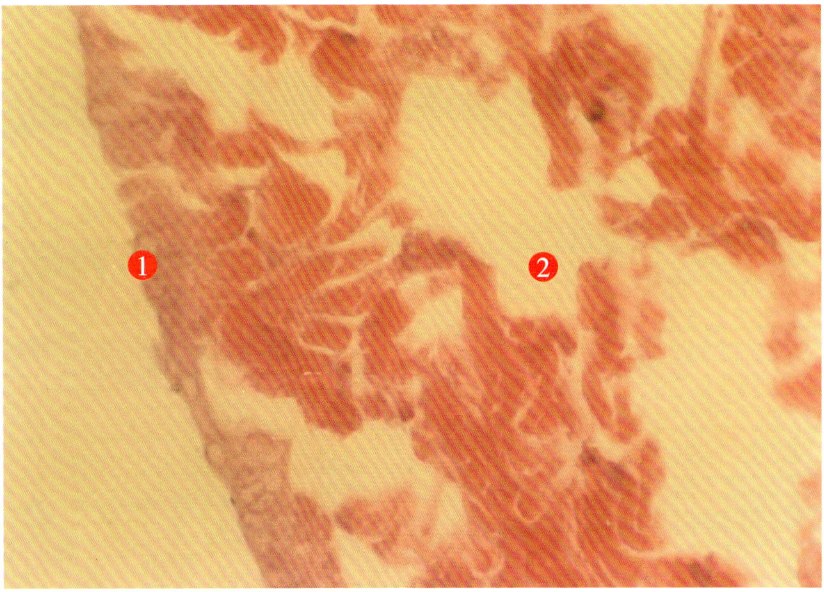

■ 图2-86　人大动脉鞘膜演化（3）

苏木素-伊红染色　×400

❶示不规则的鞘膜上皮；❷示较疏松的纤维结缔组织。

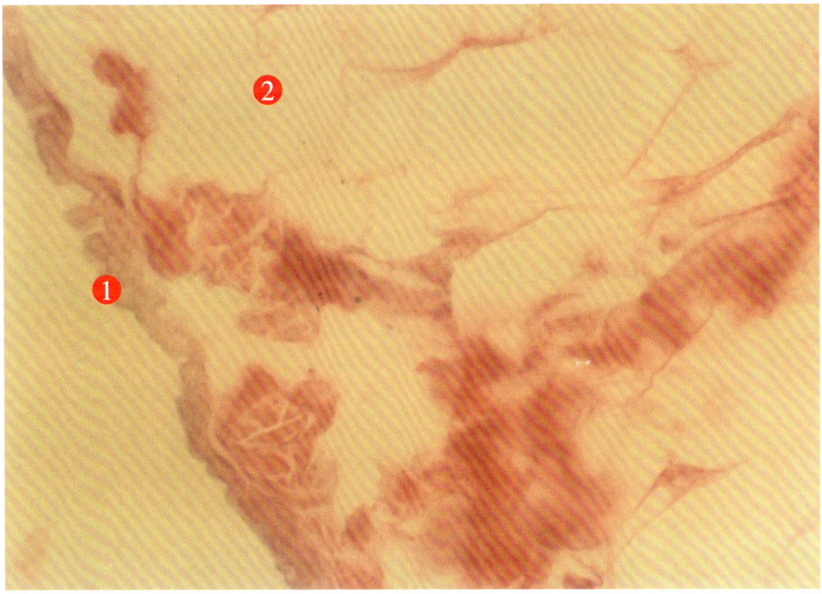

■ 图2-87　人大动脉鞘膜演化（4）

苏木素-伊红染色　×400

❶示不规则的鞘膜上皮；❷示蜂窝样组织。

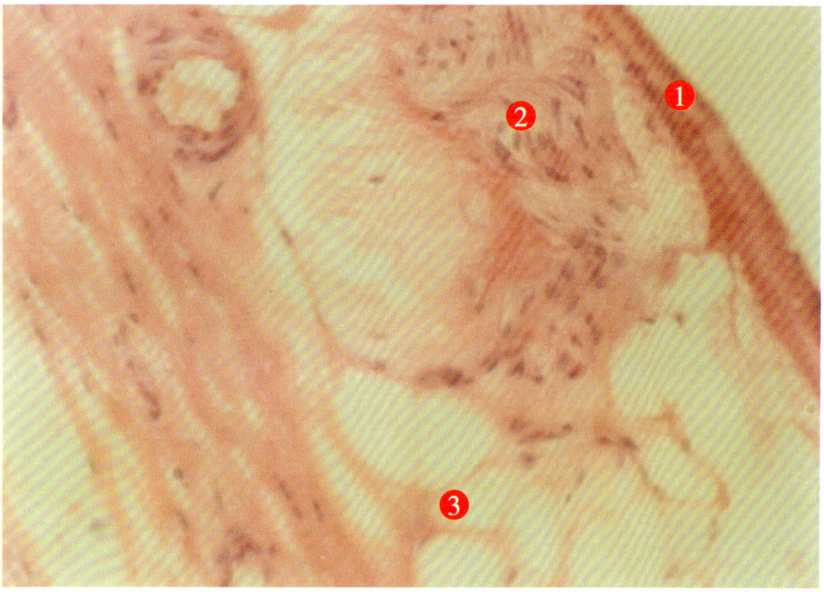

■ 图2-88　人大动脉鞘膜演化（5）

苏木素-伊红染色　×200

❶示鞘膜上皮结构模糊；❷示小神经束；❸示蜂窝样组织。

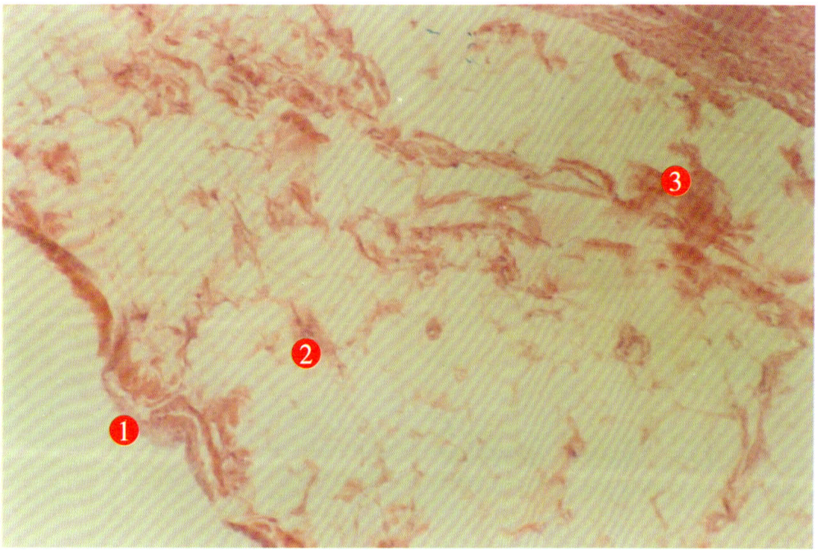

■ 图2-89　人大动脉鞘膜演化（6）

苏木素-伊红染色　×100

❶示不规则的鞘膜上皮；❷示蜂窝样组织；❸示外膜。

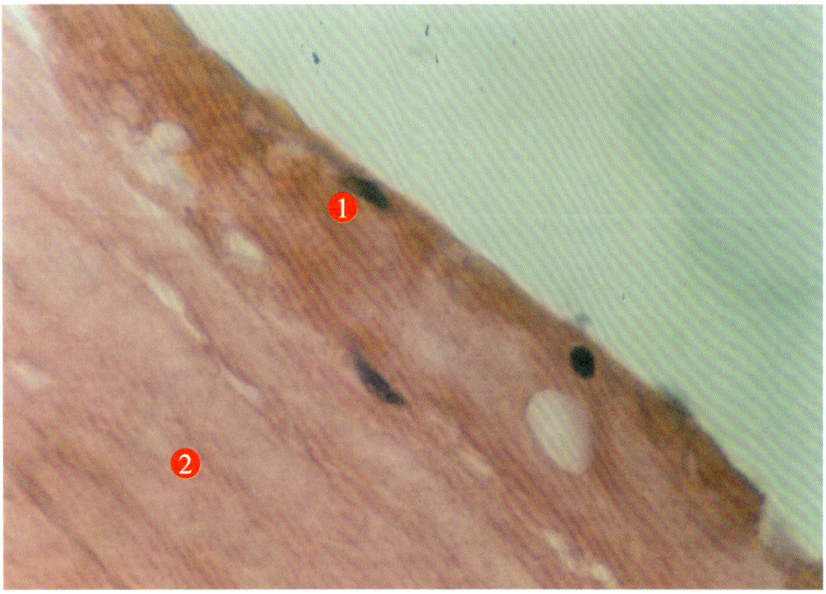

■ 图2-90　人大动脉鞘膜演化（7）

苏木素-伊红染色　×400

❶示固缩的鞘膜上皮细胞核；❷示腱样致密组织。

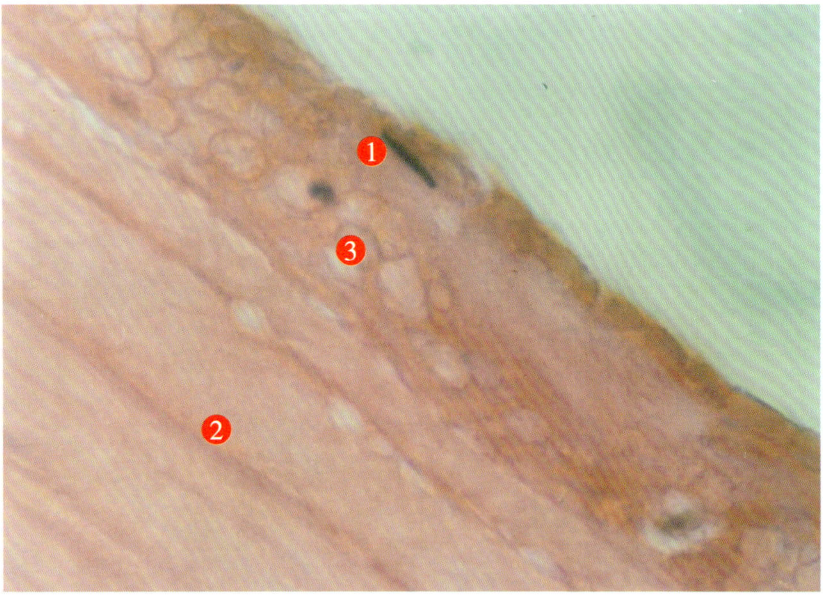

■ 图2-91　人大动脉鞘膜演化（8）

苏木素-伊红染色　×400

❶示固缩的鞘膜上皮细胞核；❷示腱样致密组织；❸示组织泡沫化。

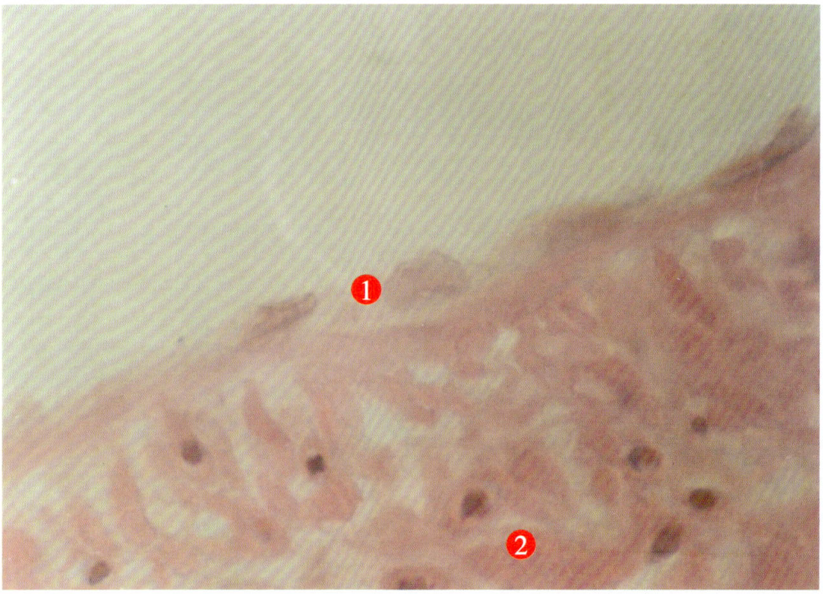

■ 图2-92　人大动脉鞘膜演化（9）

苏木素-伊红染色　×400

❶示不规则的鞘膜上皮；❷示肌样组织。

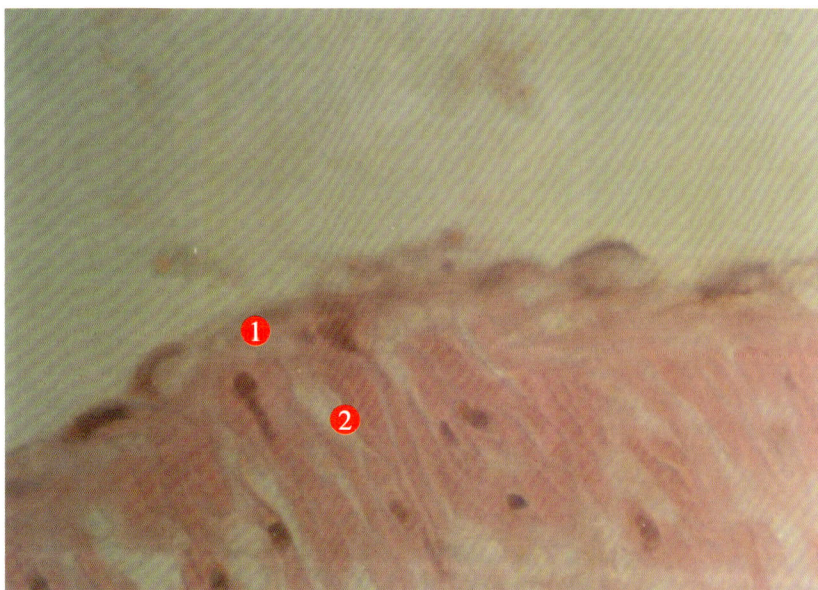

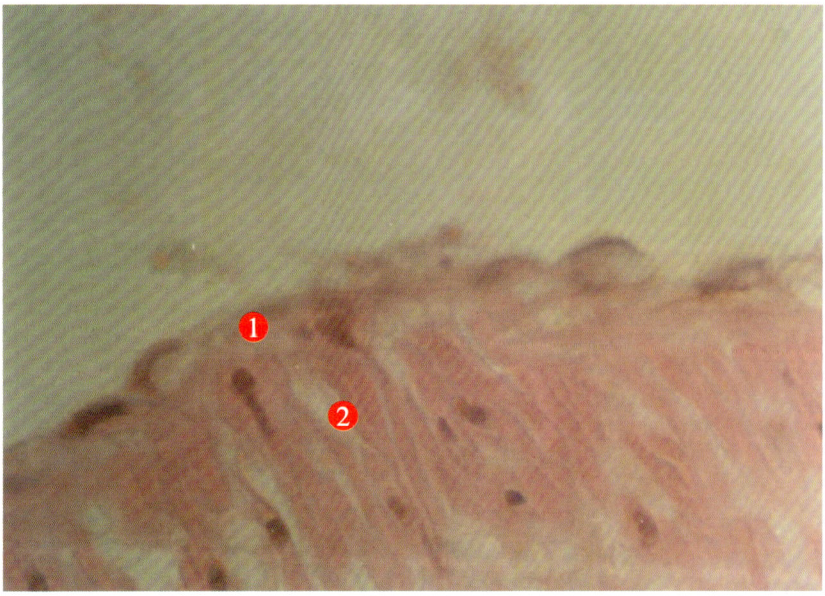

■ 图2-93　人大动脉鞘膜演化（10）

苏木素-伊红染色　×400

❶示衰亡中的鞘膜上皮；❷示肌样组织。

小 结

大动脉组织动力学过程具有种属特异性，并随局部应力环境的不同而改变，且有明显节段性差异。狗大动脉内膜较厚，是研究血管组织动力学最佳模型。内表面沉积层是狗大动脉内膜的突出特点。沉积层浅层为少白细胞的血液凝聚物，可逐渐溶解、剥脱；较多血管干细胞存在于沉积层深层，沉积物的微环境适合干细胞增生。沉积层浅层剥脱后，深层沉积细胞裸露，逐渐扁平化，形成内皮。血管干细胞直接锚着于无沉积层覆盖的内膜内表面，是血管干细胞内化的另一方式。锚着的血管干细胞也可逐渐扁平内皮化。狗大动脉内皮成片老化剥脱是其又一明显特点。狗大动脉内膜储存充足的干细胞群和内皮不断弃旧更新，可能是狗很少出现自发性动脉粥样硬化和食饵性动脉粥样硬化模型很难复制成功的组织动力学原因。内膜储存的干细胞向下演化形成内膜细胞，内膜细胞经Ⅰ型、Ⅱ型、Ⅲ型和Ⅳ型过渡类型演化形成中膜平滑肌细胞。狗大动脉外膜由中膜平滑肌细胞退变而来，而非真正的纤维结缔组织。

人大动脉也属于厚内膜血管。内膜内皮细胞大多呈扁平形。血管干细胞主要以锚着途径，偶尔以沉积和微血栓途径内化形成内皮细胞和（或）内膜细胞。人大动脉内膜与肌层之间的过渡区特别宽，很适宜观察内膜细胞–平滑肌细胞演化过程。内膜细胞也经Ⅰ～Ⅳ型过渡类型演化为平滑肌细胞。中膜平滑肌细胞多单个埋于间质之中。外膜多见破碎的细胞核及其分泌形成的胶原纤维束。人大动脉外膜外可见不完全的节段性鞘膜，鞘膜由血管外层的营养神经束演化形成。

大白鼠大动脉的组织动力学过程不易观察。大白鼠大动脉血管干细胞内化成为内皮时除锚着式、沉积式内化方式外，还见叠瓦式及组装式等特殊内化方式。反映大白鼠大动脉血管干细胞内化成为内皮过程中较早、较强表达弹性蛋白，内皮细胞与弹性膜片密切相伴。大白鼠的内皮下层与内膜下层很薄，内膜细胞–平滑肌细胞演化轨迹不及狗、人、兔等的厚内膜血管明显。中膜是相互平行而连续的弹性膜，其间夹杂有直立的平滑肌细胞克隆。从内向外弹性膜逐渐不规则，平滑肌细胞由直立位逐渐倾斜，并渐见核固缩、核脱色等细胞衰亡现象。中膜外缘弹性膜破坏，平滑肌细胞衰亡，细胞解体，演变成为外膜成分。

不同种属动物大动脉组织动力学虽然有明显差别，但仍可发现基本相同的规律。不同动物大动脉结构系统大多是血源性结构，少部分为神经源性来源。血源性结构包括血管内膜、中膜和外膜绝大部分。干细胞来源于血管腔内血液中的血管干细胞，这种干细胞通过锚着式、沉积式、微血栓式、叠瓦式和组装式等方式内化，演化形成内皮细胞或内膜细胞，参与组成内膜。内膜细胞可经一系列过渡性细胞逐步演化为平滑肌细胞，平滑肌细胞与其分泌的弹性纤维组成中膜，平滑肌衰亡时表现为细胞体破坏，细胞核畸变、固缩、脱色、破碎成为细胞核残片，与其基因表达产物胶原纤维及平滑肌细胞体残余共同构成外膜。内源性血管重建的细胞演化伴随细胞外移，使整个血管壁不断地进行层递式演化与外向步移。神经源性结构源自自主神经束，在大动脉表现为由神经束演化形成的血管鞘膜及部分外膜成分。可见，大动脉是一个动态的、可变的自组织、自适应系统。

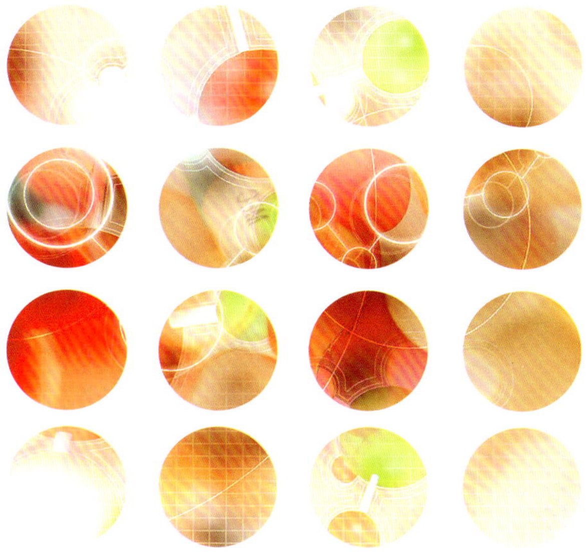

第三章
中动脉组织动力学

中动脉壁也包括内膜、中膜和外膜三层。中动脉内膜有明显连续的内弹性膜，成为理解中动脉组织动力学的障碍。但仔细观察、分析比较多种哺乳动物的中动脉，仍可发现其组织动力学的一般规律。

第一节 狗中动脉组织动力学

一、狗中动脉血管干细胞内化及内膜细胞演化

狗中动脉内膜有明显的波浪状内弹性膜。内皮细胞可直接附贴其上，无明显内皮下层。但内弹性膜下有厚薄不一的内膜下层。在狗中动脉可见血管干细胞锚着于内弹性膜缺损处及血管干细胞沉积于内弹性膜内表面这两种内化方式，表现为对内弹性膜的局部修补和局部片状更替两种不同过程。狗中动脉内膜下层，较适宜观察内膜细胞-平滑肌细胞演化序列。

（一）血管干细胞锚着式内化及内膜细胞演化

仔细观察狗中动脉内弹性膜不难发现，看似非常连续完整的内弹性膜，也有缺损区和薄弱区（图3-1）。暴露的内弹性膜诱导血源性血管干细胞锚着，启动内膜更新过程（图3-2、图3-3）。锚着的干细胞溶蚀内弹性膜造成缺口，使之通过缺口进入内膜下层。有时可见干细胞成片锚着，形成较大区域内弹性膜缺损（图3-4、图3-5），锚着细胞各自分泌弹性膜片，而后相互连接并增厚，形成连续的新内弹性膜（图3-6、图3-7）。进入内膜下层的干细胞，成为内膜细胞。可经Ⅰ型内膜细胞—Ⅱ型内膜细胞—Ⅲ型内膜细胞—Ⅳ型内膜细胞逐步演化成为平滑肌细胞（图3-4～图3-8）。因内膜细胞演化与血管干细胞内化常出现于同一组织标本上，为了叙述方便，在描述干细胞不同内化方式之后紧接着描述其演化形成内膜细胞的演化过程。

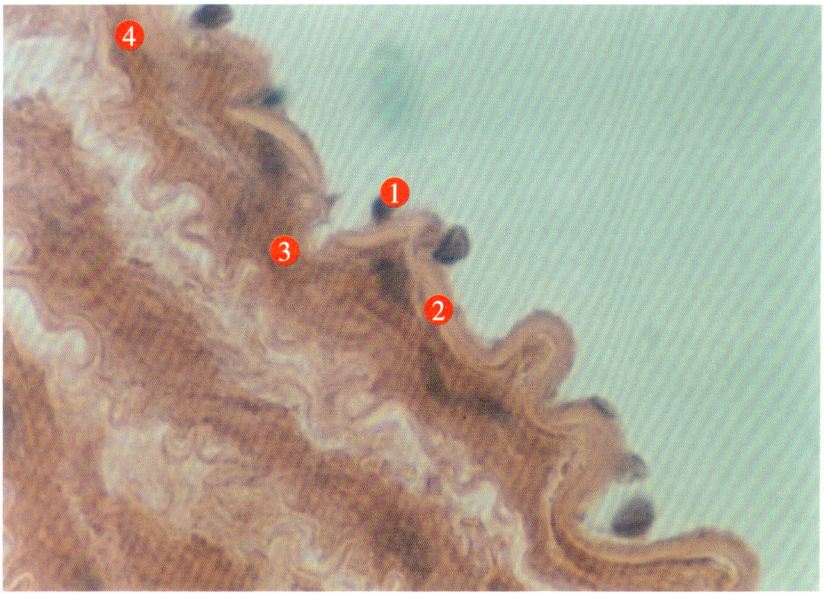

■ 图3-1　狗中动脉血管干细胞锚着式内化及内膜细胞演化（1）

苏木素-伊红染色　×400

❶示内皮细胞；❷示波浪状内弹性膜；❸示内弹性膜缺损区；❹示内弹性膜薄弱区。

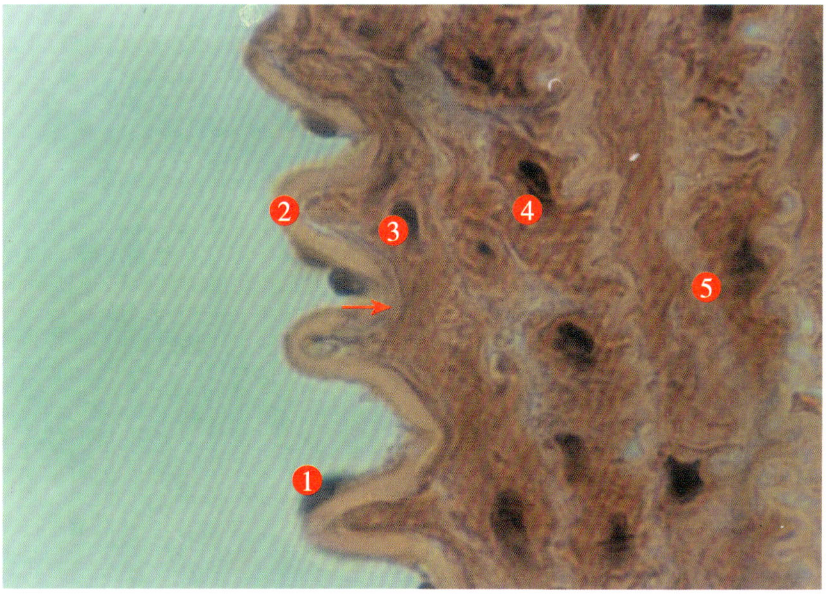

■ 图3-2　狗中动脉血管干细胞锚着式内化及内膜细胞演化（2）

苏木素-伊红染色　×400

❶示内皮细胞；❷示波浪状内弹性膜；❸示Ⅱ型内膜细胞；❹示Ⅲ型内膜细胞；❺示Ⅳ型内膜细胞。→ 示血管干细胞锚着于波谷及内弹性膜缺口。

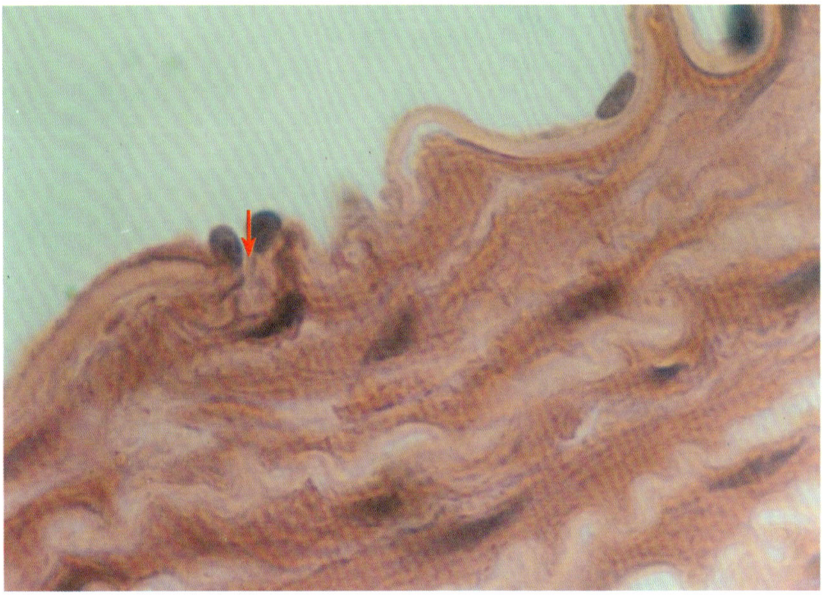

■ 图3-3　狗中动脉血管干细胞锚着式内化及内膜细胞演化（3）

苏木素-伊红染色　×400

↓ 示锚着干细胞与内弹性膜的缺损与重建。

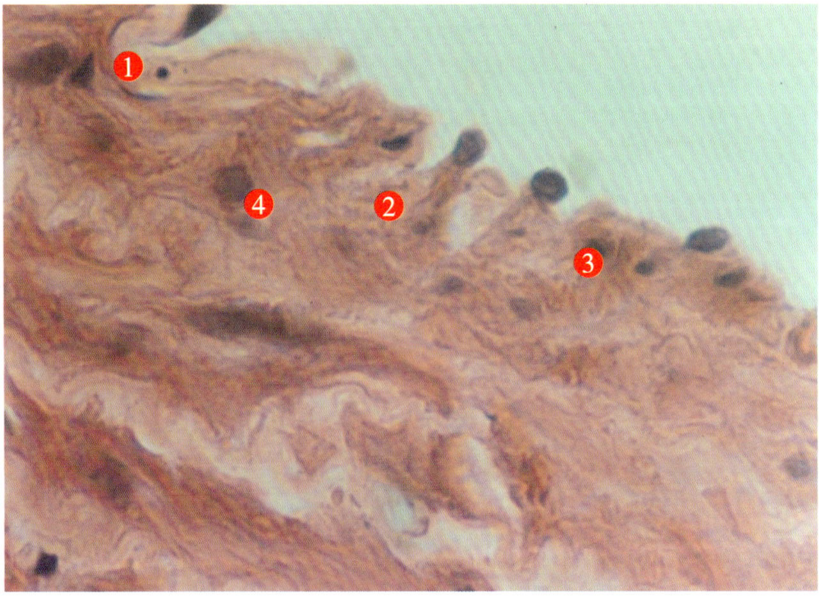

■ 图3-4　狗中动脉血管干细胞锚着式内化及内膜细胞演化（4）

苏木素-伊红染色　×400

图示较大内弹性膜缺损区。❶示新弹性膜片；❷示旧有的内弹性膜残端；❸示Ⅱ型内膜细胞；❹示Ⅲ型内膜细胞。

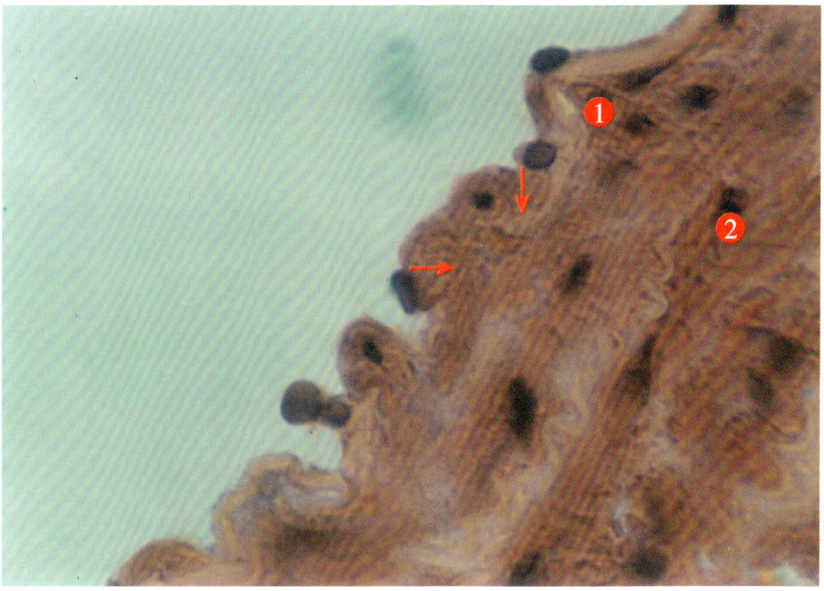

■ 图3-5　狗中动脉血管干细胞锚着式内化及内膜细胞演化（5）

苏木素-伊红染色　×400

图示较大内弹性膜缺损区。↓示新形成的弹性膜片。→示旧有的内弹性膜。❶示Ⅱ型内膜细胞；❷示Ⅲ型内膜细胞。

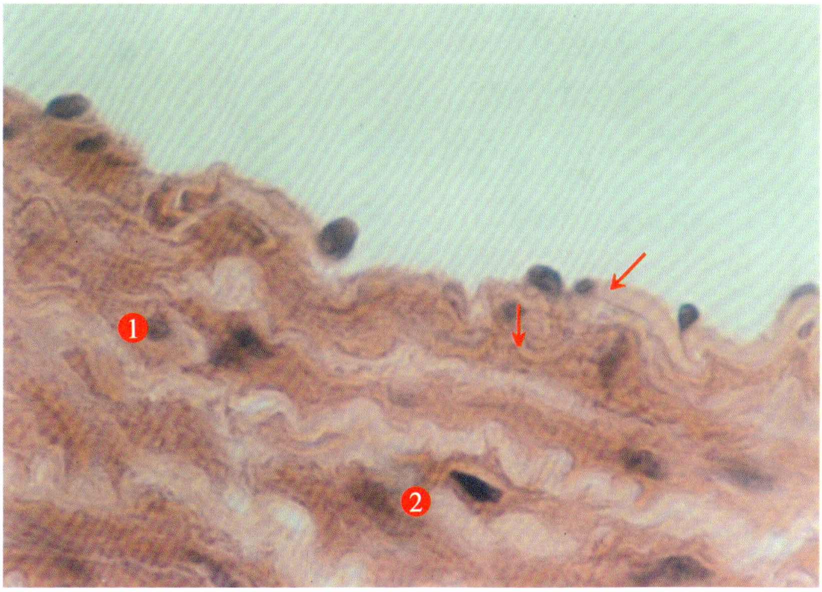

■ 图3-6　狗中动脉血管干细胞锚着式内化及内膜细胞演化（6）

苏木素-伊红染色　×400

图示较大内弹性膜缺损区。↓示新形成的弹性膜片。↙示旧有的内弹性膜残端。❶示Ⅱ型内膜细胞；❷示Ⅲ型内膜细胞。

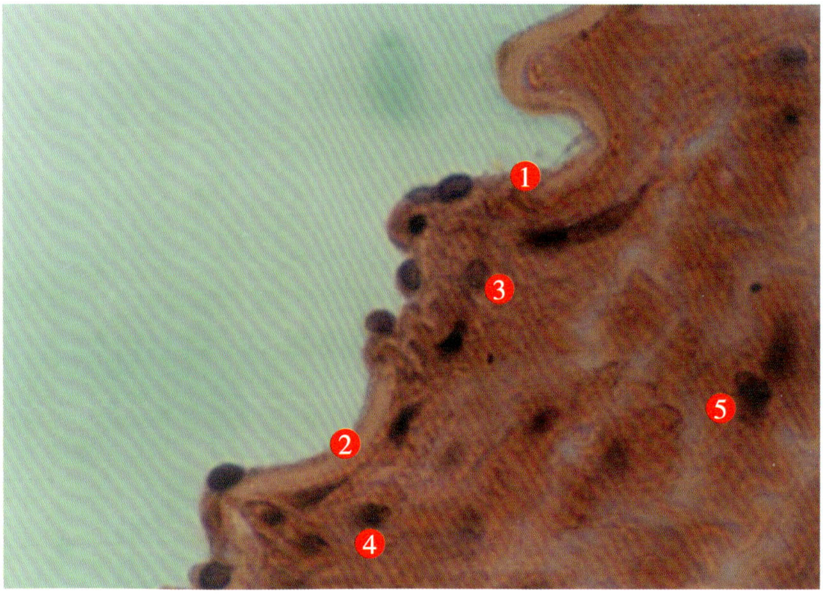

■ 图3-7　狗中动脉血管干细胞锚着式内化及内膜细胞演化（7）

苏木素-伊红染色　×400

图示较大内弹性膜缺损区。❶示内弹性膜残端；❷示新形成的弹性膜片；❸示Ⅱ型内膜细胞；❹示Ⅲ型内膜细胞；❺示Ⅳ型内膜细胞。

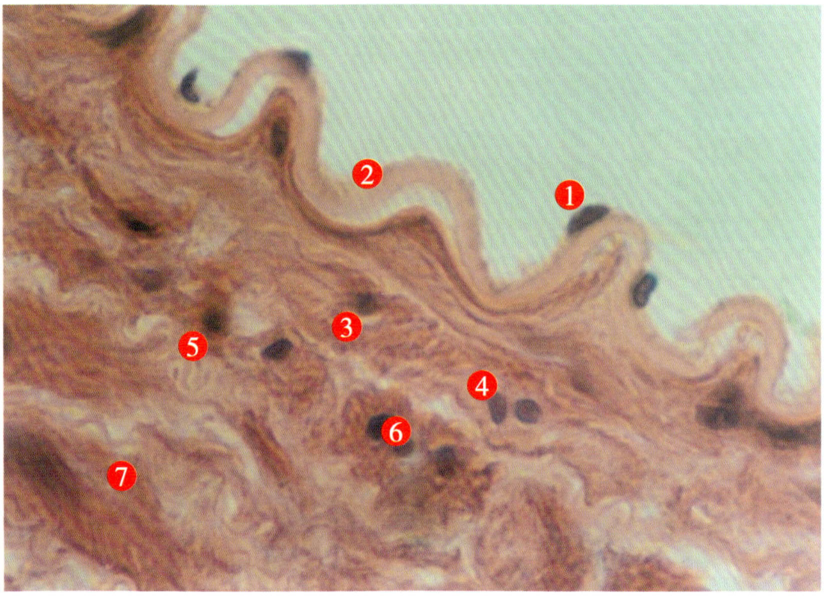

■ 图3-8　狗中动脉内膜及内膜细胞演化

苏木素-伊红染色　×400

❶示内皮细胞；❷示波浪状内弹性膜；❸示Ⅰ型内膜细胞；❹示Ⅱ型内膜细胞；❺示Ⅲ型内膜细胞；❻示Ⅳ型内膜细胞；❼示血管平滑肌细胞。

（二）血管干细胞沉积式内化及内膜细胞演化

沉积于内弹性膜表面的干细胞，逐渐分泌并积累越来越厚的分泌物（图3-9、图3-10），包括合成弹性蛋白并组装成弹性膜片（图3-11～图3-14），弹性膜片相互连接，成为新的内弹性膜，旧有的内弹性膜退化、溶解（图3-15）。伴随内弹性膜更新过程，可见内膜下层的内膜细胞向平滑肌细胞演化的不同阶段过渡性细胞（图3-9～图3-15）。

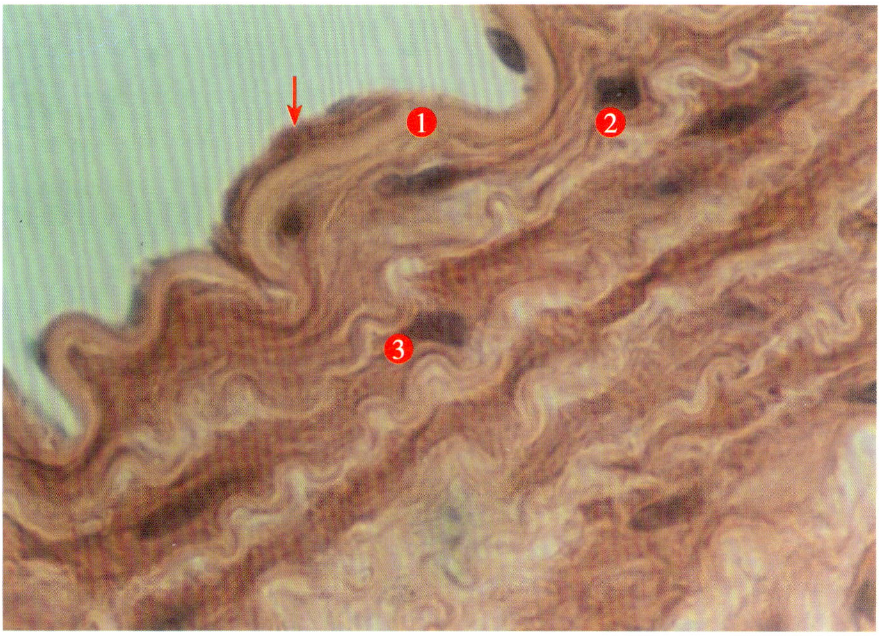

■ 图3-9 狗中动脉血管干细胞沉积式内化及内膜细胞演化（1）

苏木素-伊红染色 ×400

↓示沉积层。❶示内弹性膜；❷示Ⅱ型内膜细胞；❸示Ⅲ型内膜细胞。

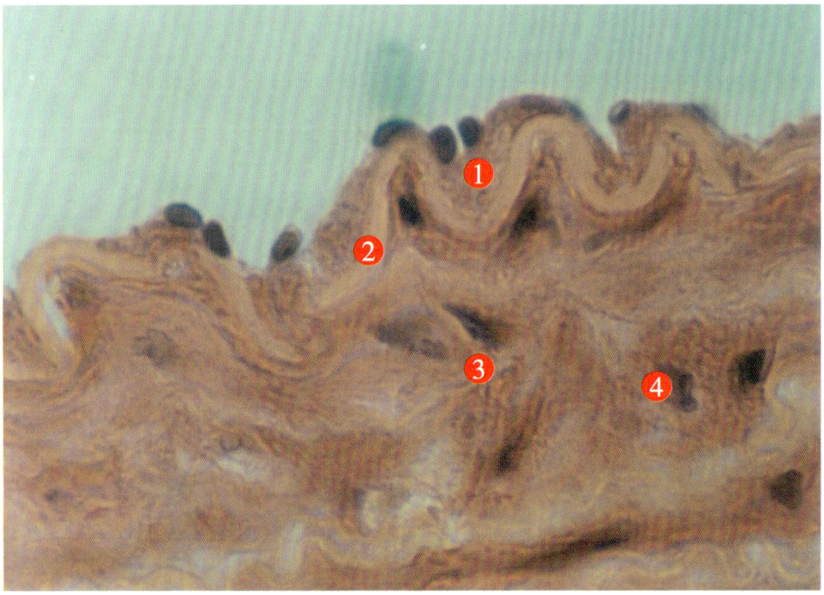

■ 图3-10　狗中动脉血管干细胞沉积式内化及内膜细胞演化（2）

苏木素-伊红染色　×400

❶示沉积层；❷示新生内弹性膜；❸示Ⅲ型内膜细胞；❹示Ⅳ型内膜细胞。

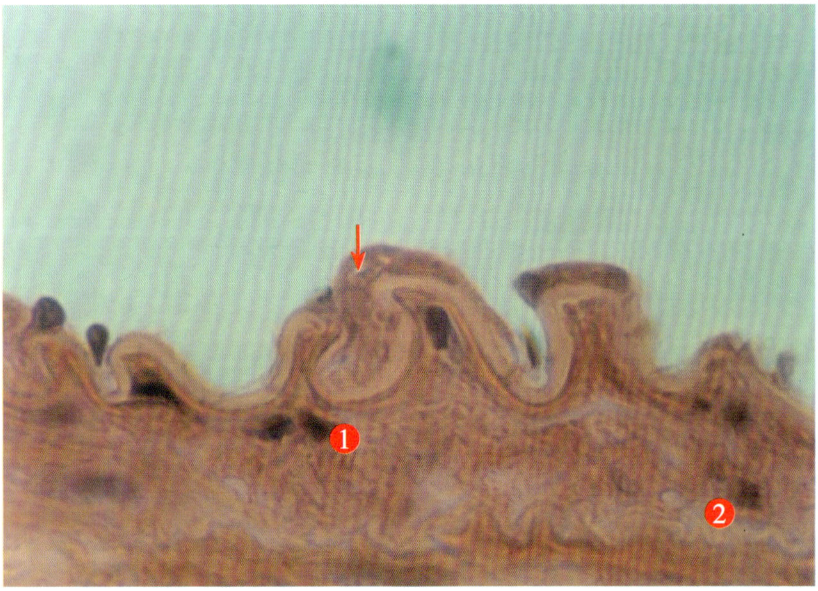

■ 图3-11　狗中动脉血管干细胞沉积式内化及内膜细胞演化（3）

苏木素-伊红染色　×400

↓示沉积层。❶示Ⅱ型内膜细胞；❷示Ⅲ型内膜细胞。

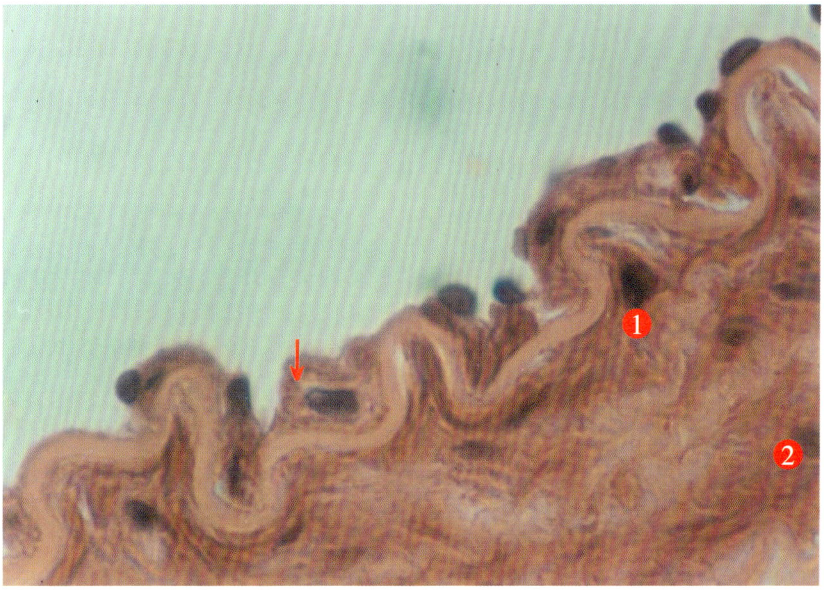

■ 图3-12 狗中动脉血管干细胞沉积式内化及内膜细胞演化（4）

苏木素-伊红染色 ×400

↓示沉积干细胞分泌弹性蛋白。❶示Ⅱ型内膜细胞；❷示Ⅲ型内膜细胞。

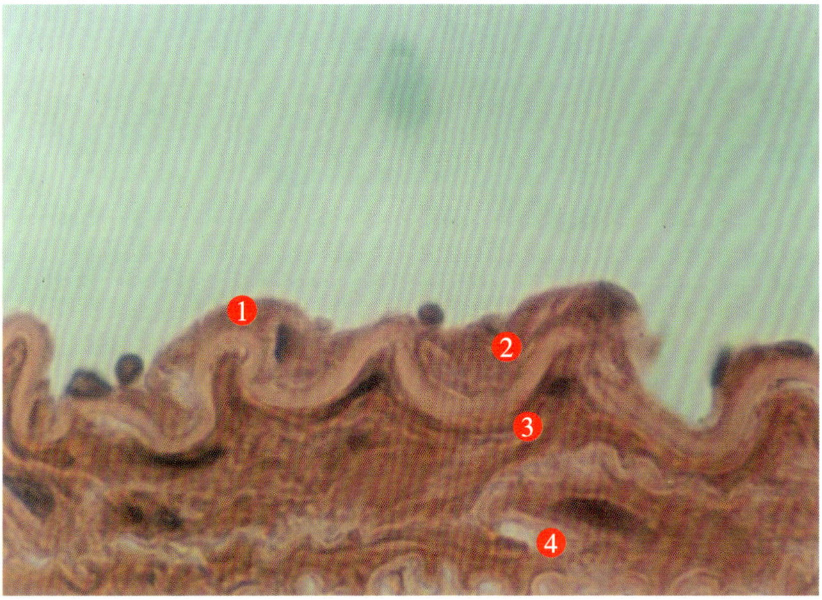

■ 图3-13 狗中动脉血管干细胞沉积式内化及内膜细胞演化（5）

苏木素-伊红染色 ×400

❶示沉积干细胞分泌弹性蛋白；❷示新生弹性膜片；❸示Ⅱ型内膜细胞；❹示Ⅳ型内膜细胞。

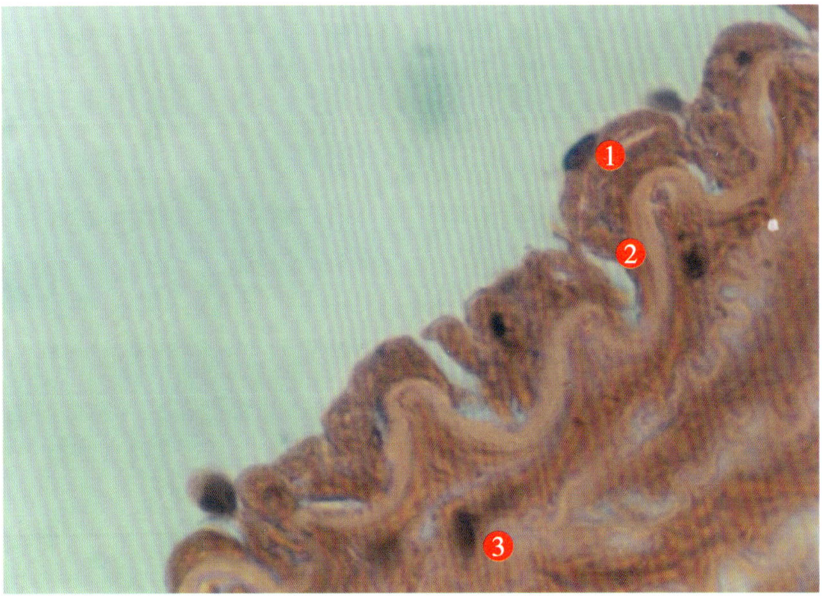

■ 图3-14 狗中动脉血管干细胞沉积式内化及内膜细胞演化（6）

苏木素-伊红染色 ×400

❶示新形成的弹性膜片；❷示原弹性膜；❸示Ⅱ型内膜细胞。

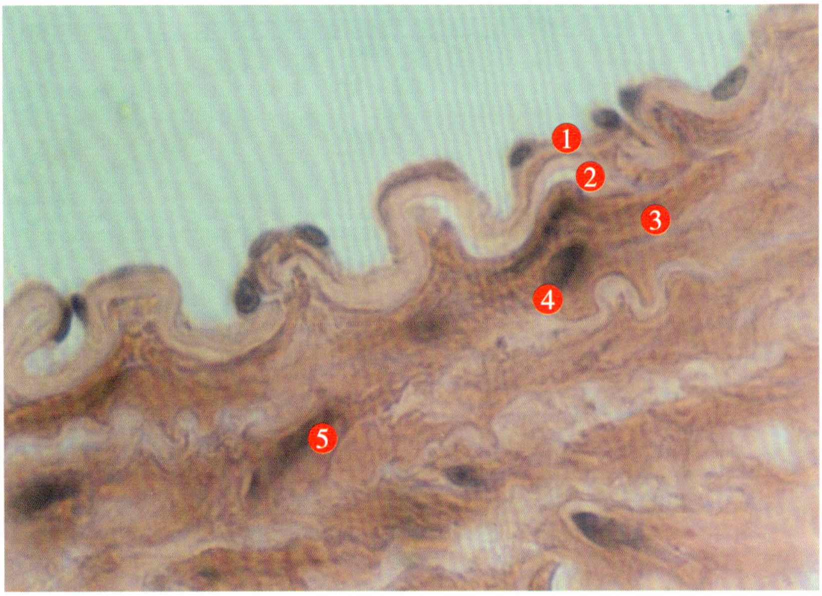

■ 图3-15 狗中动脉血管干细胞沉积式内化及内膜细胞演化（7）

苏木素-伊红染色 ×400

❶示新形成的内弹性膜；❷示原内弹性膜破坏；❸示更旧的内弹性膜；❹示Ⅱ型内膜细胞；❺示Ⅳ型内膜细胞。

二、狗中动脉平滑肌细胞系

狗中动脉中膜主要由平滑肌细胞和弹性膜组成。外膜是平滑肌衰退场所。故狗中动脉中膜和外膜组织动力学实际就是平滑肌细胞系演化过程。狗中动脉中膜平滑肌细胞多呈单个环绕血管壁多层排列，常见直接分裂象，弹性膜较薄，呈片段波浪状（图3–16）。中膜外缘常见平滑肌细胞核固缩、核脱色、细胞解体、细胞核裸露；弹性膜断裂、肿胀后，演变成外膜组织，主要为平滑肌细胞残体和纤维成分（图3–17）。常见平滑肌细胞克隆出现在中膜外缘（图3–18），有时外膜中也可发现明显衰退的平滑肌细胞克隆（图3–19、图3–20）。

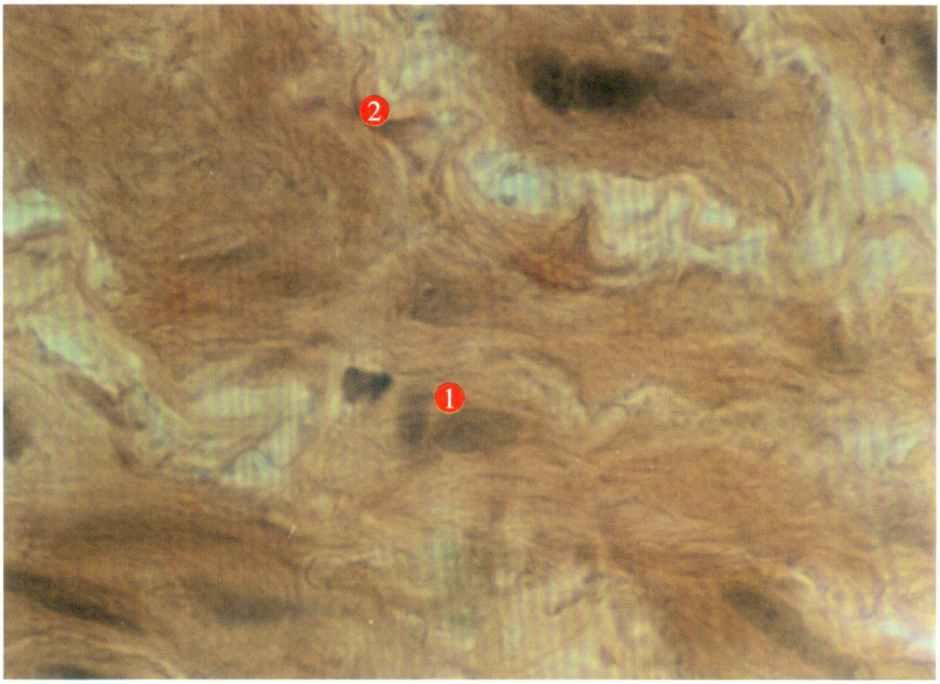

■ 图3–16　狗中动脉平滑肌细胞系（1）

苏木素–伊红染色　×400

图示中膜。❶示平滑肌细胞；❷示弹性膜。

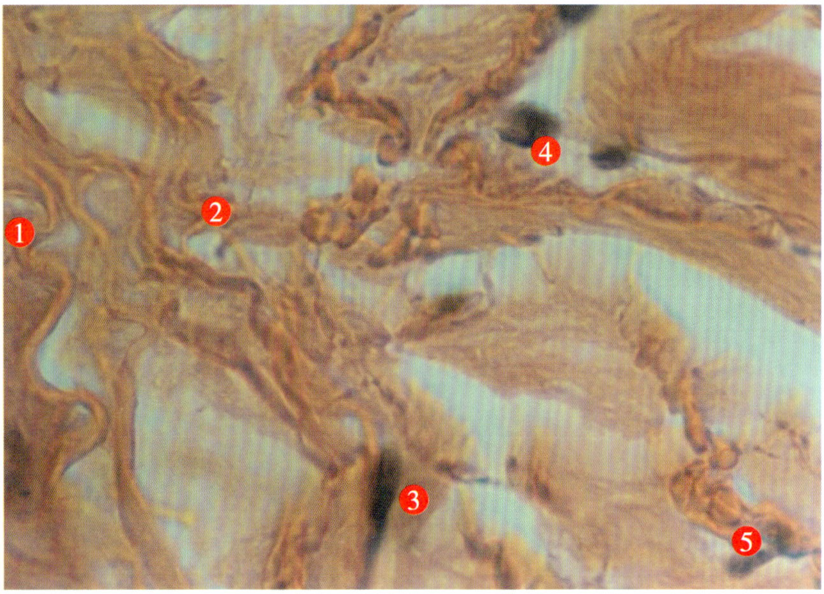

■ 图3-17 狗中动脉平滑肌细胞系（2）

苏木素-伊红染色 ×400

图示中膜外缘。❶示外弹性膜；❷示弹性膜断裂；❸示平滑肌细胞核固缩；❹示平滑肌细胞解体，细胞核裸露；❺示核异形。

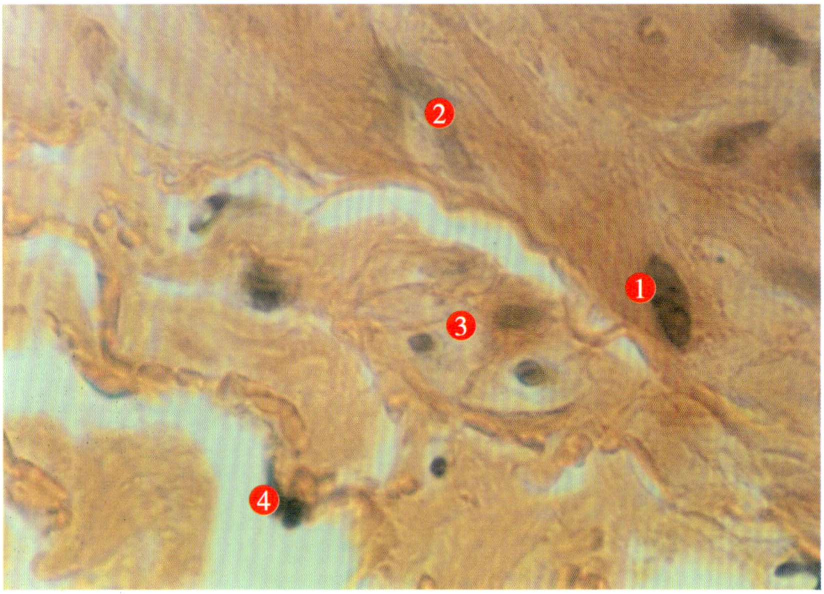

■ 图3-18 狗中动脉平滑肌细胞系（3）

苏木素-伊红染色 ×400

图示中膜外缘。❶示衰老的平滑肌细胞；❷示平滑肌细胞核脱色；❸示平滑肌细胞克隆；❹示外膜破碎细胞核。

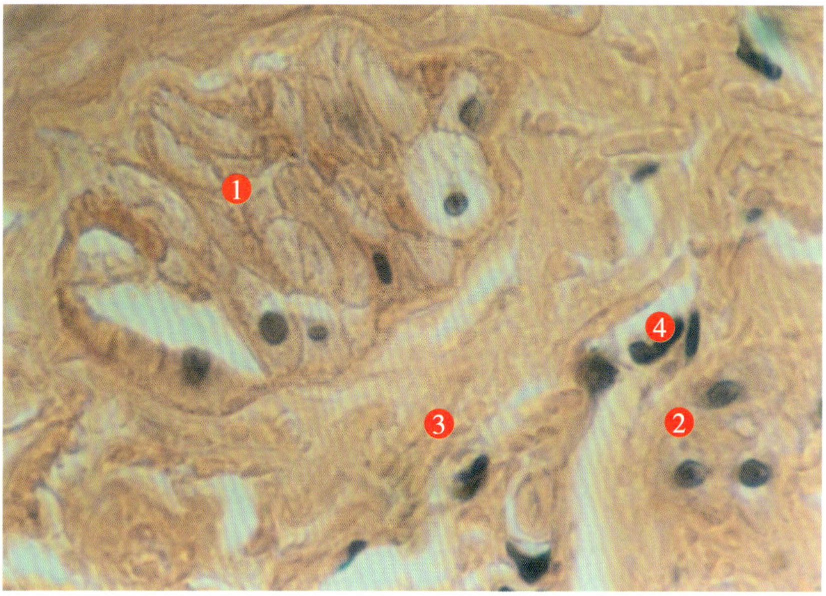

■ 图3-19 狗中动脉平滑肌细胞系（4）

苏木素-伊红染色 ×400

图示外膜。❶示外膜内平滑肌细胞克隆；❷示衰退的平滑肌细胞克隆；❸示弹性膜断裂；❹示外膜细胞核异形。

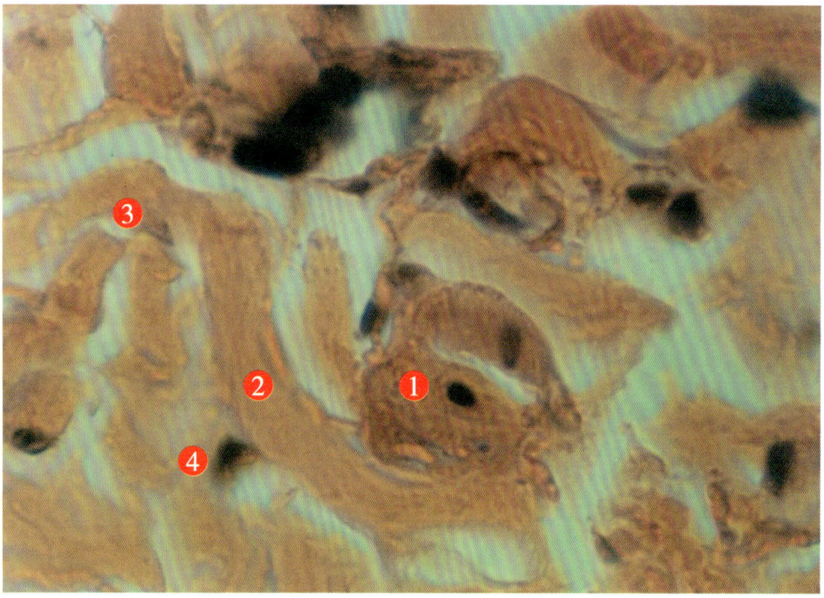

■ 图3-20 狗中动脉平滑肌细胞系（5）

苏木素-伊红染色 ×400

图示外膜。❶示顿挫的外膜内平滑肌细胞克隆；❷示弹性膜溶解、断裂；❸示外膜细胞核溶解；❹示外膜细胞核溃污。

第二节　大白鼠中动脉组织动力学

一、大白鼠中动脉血管干细胞内化与内膜细胞演化

大白鼠中动脉内膜很薄，血管干细胞主要以叠瓦式和锚着式内化为内皮细胞，分泌形成内弹性膜。形成的内皮及内弹性膜可不断进行新旧更替；内化的血管干细胞还可演化为内膜细胞，后者逐步演化形成平滑肌细胞。

（一）　血管干细胞叠瓦式内化与内膜细胞演化

与大白鼠大动脉相似，大白鼠中动脉弹性膜构件单元，在血流剪切力作用下不同程度倾斜，呈叠瓦式排列（图3-21、图3-22）。由干细胞分泌弹性蛋白将相邻斜插的弹性膜片首尾连接，即形成波浪状的内弹性膜，内皮细胞嵌入波谷内（图3-23、图3-24）。内化细胞演化形成内膜细胞，经不同过渡类型演化为血管平滑肌细胞（图3-21～图3-24），与其分泌合成的弹性膜共同构成中膜平滑肌层。有时新形成的弹性膜片及其内皮细胞生存条件不良，未必能替换原有弹性膜，反而自身衰退脱落（图3-25）。

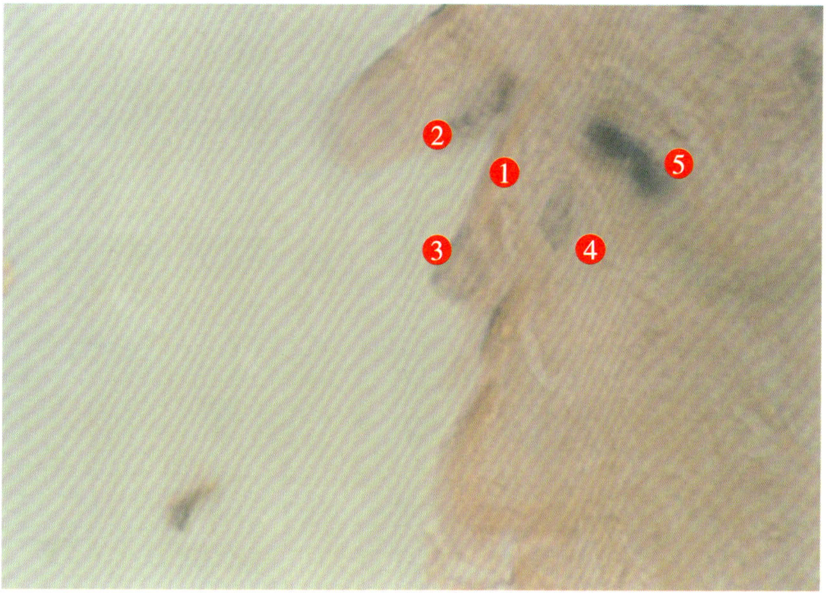

■ 图3-21　大白鼠中动脉血管干细胞叠瓦式内化与内膜细胞演化（1）

苏木素-伊红染色　×1 000

❶示弹性膜片；❷示弹性膜片之间的干细胞；❸示附于弹性膜片的内皮细胞；❹示Ⅱ型内膜细胞；❺示Ⅲ型内膜细胞。

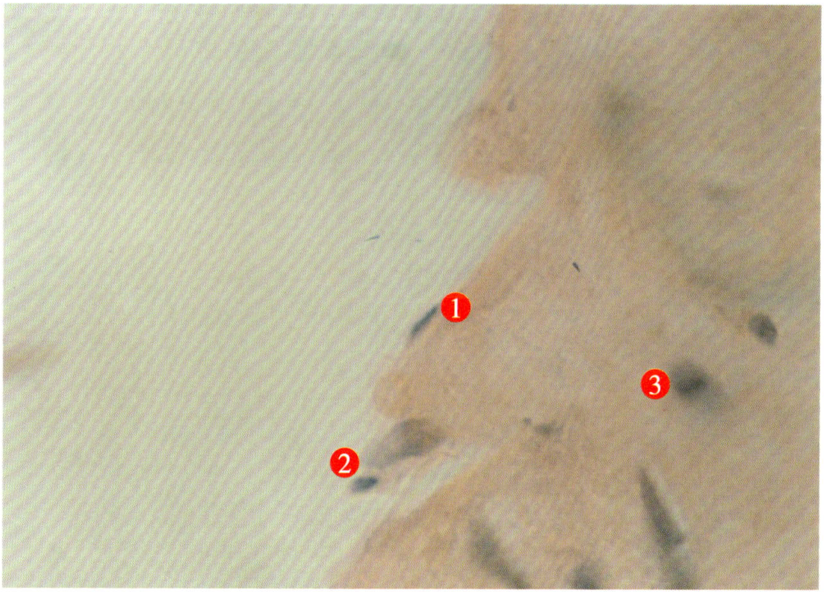

■ 图3-22　大白鼠中动脉血管干细胞叠瓦式内化与内膜细胞演化（2）

苏木素-伊红染色　×1 000

❶示内皮细胞及弹性膜片；❷示嵌入的干细胞；❸示Ⅱ型内膜细胞。

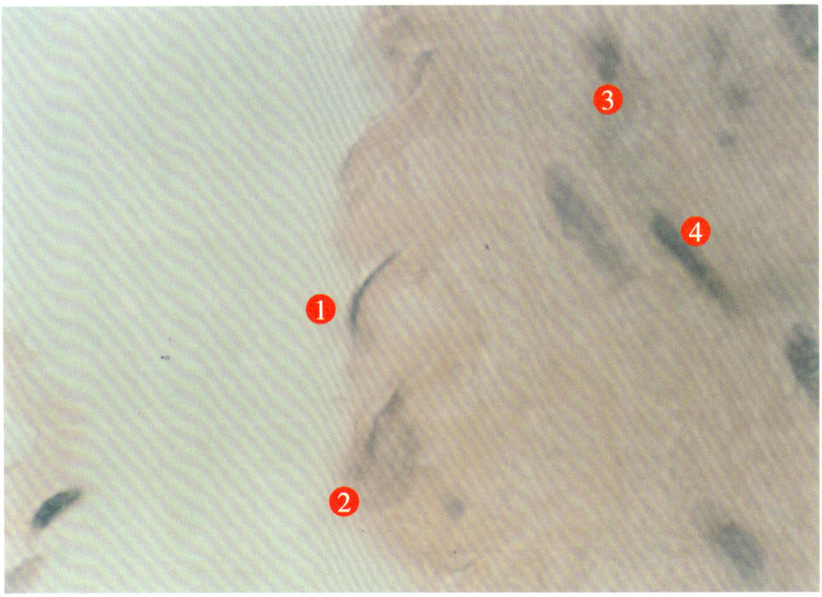

■ 图3-23　大白鼠中动脉血管干细胞叠瓦式内化与内膜细胞演化（3）

苏木素-伊红染色　×1 000

❶示紧贴弹性膜片的内皮细胞；❷示嵌入的干细胞；❸示Ⅱ型内膜细胞；❹示Ⅲ型内膜细胞。

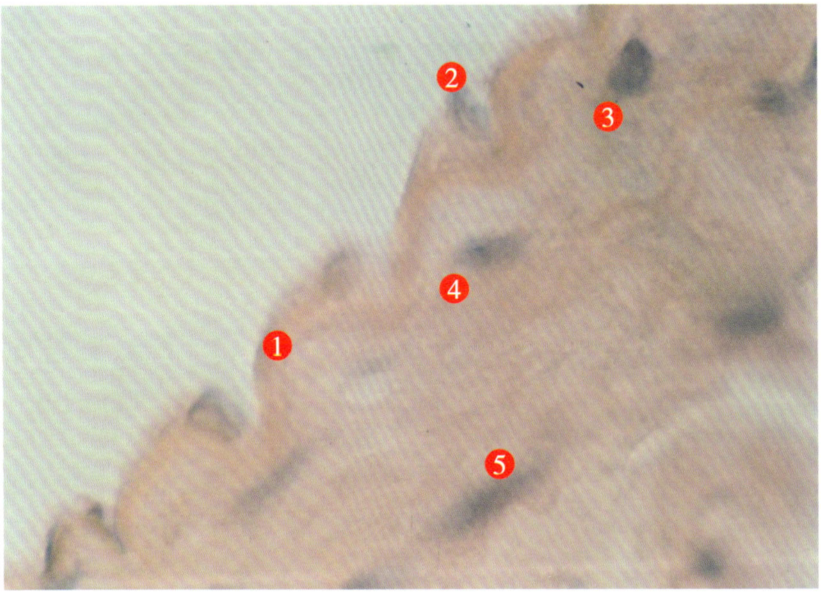

■ 图3-24　大白鼠中动脉血管干细胞叠瓦式内化与内膜细胞演化（4）

苏木素-伊红染色　×1 000

❶示波浪状内弹性膜；❷示嵌入的内皮细胞；❸示Ⅰ型内膜细胞；❹示Ⅱ型内膜细胞；❺示平滑肌细胞。

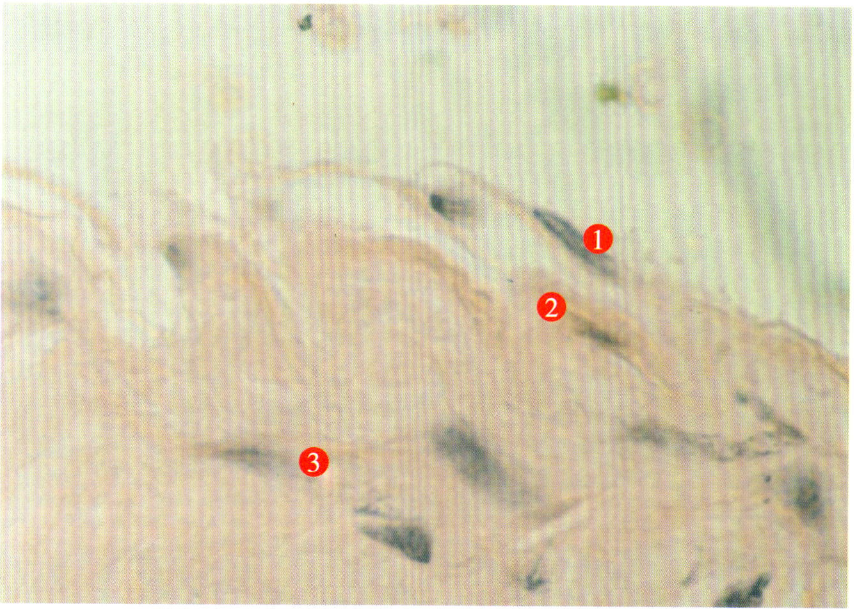

■ 图3-25 大白鼠中动脉血管干细胞叠瓦式内化与内膜细胞演化（5）

苏木素-伊红染色 ×1 000

❶示新形成但将剥脱的内皮细胞及其弹性膜片；❷示旧有弹性膜片；❸示更旧的弹性膜。

（二）血管干细胞锚着式内化与内膜细胞演化

大白鼠中动脉也见干细胞锚着式内化，演化形成内皮细胞与内膜细胞（图3-26）。锚着细胞分泌形成新的弹性膜，旧内弹性膜肿胀、溶解（图3-27）。血管干细胞外迁演化形成内膜细胞，加入内膜细胞-平滑肌细胞演化系。

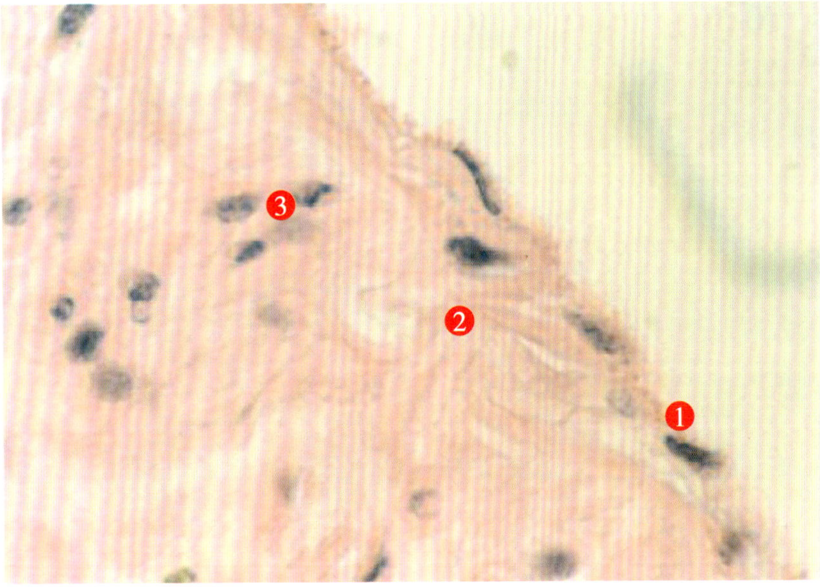

■ 图3-26　大白鼠血管干细胞锚着式内化与内膜细胞演化（1）

苏木素-伊红染色　×400

❶示干细胞锚着并内皮化；❷示内弹性膜；❸示内膜细胞。

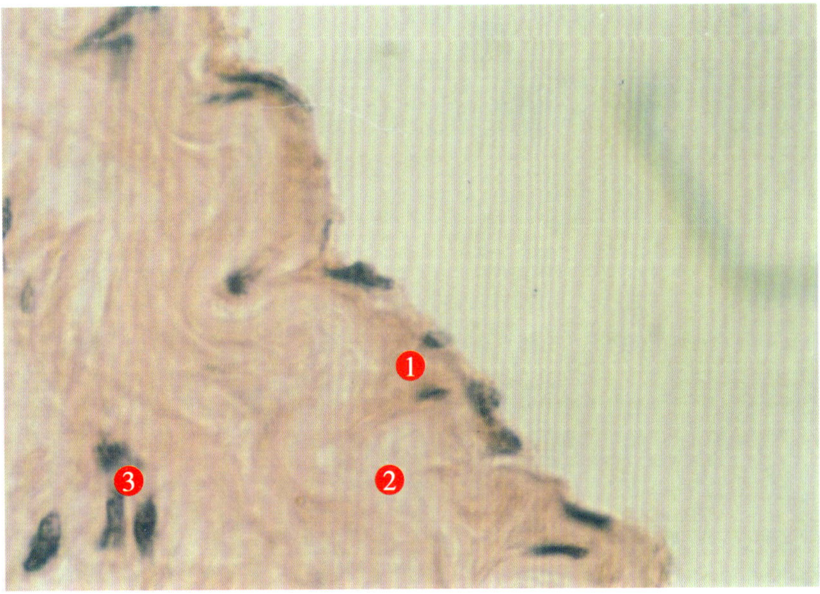

■ 图3-27　大白鼠血管干细胞锚着式内化与内膜细胞演化（2）

苏木素-伊红染色　×400

❶示沉积层及新合成的弹性膜；❷示旧有的内弹性膜肿胀、溶解；❸示演化中的内膜细胞。

二、大白鼠中动脉平滑肌细胞系

大白鼠中动脉中膜的突出特点，是纵行平滑肌层和环行平滑肌层相间排列（图3-28）。纵行平滑肌的同源群现象不易分辨，而环行平滑肌层可见同源细胞群（图3-29、图3-30）。外缘平滑肌细胞解体，细胞核固缩、核脱色及核碎裂，演变成为血管外膜成分（图3-31、图3-32）。与大白鼠中动脉肌层相比，兔的中动脉中膜外缘平滑肌克隆更多见（图3-33、图3-34）。

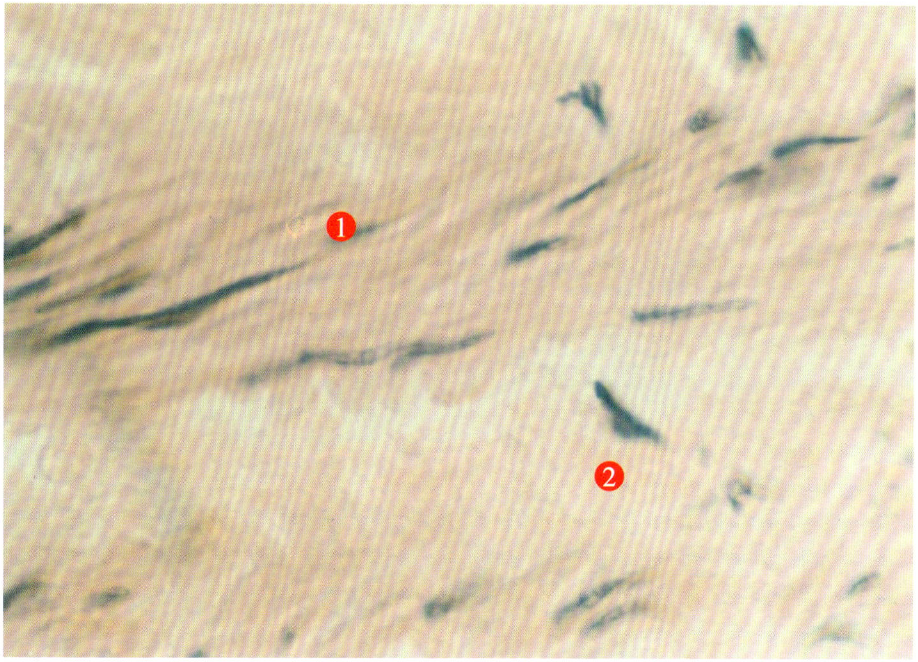

■ 图3-28　大白鼠中动脉平滑肌细胞系（1）

苏木素-伊红染色　×400

❶示环行平滑肌层；❷示纵行平滑肌层。

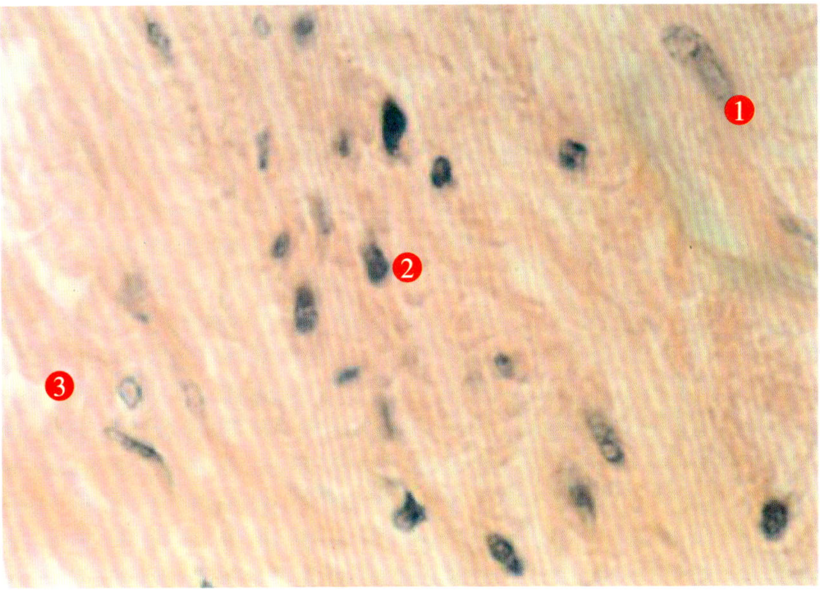

■ 图3-29 大白鼠中动脉平滑肌细胞系（2）

苏木素-伊红染色 ×400

❶示纵行平滑肌；❷示环行平滑肌的细胞克隆；❸示肌层外缘细胞核脱色。

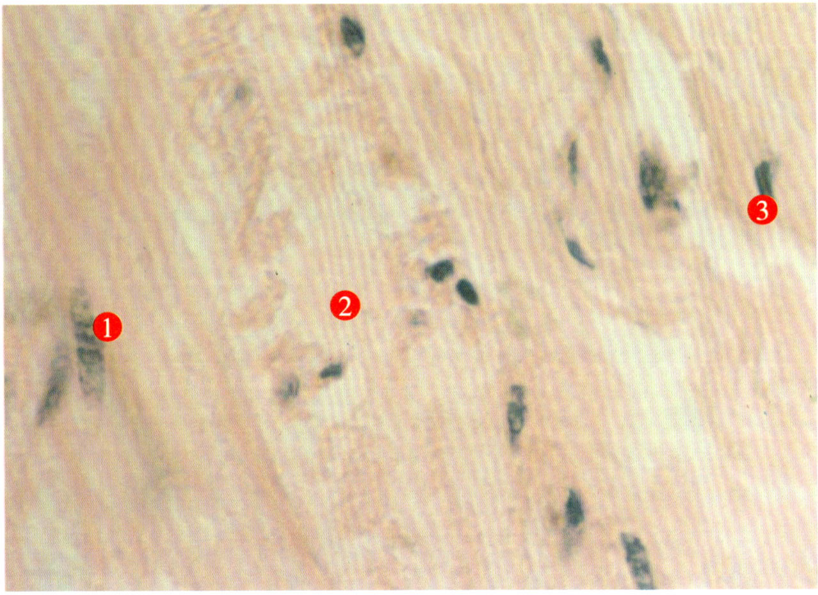

■ 图3-30 大白鼠中动脉平滑肌细胞系（3）

苏木素-伊红染色 ×400

❶示纵行平滑肌；❷示退化的外缘平滑肌细胞克隆；❸示外膜。

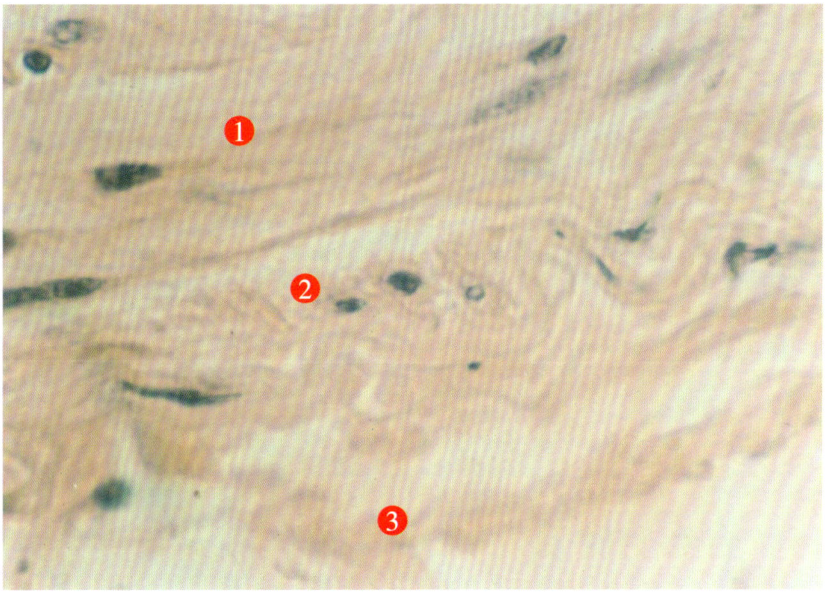

■ 图3-31　大白鼠中动脉平滑肌细胞系（4）

苏木素-伊红染色　×400

❶示外层纵行平滑肌；❷示退化的外缘环行平滑肌；❸示外膜。

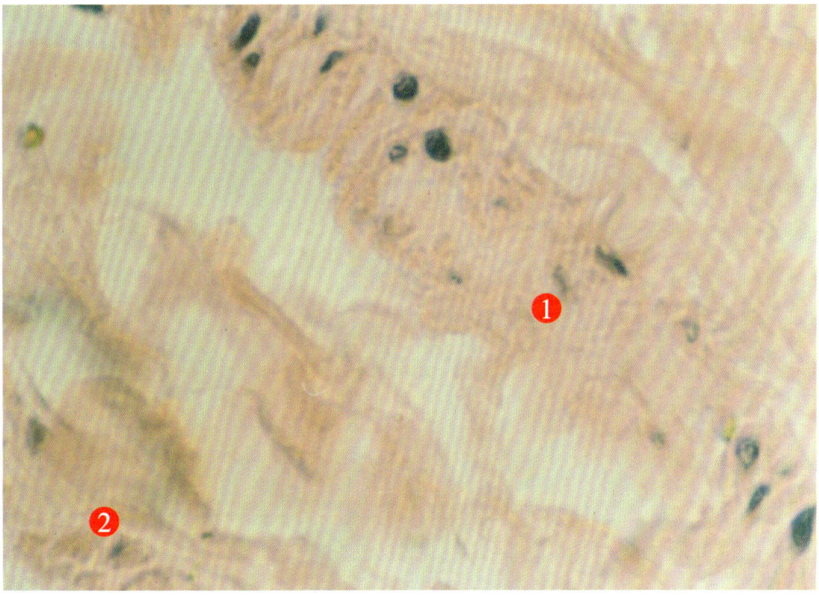

■ 图3-32　大白鼠中动脉平滑肌细胞系（5）

苏木素-伊红染色　×400

❶示衰亡的外缘环行平滑肌；❷示外膜破碎的细胞核。

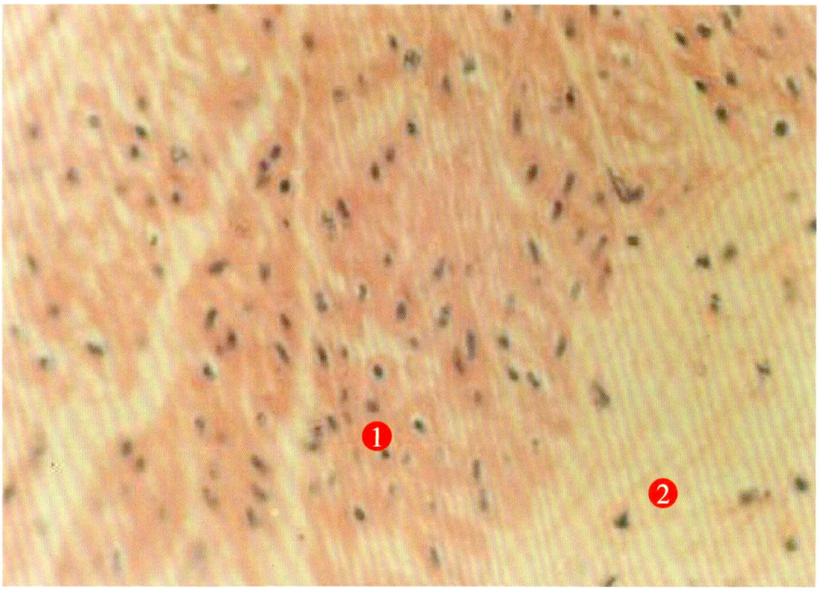

■ 图3-33 兔中动脉中膜外缘平滑肌细胞克隆（1）

苏木素-伊红染色 ×200

❶示中膜外缘平滑肌呈现明显细胞克隆；❷示外膜。

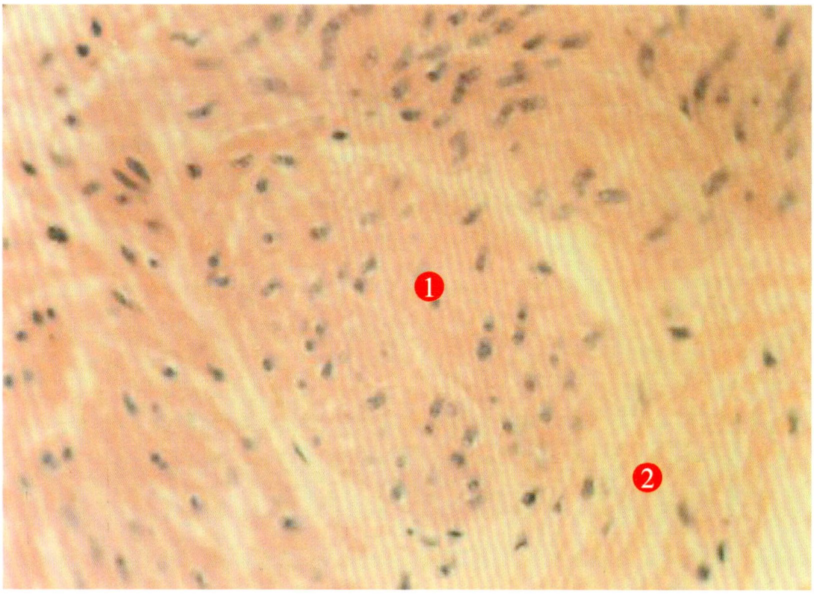

■ 图3-34 兔中动脉中膜外缘平滑肌细胞克隆（2）

苏木素-伊红染色 ×200

❶示中膜外缘平滑肌细胞克隆；❷示外膜。

第三节　人中动脉组织动力学

一、人中动脉血管干细胞内化

人中动脉内弹性膜明显，与内皮之间有厚薄不等的内皮下层，其下是内膜下层。人中动脉血管干细胞以沉积式、锚着式和续接式等方式内化，并使内弹性膜得以更替或修补。

（一）血管干细胞沉积式内化

血管干细胞随沉积物附着于血管内膜内表面，表层沉积细胞内皮化（图3-35、图3-36），附有较厚沉积层的内弹性膜逐渐破坏（图3-37、图3-38）。内皮细胞逐渐分泌弹性蛋白，形成新的内弹性膜。新内弹性膜越来越明显，原有的旧内弹性膜逐渐溶解破坏（图3-39、图3-40）。

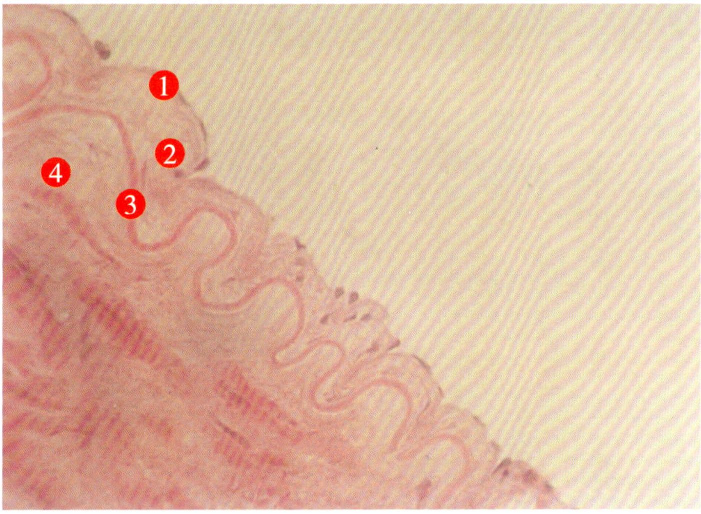

■ 图3-35　人中动脉内膜

苏木素-伊红染色　×200

❶示内皮；❷示内皮下层；❸示内弹性膜；❹示内膜下层。

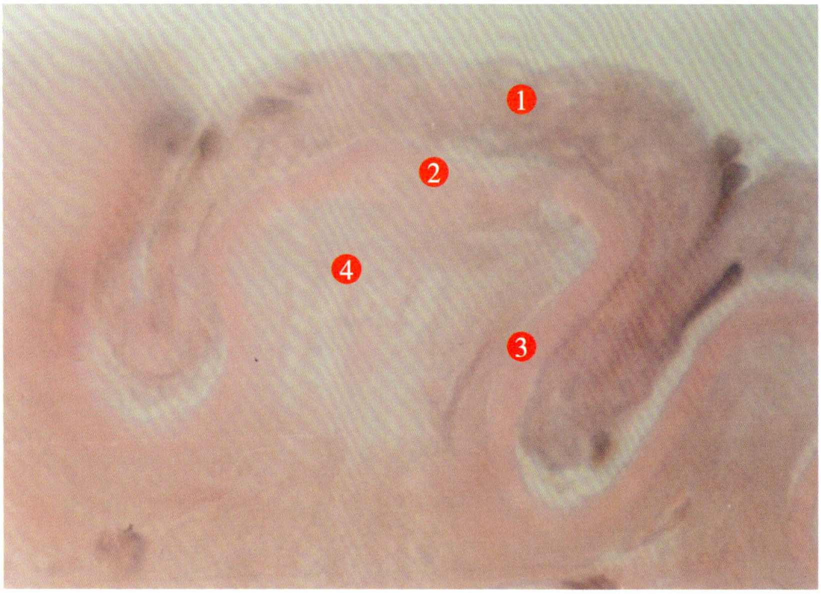

■ 图3-36　人中动脉血管干细胞沉积式内化（1）

苏木素-伊红染色　×1 000

❶示沉积层；❷示开始溶解的内弹性膜；❸示较正常的内弹性膜；❹示内膜下层。

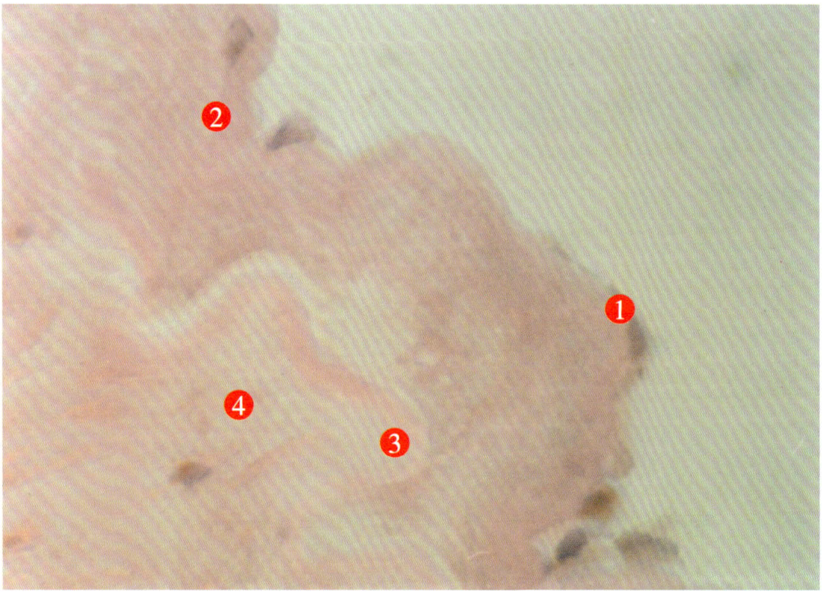

■ 图3-37　人中动脉血管干细胞沉积式内化（2）

苏木素-伊红染色　×1 000

❶示内皮；❷示新形成的弹性蛋白；❸示溶解破坏中的内弹性膜；❹示内膜下层。

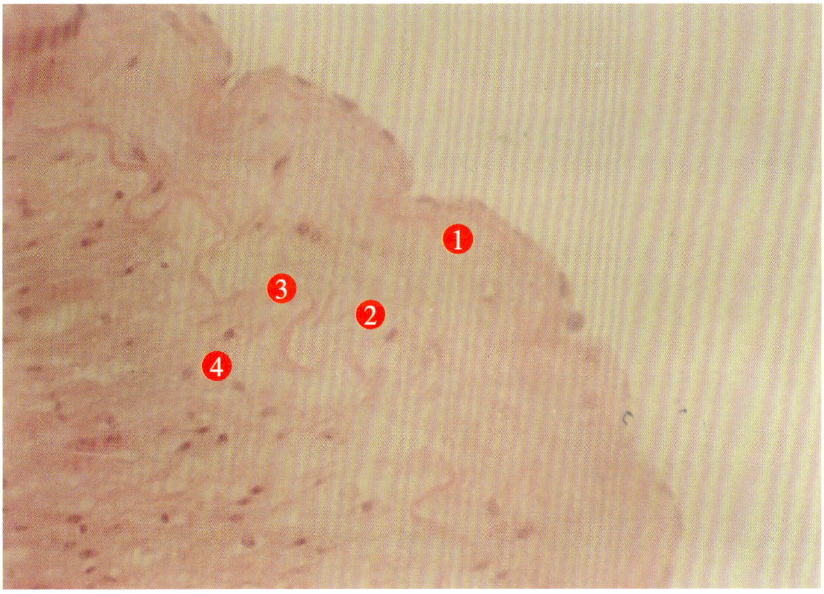

■ 图3-38　人中动脉血管干细胞沉积式内化（3）

苏木素-伊红染色　×100

❶示内皮及新形成的弹性膜；❷示进一步增厚的内皮下层；❸示溶解破坏中的内弹性膜；❹示内膜下层。

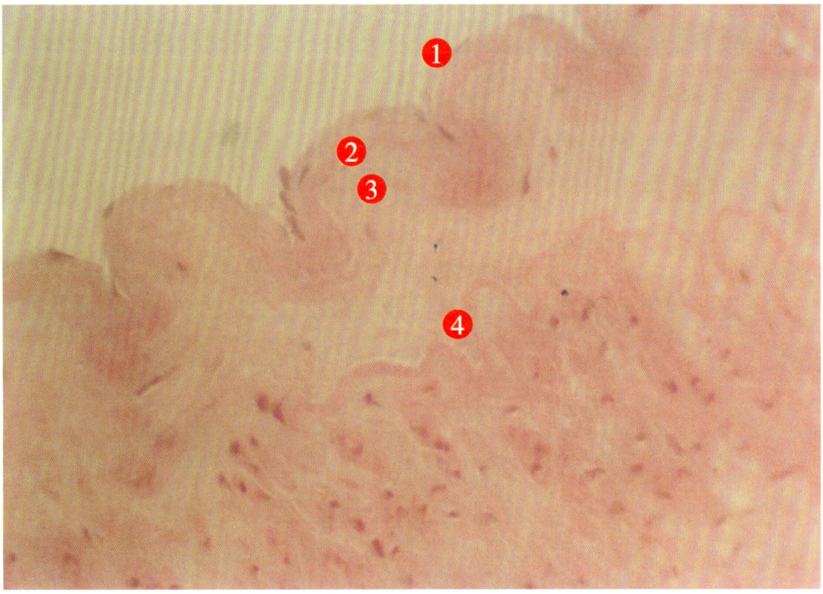

■ 图3-39　人中动脉血管干细胞沉积式内化（4）

苏木素-伊红染色　×100

❶示内皮；❷示新形成的内弹性膜；❸示新的内膜下层；❹示溶解破坏中的原内弹性膜。

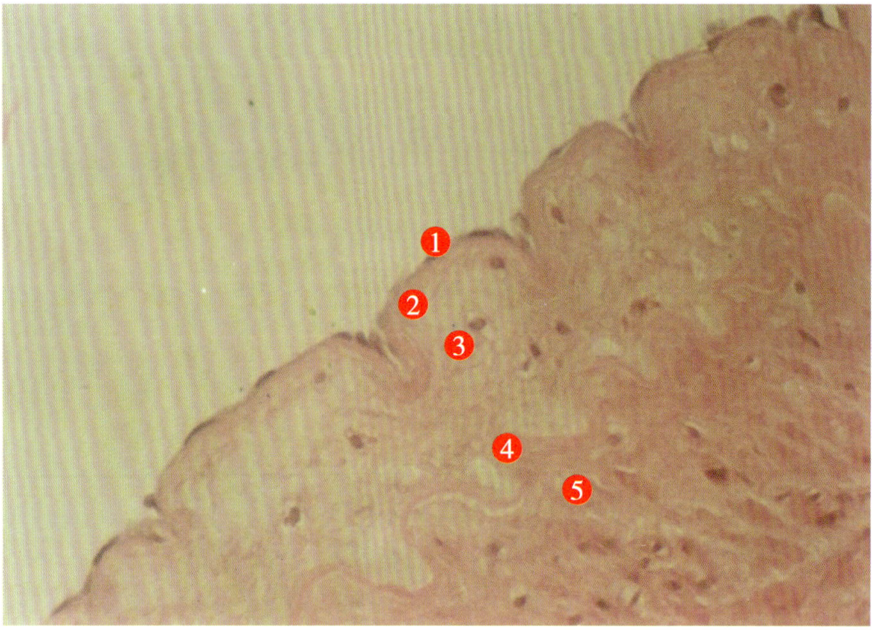

■ 图3-40　人中动脉血管干细胞沉积式内化（5）

苏木素-伊红染色　×100

❶示内皮；❷示新内弹性膜；❸示新内膜下层；❹示原内弹性膜溶解；❺示原内膜下层。

（二）血管干细胞锚着式内化

有时可见血管干细胞成片锚着，导致内弹性膜大片缺损，类似复层的内皮细胞，逐渐形成内皮；并开始合成新的弹性膜片（图3-41～图3-43）。

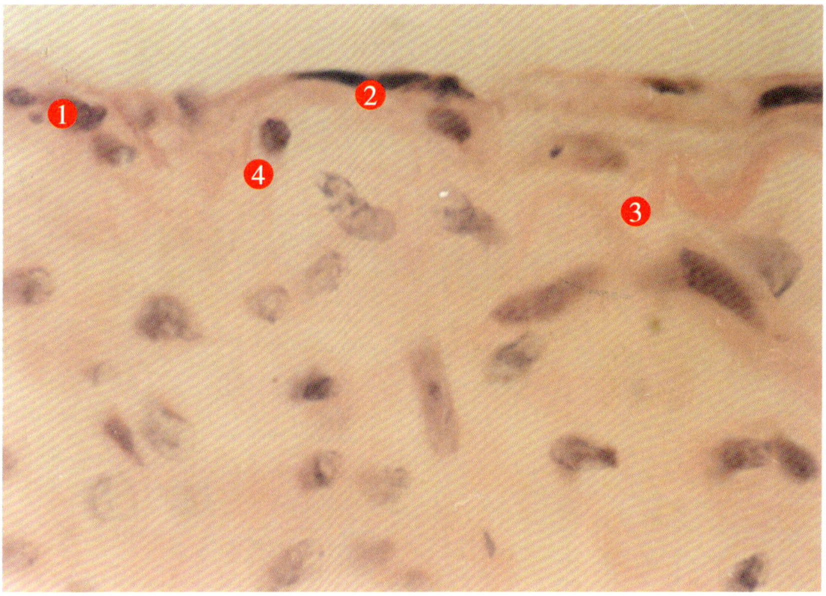

■ 图3-41 人中动脉血管干细胞锚着式内化（1）

苏木素-伊红染色 ×400

❶示血管干细胞锚着区；❷示表层细胞内皮化，细胞核固缩；❸示内弹性膜在溶解；❹示干细胞内迁。

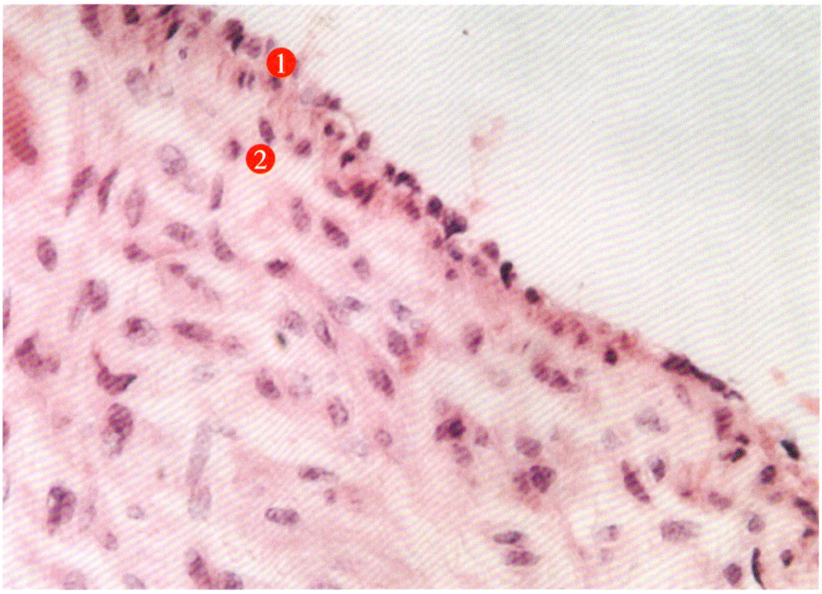

■ 图3-42 人中动脉血管干细胞锚着式内化（2）

苏木素-伊红染色 ×200

❶示锚着的多层干细胞；❷示内膜细胞。

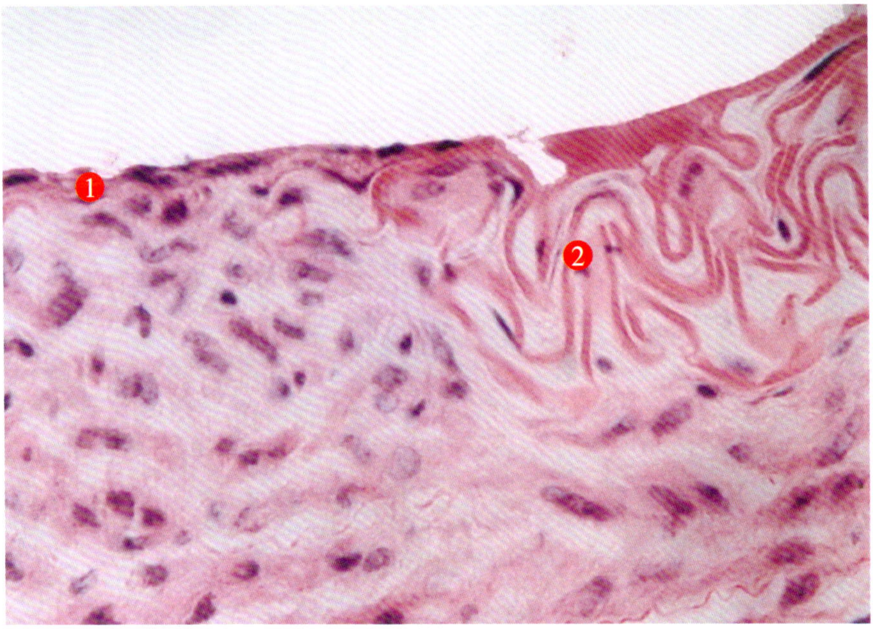

■ 图3-43　人中动脉血管干细胞锚着式内化（3）

苏木素-伊红染色　×200

❶示锚着的干细胞及其内化区；❷示原有重叠的内弹性膜。

（三）血管干细胞续接式内化

在高剪切力部位，血管干细胞直接锚着于弹性膜上并不见内皮下层及内膜下层，锚着细胞分泌弹性蛋白，使弹性膜片延长，下方膜片及其细胞依次瓦叠（图3-44、图3-45）。在更高剪切力部位，成血管干细胞只能隐匿锚着于弹性膜片的末端，其分泌物使弹性膜片延伸（图3-46）。

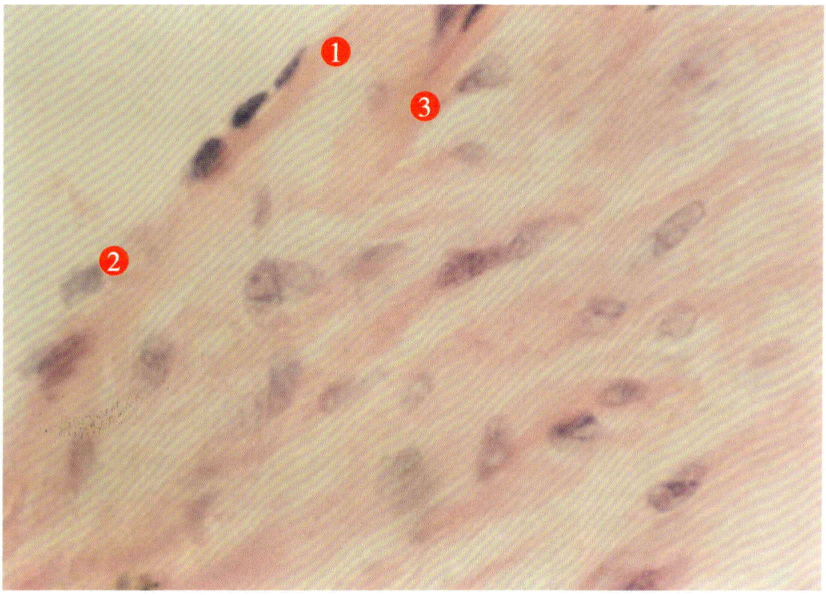

■ 图3-44　人中动脉血管干细胞续接式内化（1）

苏木素-伊红染色　×400

❶示内皮细胞附着的上瓦叠弹性膜片；❷示新锚着的干细胞；❸示下瓦叠弹性膜片。

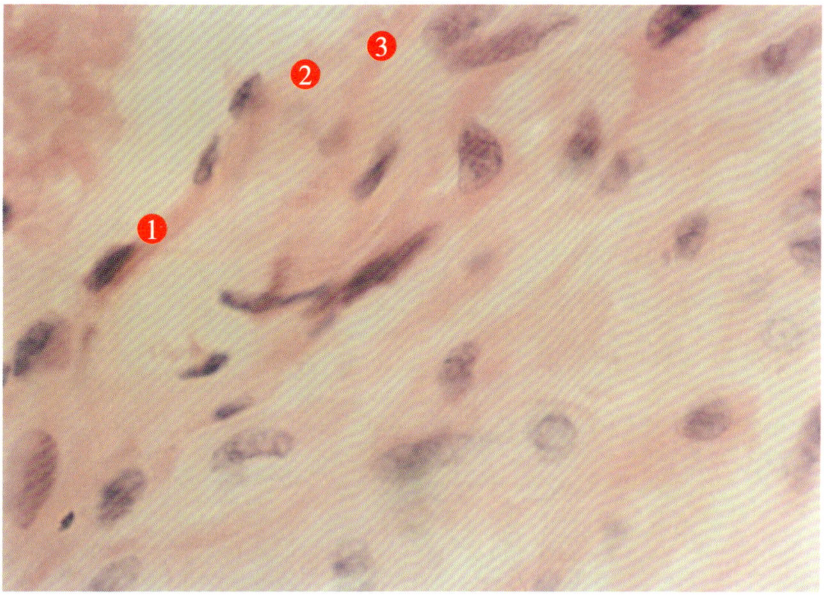

■ 图3-45　人中动脉血管干细胞续接式内化（2）

苏木素-伊红染色　×400

❶示干细胞锚着于上瓦叠弹性膜片；❷示分泌弹性蛋白使膜片向远端延伸；❸示下瓦叠弹性膜片。

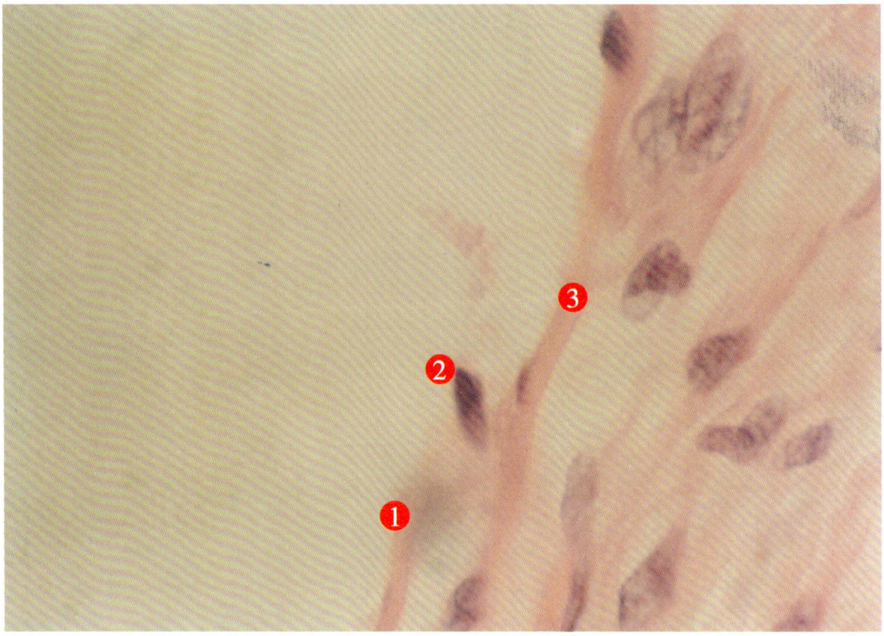

■ 图3-46　人中动脉血管干细胞续接式内化（3）

苏木素-伊红染色　×400

❶和❷示弹性膜片及锚着于其远心端的干细胞；❸示下瓦叠弹性膜片。

二、人中动脉内膜细胞演化

人中动脉内膜下层较厚，明显，细胞密集，多见直接分裂象（图3-47～图3-49）。人中动脉内膜细胞方向性不强，但仍可分辨出内膜细胞向平滑肌细胞演化不同阶段的过渡性细胞（图3-47～图3-49）。

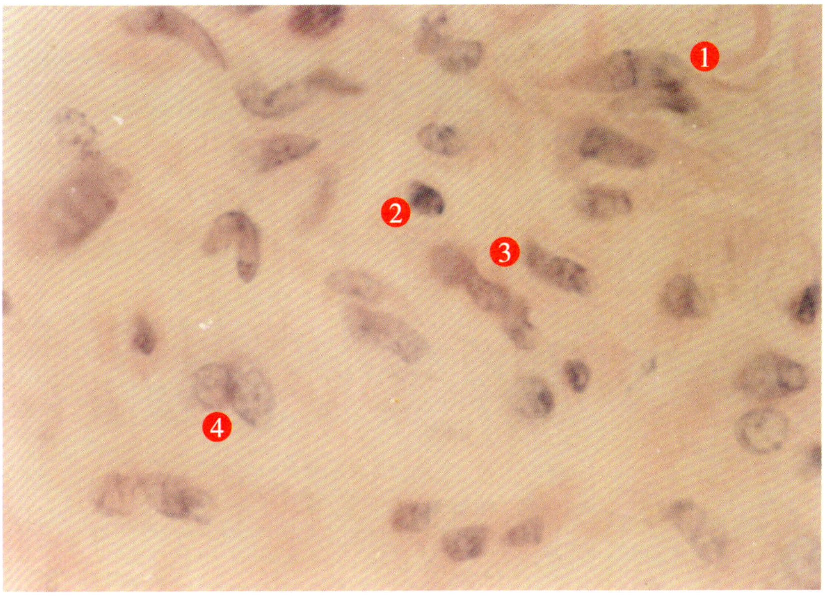

■ 图3-47　人中动脉内膜细胞-平滑肌细胞演化（1）

苏木素-伊红染色　×400

❶示内弹性膜；❷示Ⅱ型内膜细胞；❸示Ⅲ型内膜细胞；❹示细胞直接分裂象。

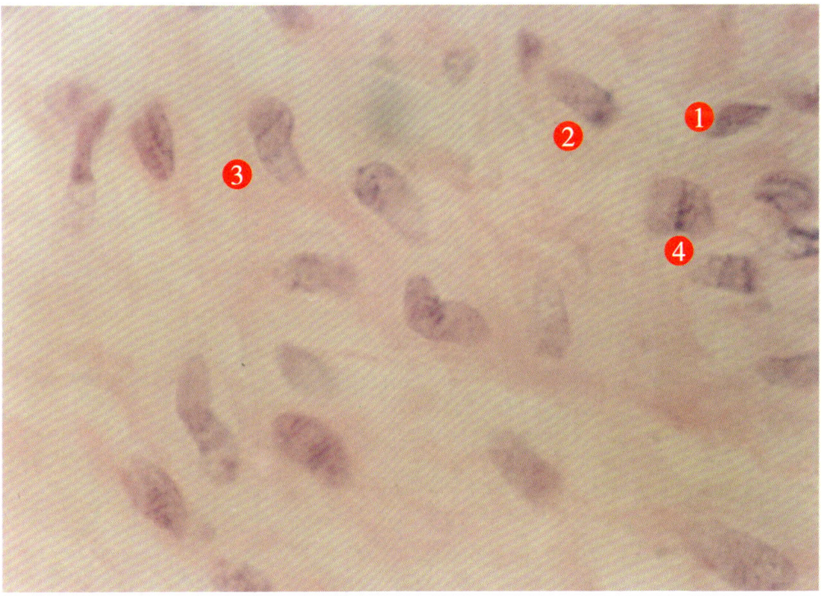

■ 图3-48　人中动脉内膜细胞-平滑肌细胞演化（2）

苏木素-伊红染色　×400

❶示Ⅱ型内膜细胞；❷示Ⅲ型内膜细胞；❸示Ⅳ型内膜细胞；❹示横隔式直接分裂。

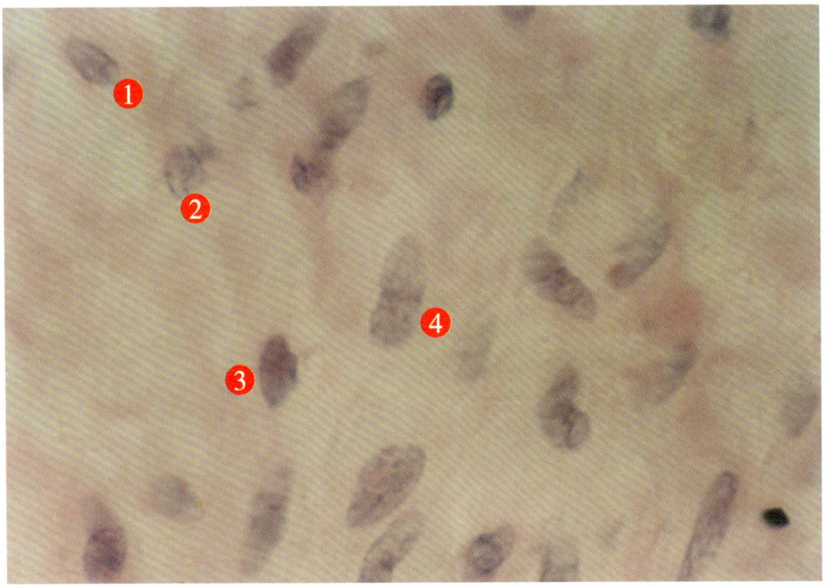

■ 图3-49 人中动脉内膜细胞-平滑肌细胞演化（3）

苏木素-伊红染色 ×400

❶示Ⅱ型内膜细胞；❷示Ⅲ型内膜细胞；❸示Ⅳ型内膜细胞；❹示横隔式直接分裂。

三、人中动脉平滑肌细胞系

人中动脉中膜平滑肌细胞，大致呈环形排列，常见直接分裂象，间有核褪色（图3-50、图3-51）。肌层外缘平滑肌细胞核常见核固缩、核褪色或核空泡（图3-52～图3-54）。有些中膜与外膜交界部变化突然，二者界限分明，但仍可见肌层外缘衰亡平滑肌细胞核与外膜固缩细胞核的形态学演变关系（图3-55、图3-56）；有些则明确显示平滑肌衰亡逐渐演变为外膜组织的过程（图3-57、图3-58）。外膜内难见一个健全细胞核，几乎全是核渍污、核固缩、核碎裂、核脱色或核异形，其纤维也与一般胶原纤维明显不同（图3-59）。

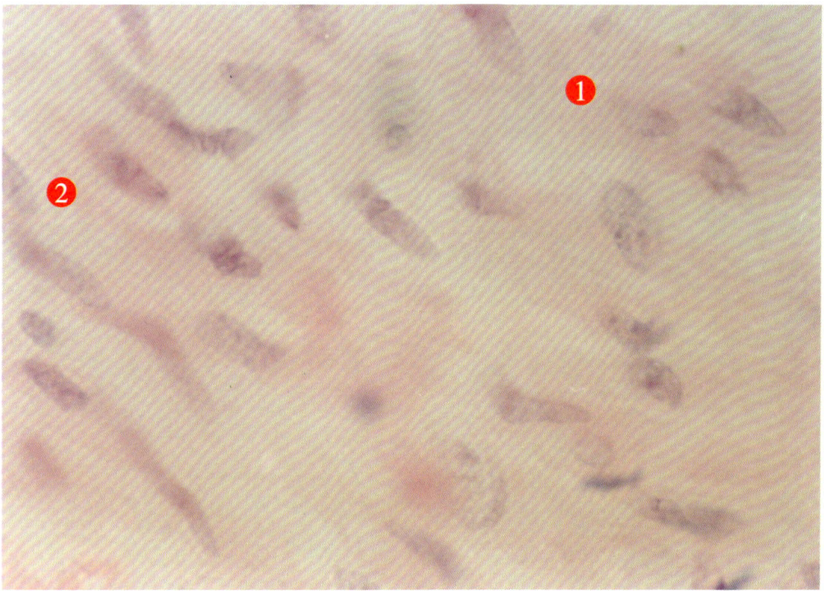

■ 图3-50　人中动脉平滑肌细胞系（1）

苏木素-伊红染色　×400

图示中膜。❶示幼稚平滑肌细胞；❷示中层成熟的平滑肌细胞。

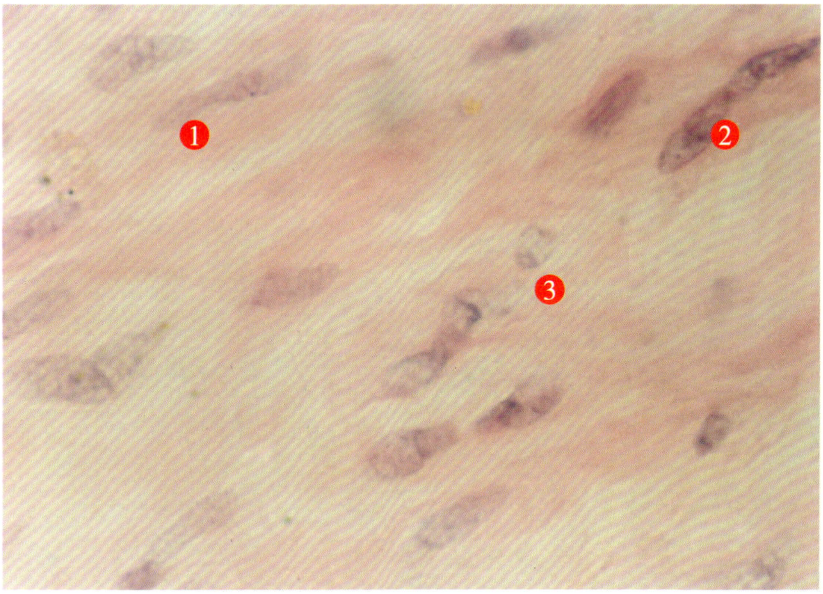

■ 图3-51　人中动脉平滑肌细胞系（2）

苏木素-伊红染色　×400

图示中膜。❶示中层成熟的平滑肌细胞；❷示平滑肌细胞多节直接分裂象；❸示平滑肌细胞核褪色。

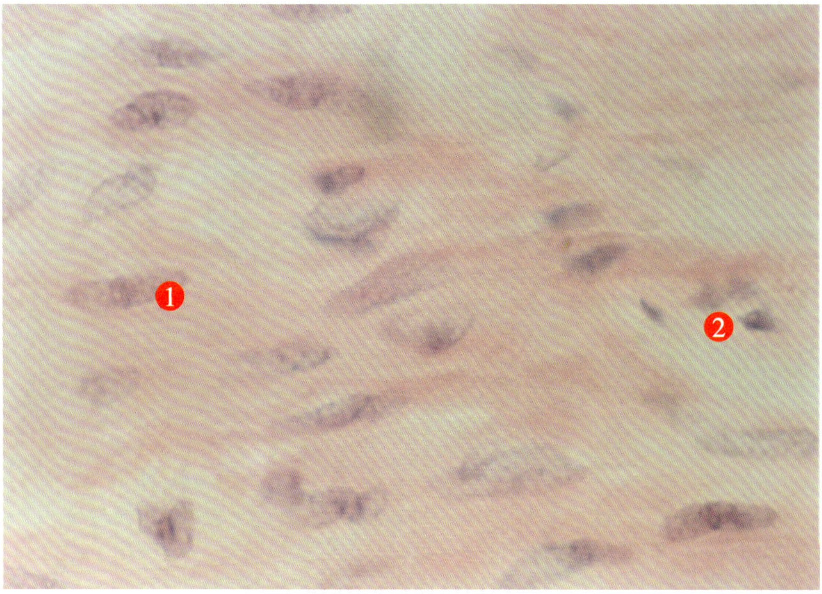

■ 图3-52　人中动脉平滑肌细胞系（3）

苏木素-伊红染色　×400

图示中膜。❶示中膜外层平滑肌细胞；❷示中膜外缘平滑肌细胞核固缩。

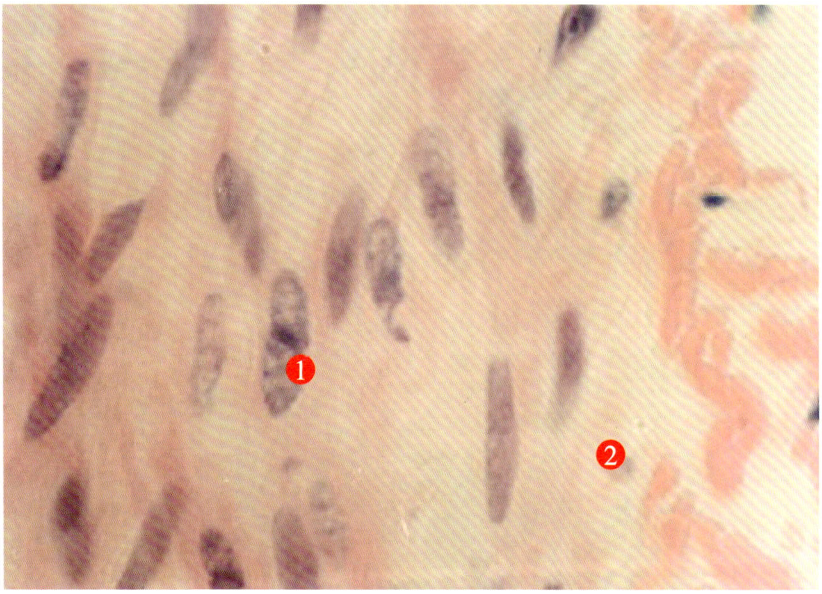

■ 图3-53　人中动脉平滑肌细胞系（4）

苏木素-伊红染色　×400

图示中膜外缘。❶示平滑肌细胞直接分裂象；❷示中膜外缘平滑肌细胞核褪色。

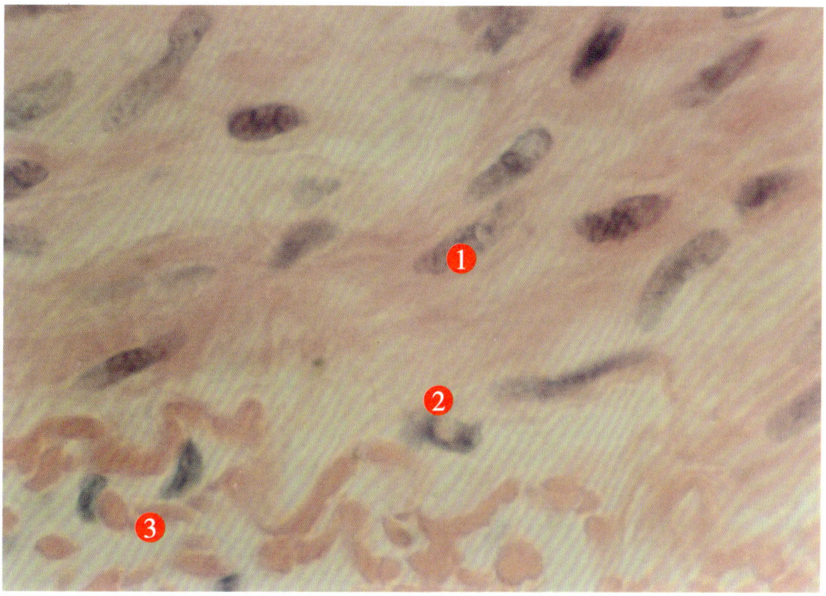

■ 图3-54　人中动脉平滑肌细胞系（5）

苏木素-伊红染色　×400

图示中膜外缘。❶示肌层外缘平滑肌细胞；❷示外缘平滑肌细胞核异形；❸示外膜。

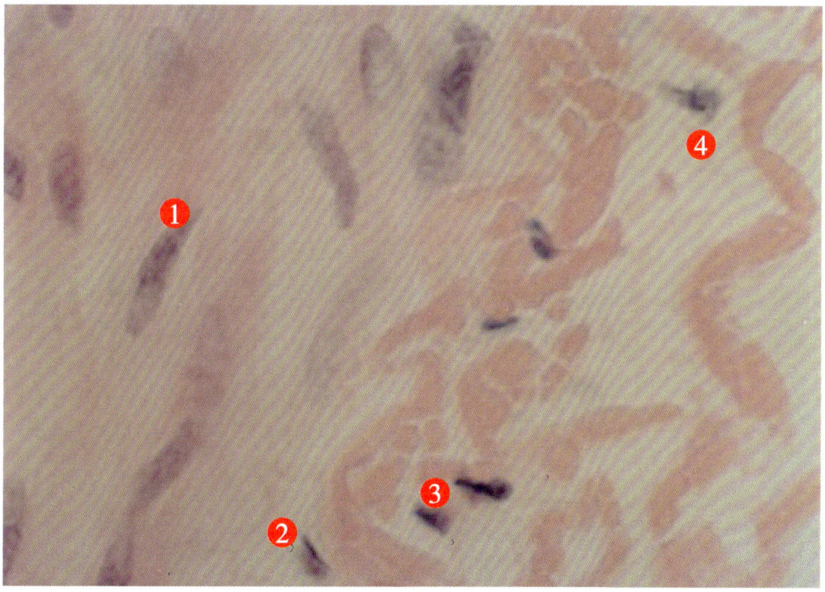

■ 图3-55　人中动脉平滑肌细胞系（6）

苏木素-伊红染色　×400

图示中膜-外膜交界。❶示中膜外缘平滑肌；❷示外缘衰老的平滑肌细胞核固缩；❸示外膜固缩细胞核；❹示外膜细胞核异形。

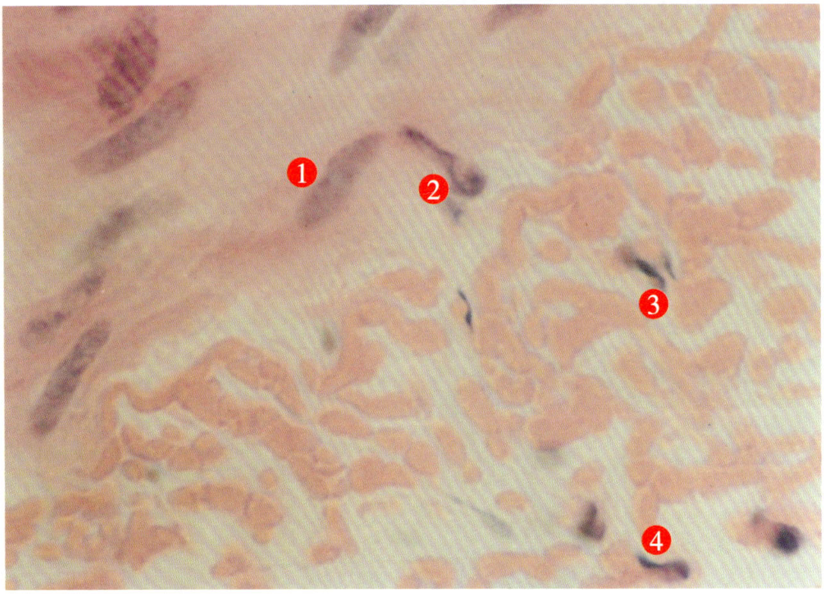

■ 图3-56　人中动脉平滑肌细胞系（7）

苏木素-伊红染色　×400

图示中膜-外膜交界。❶示中膜外缘平滑肌细胞；❷示外缘衰老的平滑肌细胞核固缩、核异形；❸示外膜细胞核固缩；❹示外膜细胞核异形。

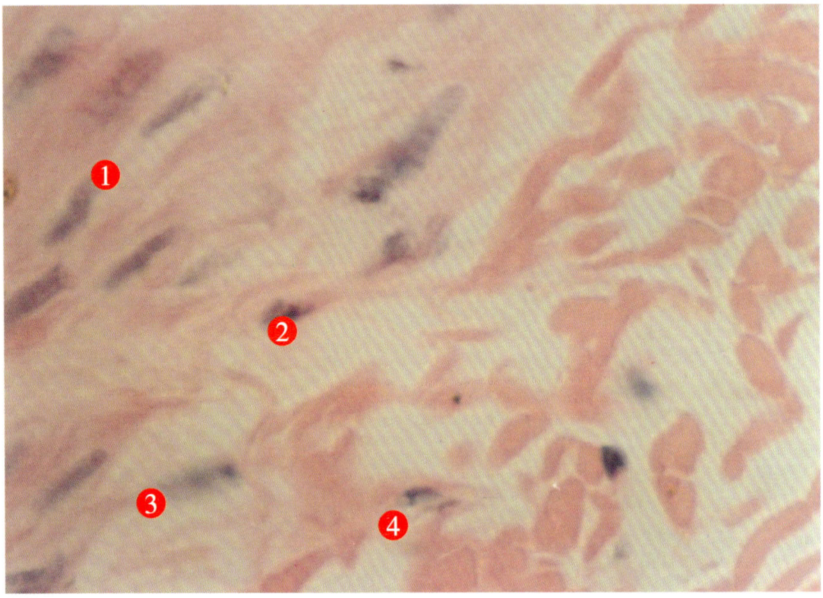

■ 图3-57　人中动脉平滑肌细胞系（8）

苏木素-伊红染色　×400

图示中膜-外膜交界。❶示中膜外缘平滑肌细胞；❷示外缘衰老的平滑肌细胞核固缩；❸示外缘平滑肌细胞溶解，细胞核渍污；❹示外膜细胞不完整的细胞核。

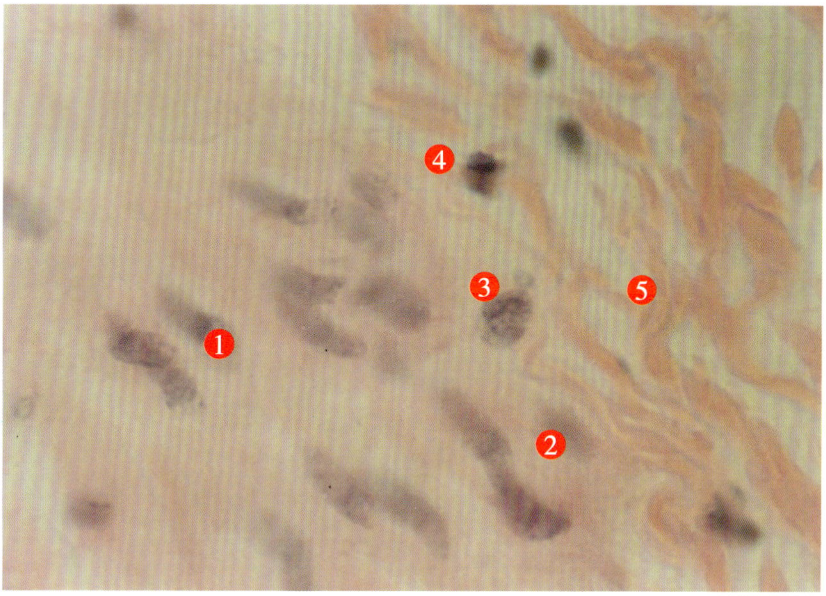

■ 图3-58 人中动脉平滑肌细胞系（9）

苏木素-伊红染色 ×400

图示中膜-外膜交界。❶示中膜外缘平滑肌细胞；❷示外缘衰老的平滑肌细胞核褪色；❸示外缘平滑肌细胞核空泡；❹示外膜固缩细胞核；❺示由退变的弹性膜和平滑肌细胞残体组成的外膜间质。

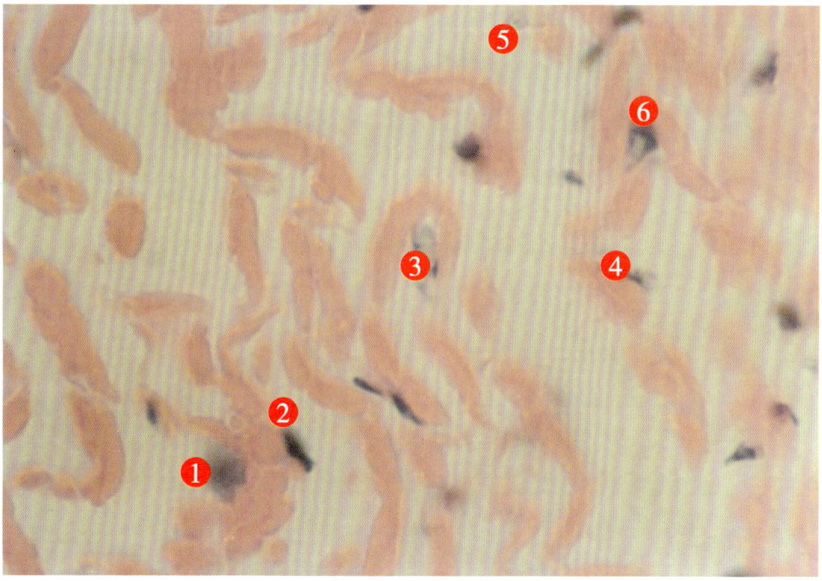

■ 图3-59 人中动脉平滑肌细胞系（10）

苏木素-伊红染色 ×400

图示外膜。❶示核溃污；❷示核固缩；❸示核溶解；❹示核碎裂；❺示核褪色；❻示核空泡。

小 结

狗中动脉内膜有明显的波浪状内弹性膜。其内膜组织动力学过程也由血管干细胞经锚着、沉积的方式内化开始。血管干细胞的锚着造成内弹性膜的局部缺损，使血管干细胞突破内弹性膜下移，形成内膜细胞，锚着的细胞分泌合成弹性膜片，又使内弹性膜缺损得以修复；血管干细胞还可随沉积物沉积于内弹性膜内表面，其分泌合成的内弹性膜片使内弹性膜实现局部更新。内弹性膜下的内膜细胞，同样经多个过渡类型演化成平滑肌细胞。平滑肌细胞与其所产生的弹性膜组成动脉中膜。中膜外缘平滑肌细胞衰亡，弹性膜断裂、肿胀，退变形成大部外膜成分。中膜外缘及外膜还常见平滑肌细胞克隆。人中动脉内膜也有明显的波浪状内弹性膜。人中动脉血管干细胞通过沉积式、锚着式及续接式等方式实现内皮与内弹性膜的更新；内化的血管干细胞还可演化形成内膜细胞。同样经多种过渡类型演化成平滑肌细胞，平滑肌细胞与其所产生的弹性膜组成动脉中膜。中膜外缘平滑肌细胞衰亡，弹性膜断裂、肿胀、退变形成外膜结构。人中动脉外膜较厚，不见健全的细胞核，全为核固缩、核破碎、核脱色的残体与纤维片段，显然是中膜平滑肌的衰退形成物。

大白鼠中动脉内膜也有明显的波浪状内弹性膜。血管干细胞主要以叠瓦、锚着的方式内化，演化形成内皮及内弹性膜，并可不断新旧更替。内化的干细胞还演化形成内膜细胞。同样经多个过渡类型演化成平滑肌细胞，与其产生的弹性膜组成动脉中膜。大白鼠中动脉中膜为纵横层状交替的平滑肌细胞克隆。大白鼠中动脉外膜也是衰亡的平滑肌细胞残体与纤维成分。

不同动物中动脉的共同特征是内膜都有明显的内弹性膜，这给其组织动力学研究造成不小的困难。然而内皮缺失区与内弹性膜缺口处成为中动脉组织动力学研究的最佳窗口。血源性血管干细胞来源于血管腔内血液，这种干细胞通过锚着式、沉积式、叠瓦式或续接式等方式内化，演化形成内皮细胞或内膜细胞，并合成新的内弹性膜。内膜细胞可经各级过渡性细胞逐步演化并外移成为平滑肌细胞，后者与其分泌的弹性纤维组成中膜。中动脉平滑肌细胞克隆现象较明显。平滑肌细胞体破坏，细胞核固缩、脱色、破碎，与其基因表达产物胶原纤维共同构成外膜。显然，中动脉也是一个动态的、可变的自组织、自适应系统。

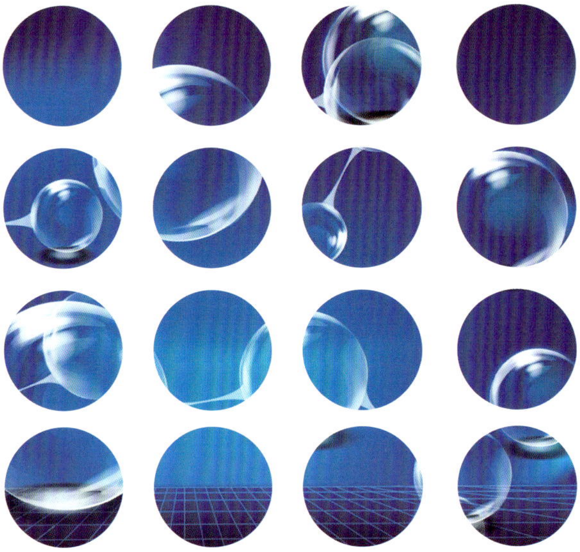

第四章
血管外膜神经束组织动力学

血管外膜内常见小神经束和滋养血管（图4-1、图4-2）。因血管外膜神经束特殊而复杂的演化转归和演化过程，故另设专章描述。神经束是中枢神经纤维束和周围神经束及其分支的统称。目前，研究较多的是自主神经束。研究发现，自主神经束是所支配器官的干细胞供应线，参与许多器官的实质构建。血管壁自主神经束，也是血管壁的多潜能的干细胞来源之一。神经束内的神经细胞称为神经束细胞，这是可远距离迁移的神经细胞，以区别于脑皮层、神经核和神经节内移位较小的定居型神经细胞。血管外膜的神经束细胞，可代偿生成血管壁本身的平滑肌细胞，可演化形成滋养血管。神经束细胞还可演化生成血细胞，并与血管鞘膜的形成及血管壁外脂肪的演化密切相关。

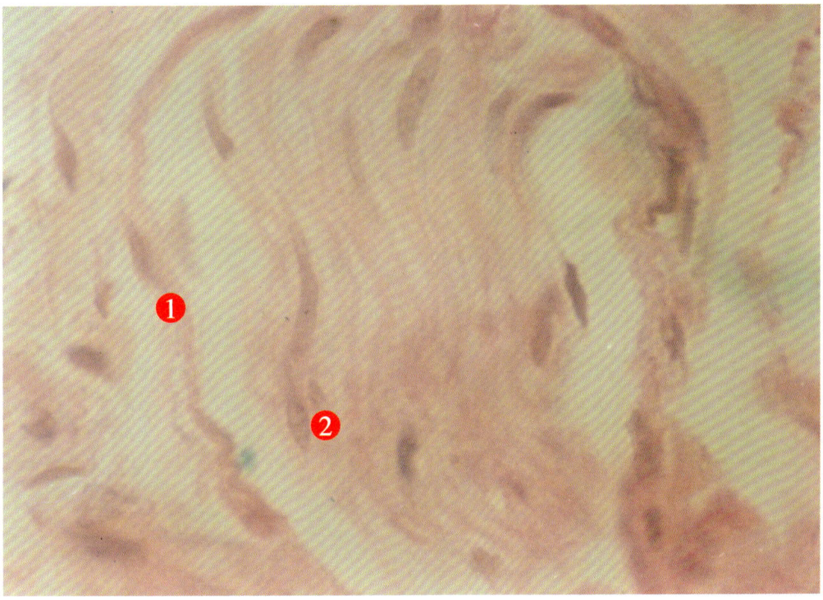

■ 图4-1　狗中动脉外膜小神经束

苏木素-伊红染色　×400

❶示神经束衣；❷示纵行神经纤维和流线型神经束细胞核。

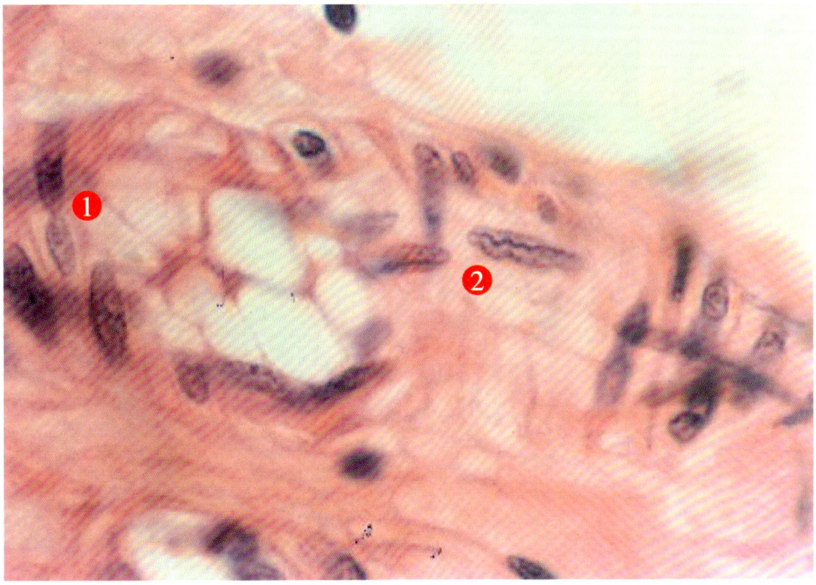

■ 图4-2　人中动脉外膜滋养血管

苏木素-伊红染色　×400

❶示血管环行平滑肌细胞；❷示血管纵行平滑肌细胞。

第一节　神经源血管发生

血管外膜神经束可通过上皮管式、裂隙式、内蚀式和束衣式等不同方式演化形成滋养血管。

一、上皮管式血管生成

神经束内神经束细胞开始形成类似外分泌腺导管样的上皮样管道（图4-3），而后邻腔面上皮样细胞逐渐内皮化，并可演化形成平滑肌细胞（图4-4、图4-5）。

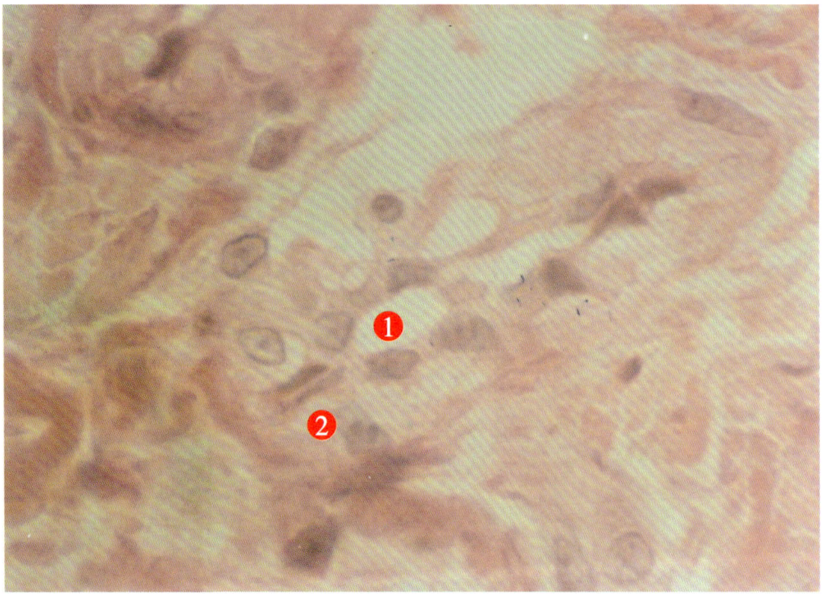

■ 图4-3　狗中动脉外膜神经束上皮管式血管生成（1）

苏木素-伊红染色　×400

❶示腔隙；❷示上皮样管壁。

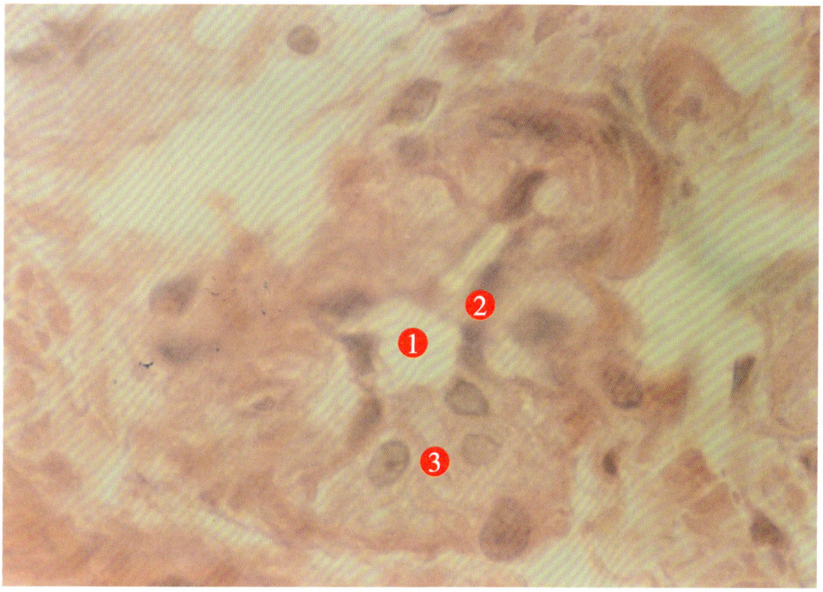

■ 图4-4 狗中动脉外膜神经束上皮管式血管生成（2）

苏木素-伊红染色 ×400

❶示神经束中央裂隙；❷示裂隙腔面细胞开始内皮化；❸示上皮样管壁细胞。

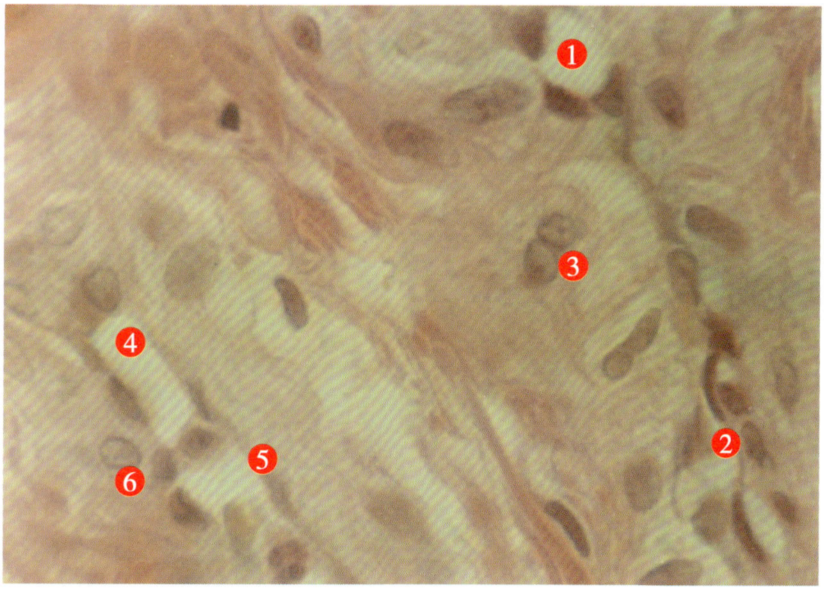

■ 图4-5 狗中动脉外膜神经束上皮管式血管生成（3）

苏木素-伊红染色 ×400

❶示神经束中央小腔隙；❷示腔面上皮化；❸示细胞核直接分裂象；❹示小血管腔；❺示血管内皮；❻示管周细胞。

二、裂隙式血管生成

神经纤维演化形成类间充质，其中出现裂隙（图4-6），腔面有内皮细胞被覆（图4-7），也可伴有腔壁剥蚀，使管腔逐渐扩大（图4-8、图4-9），管壁也随之增厚（图4-10）。

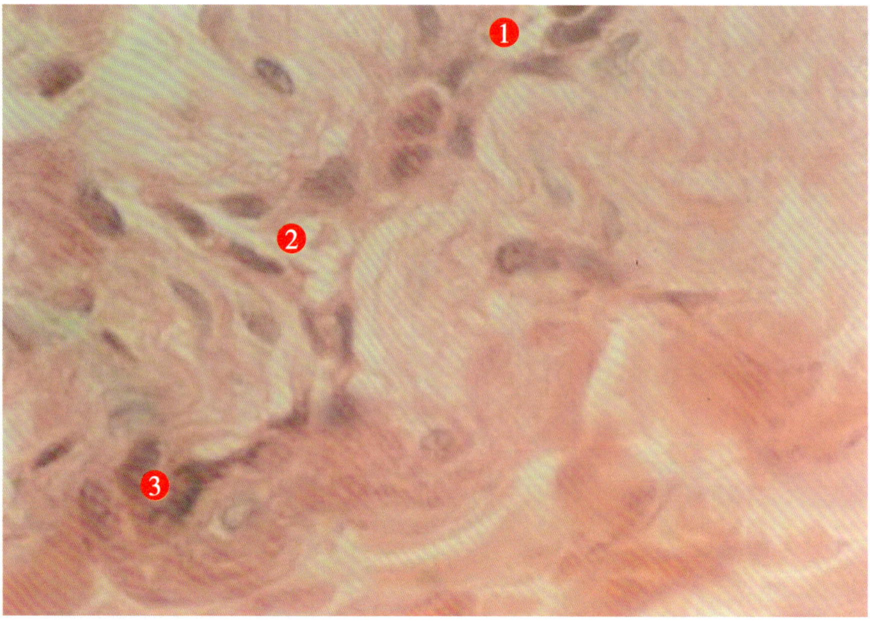

■ 图4-6　狗中动脉外膜神经束裂隙式血管生成（1）

苏木素-伊红染色　×400

❶、❷和❸示分别由同一神经束内部侵蚀形成，尚未相互通连的裂隙。

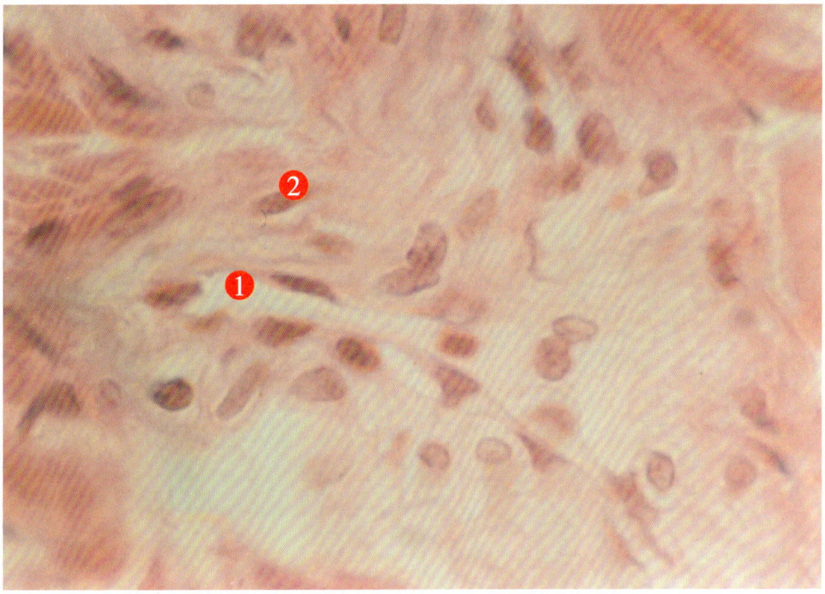

■ 图4-7　狗中动脉外膜神经束裂隙式血管生成（2）

苏木素-伊红染色　×400

❶示神经束中心内皮性裂隙；❷示神经束细胞。

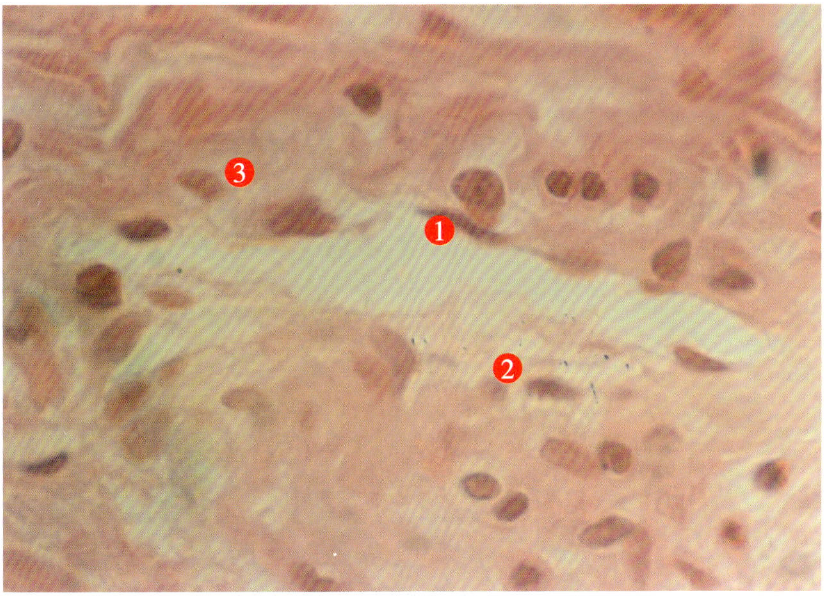

■ 图4-8　狗中动脉外膜神经束裂隙式血管生成（3）

苏木素-伊红染色　×400

❶示神经束中心裂隙一侧内皮化；❷示另一侧正被侵蚀中；❸示周围细胞平滑肌化。

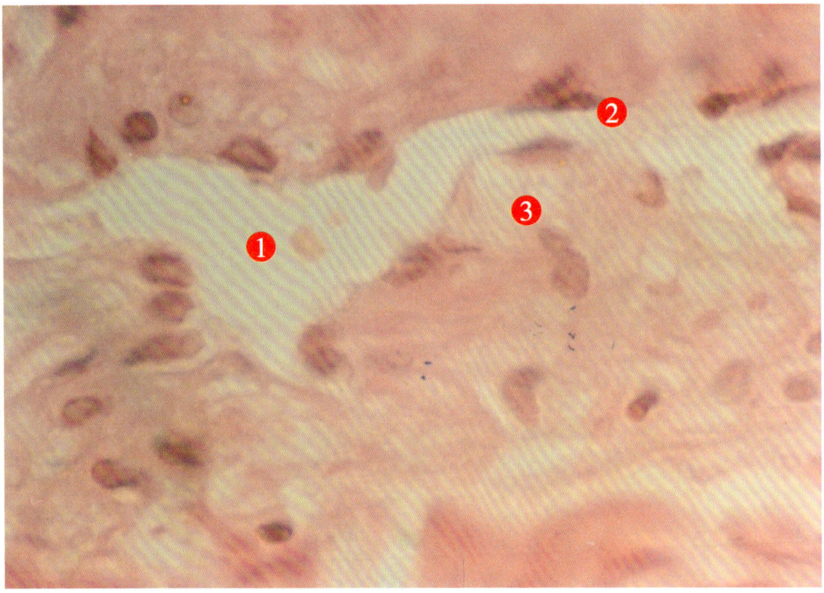

■ 图4-9　狗中动脉外膜神经束裂隙式血管生成（4）

苏木素-伊红染色　×400

❶示扩大中的神经束中心裂隙；❷示裂隙壁一侧内皮化；❸示另一侧正被侵蚀中。

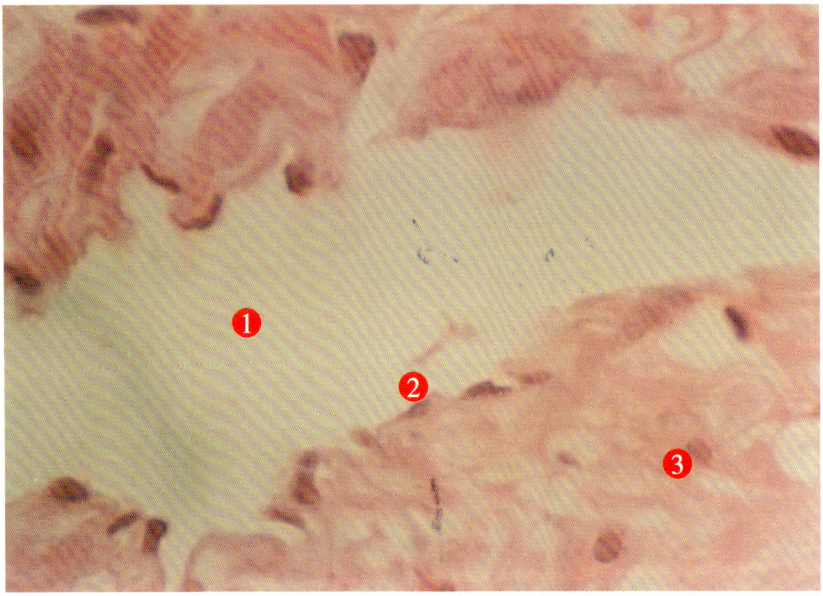

■ 图4-10　狗中动脉外膜神经束裂隙式血管生成（5）

苏木素-伊红染色　×400

❶示扩大的血管腔；❷示管壁大部内皮化；❸示周围细胞平滑肌化。

三、内蚀式血管生成

从狗中动脉外膜神经束纵切面（图4-11）或横切面（图4-12）均可见中心神经束细胞首先出现变性溶解，而后形成无内皮衬覆的腔隙（图4-13），随之，腔面可衬有暂时性的内皮（图4-14、图4-15），但即使有暂时性的内皮，腔壁仍可继续被溶蚀，使管腔进一步扩大（图4-16、图4-17），最终腔面出现固定内皮，管壁增厚定型成为更大血管（图4-18）。有时同一神经束内可形成两个或两个以上的小血管（图4-19），而这与相邻的两个神经束分支分别形成的小血管（图4-20）不易区分。同时存在的多小血管簇，常被误认为是动静脉吻合。通常一条神经束形成一条血管，剩余的神经束细胞演化形成其他细胞（图4-21、图4-22）。猴肾内可见神经束两端内蚀形成血管腔，神经束中段仍残留，但已有腔隙相通连（图4-23～图4-26）。

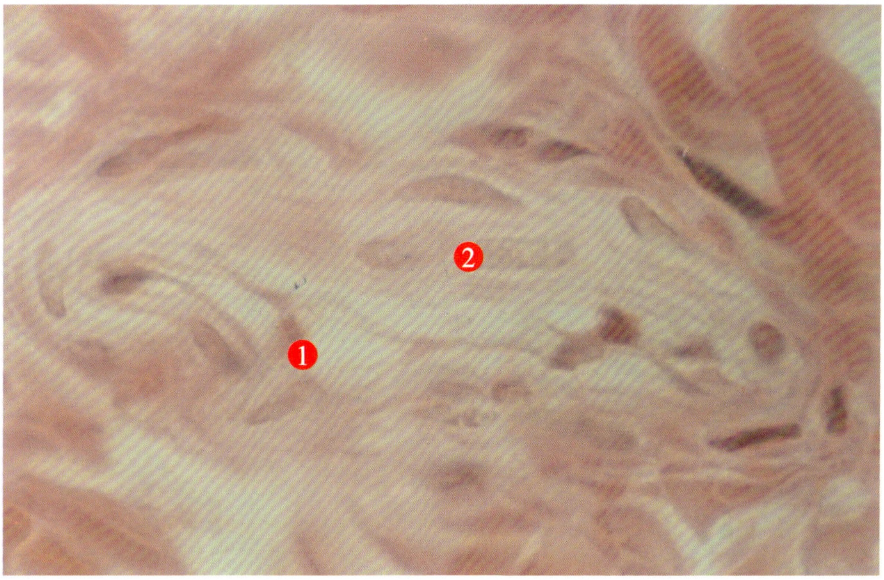

■ 图4-11　狗中动脉外膜神经束内蚀式血管生成（1）

苏木素-伊红染色　×400

❶示神经束中心退化、溶蚀；❷示神经束细胞。

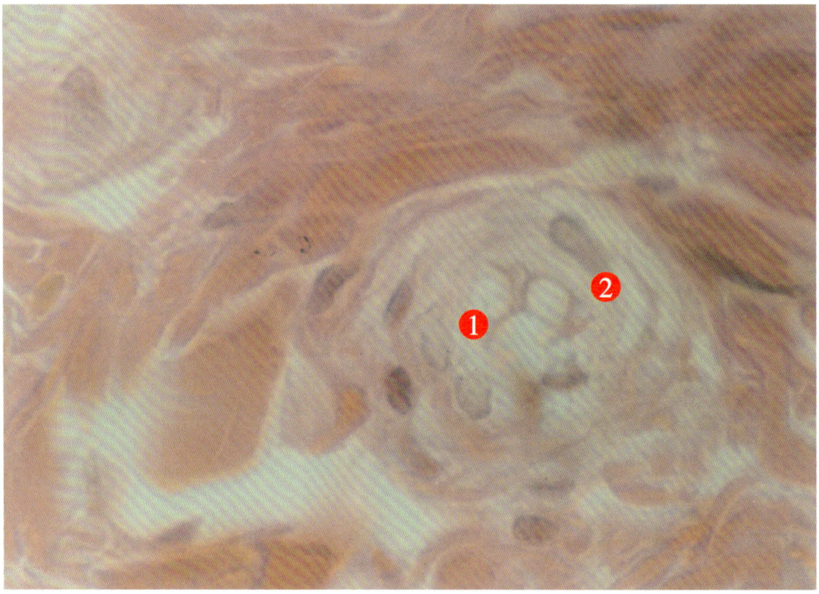

■ 图4-12　狗中动脉外膜神经束内蚀式血管生成（2）

苏木素-伊红染色　×400

❶示神经束中央变性溶解；❷示演化中的神经束细胞。

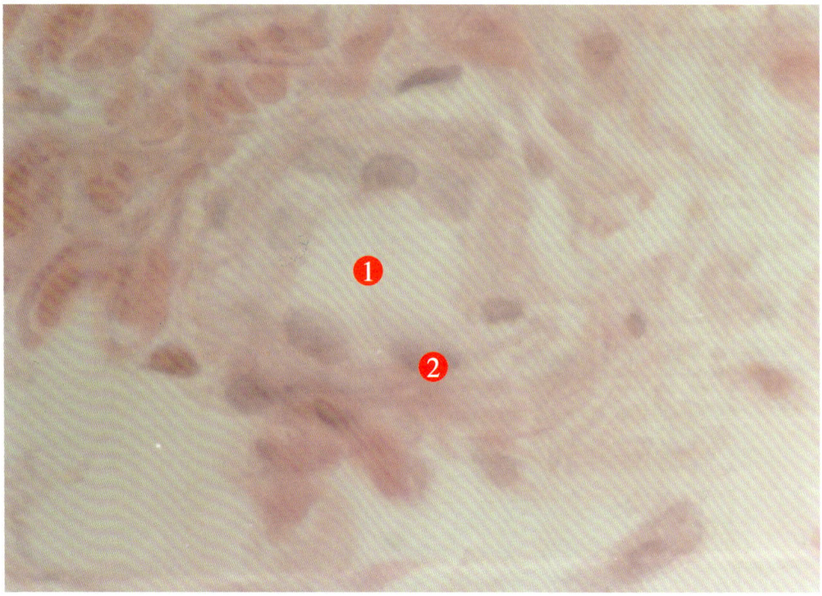

■ 图4-13　狗中动脉外膜神经束内蚀式血管生成（3）

苏木素-伊红染色　×400

❶示神经束中央裂隙扩大；❷示周围细胞扁平化。

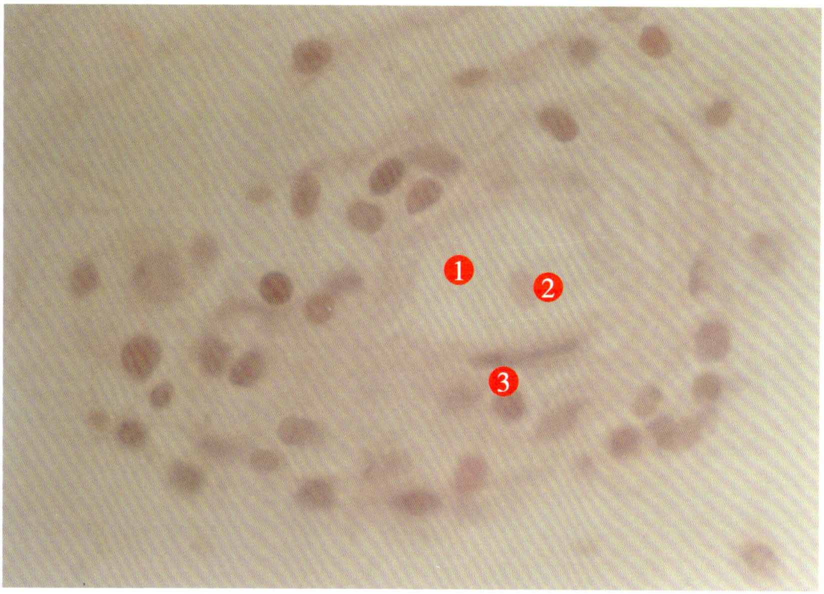

■ 图4-14　狗中动脉外膜神经束内蚀式血管生成（4）

苏木素-伊红染色　×400

❶示神经束内的中央腔隙；❷示腔隙内的红细胞；❸示腔面细胞内皮化。

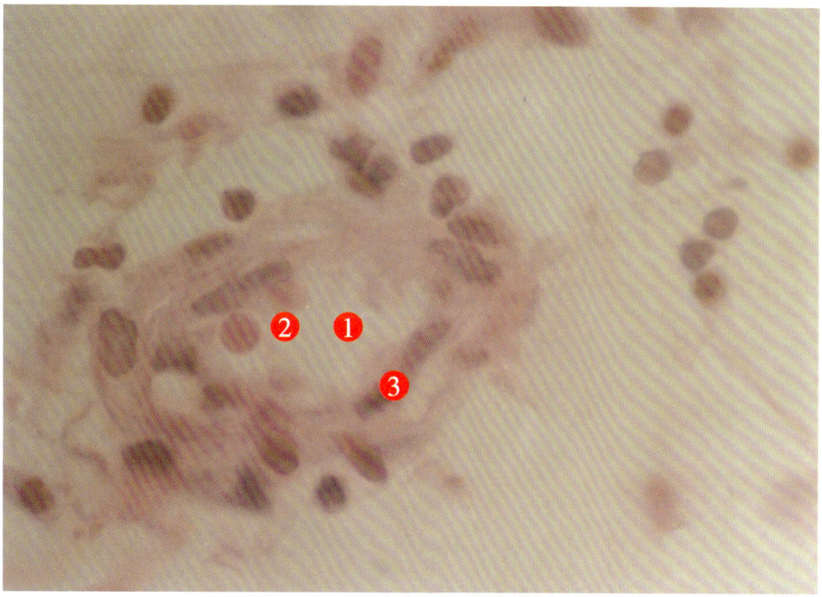

■ 图4-15　狗中动脉外膜神经束内蚀式血管生成（5）

苏木素-伊红染色　×400

❶示神经束内的中央腔隙；❷示腔隙内的红细胞；❸示腔面细胞内皮化。

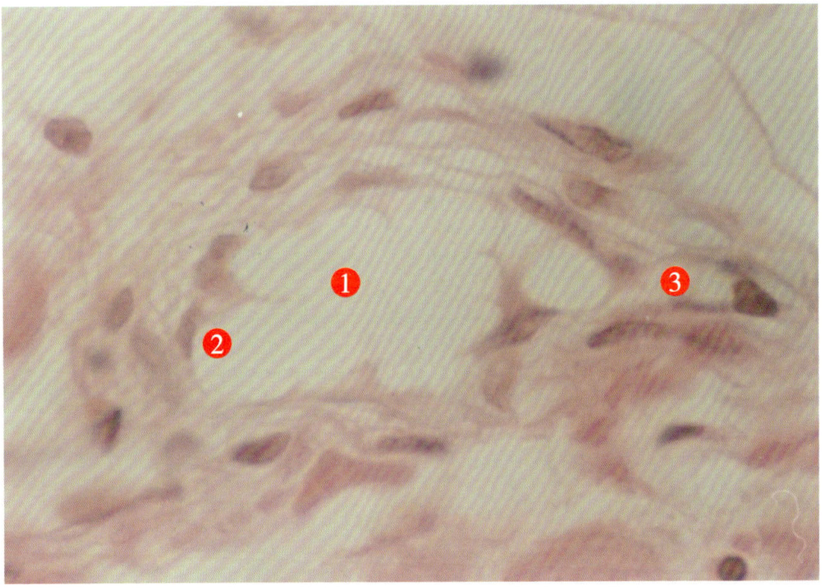

■ 图4-16 狗中动脉外膜神经束内蚀式血管生成（6）

苏木素-伊红染色 ×400

❶示侵蚀扩大的中心腔隙；❷示临时性的内皮细胞；❸示溶蚀过程的纵向延伸。

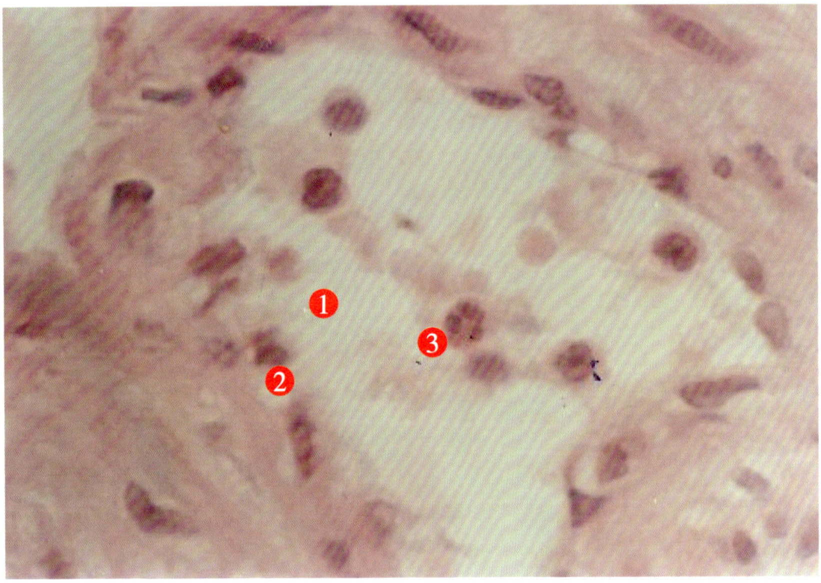

■ 图4-17 狗中动脉外膜神经束内蚀式血管生成（7）

苏木素-伊红染色 ×400

❶示侵蚀的腔隙；❷示仍在受侵蚀的腔壁；❸示血细胞。

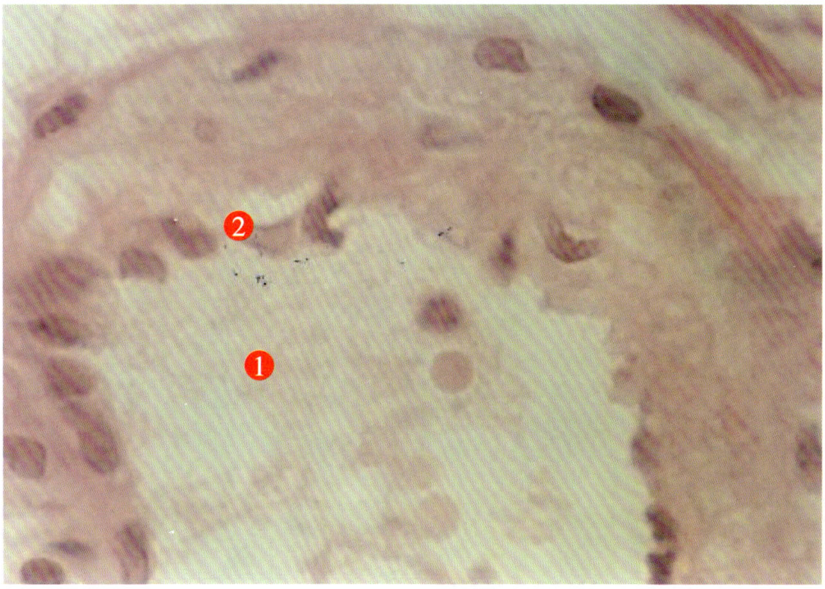

■ 图4-18　狗中动脉外膜神经束内蚀式血管生成（8）

苏木素-伊红染色　×400

❶示侵蚀形成的腔隙；❷示受侵蚀的腔壁。

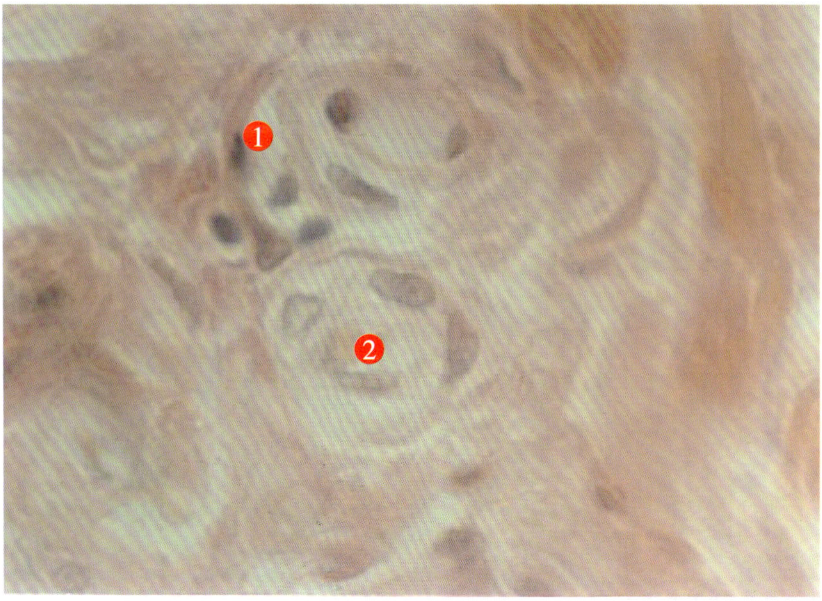

■ 图4-19　狗中动脉外膜神经束内蚀式血管生成（9）

苏木素-伊红染色　×400

❶和❷示同一神经束侵蚀形成的两个小血管。

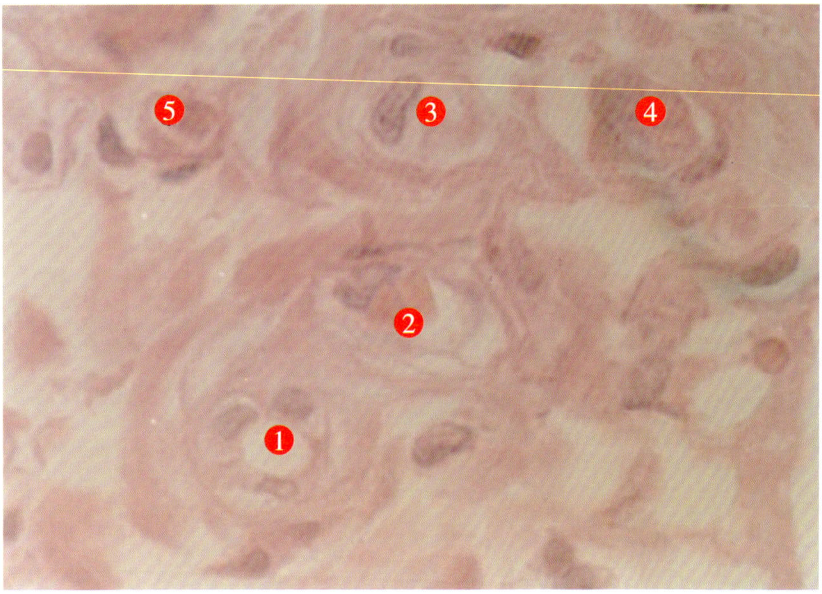

■ 图4-20　狗中动脉外膜神经束内蚀式血管生成（10）

苏木素-伊红染色　×400

❶、❷、❸、❹和❺示相关神经束支侵蚀形成的小血管簇。

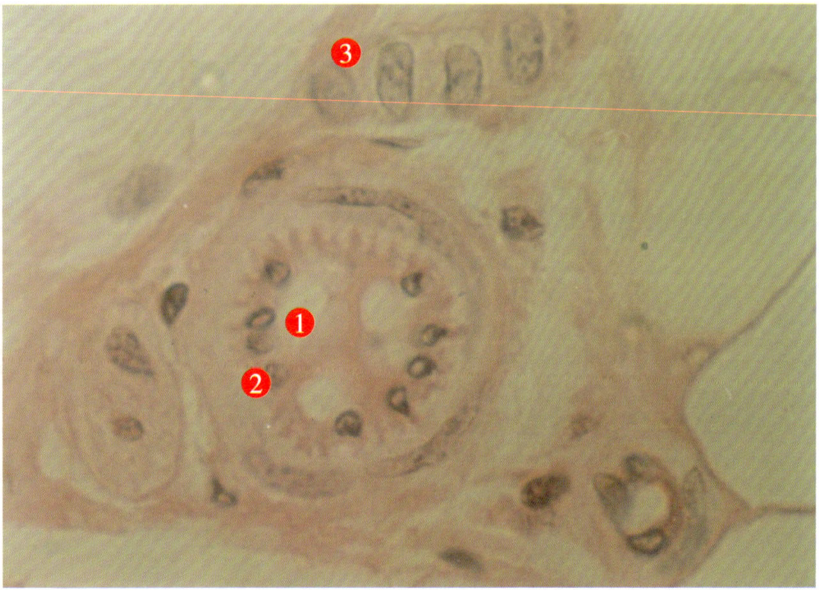

■ 图4-21　兔中动脉外膜神经束内蚀式血管生成

苏木素-伊红染色　×400

❶示侵蚀形成的腔隙；❷示腔面细胞；❸示未参与血管生成的神经束细胞。

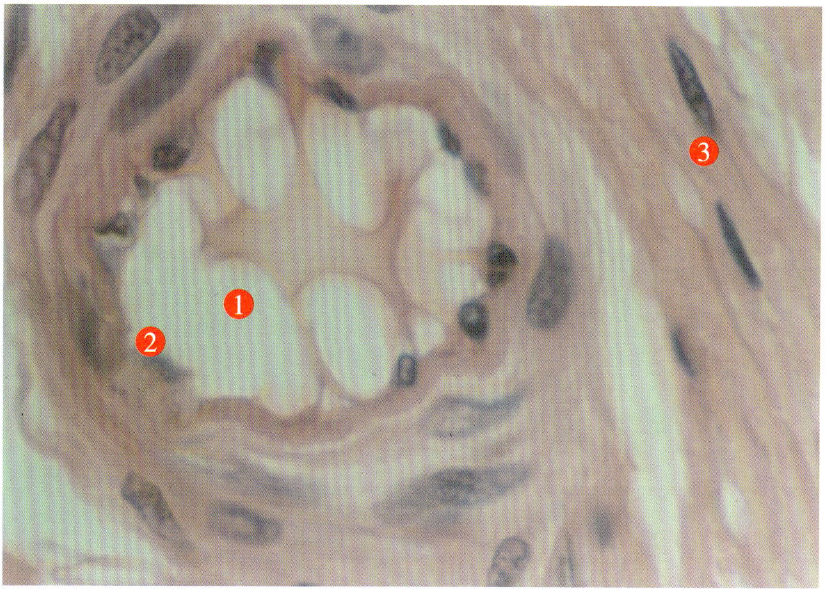

■ 图4-22　人中动脉外膜神经束内蚀式血管生成

苏木素-伊红染色　×400

❶示血管腔；❷示内皮细胞；❸示未参与血管生成的部分神经束。

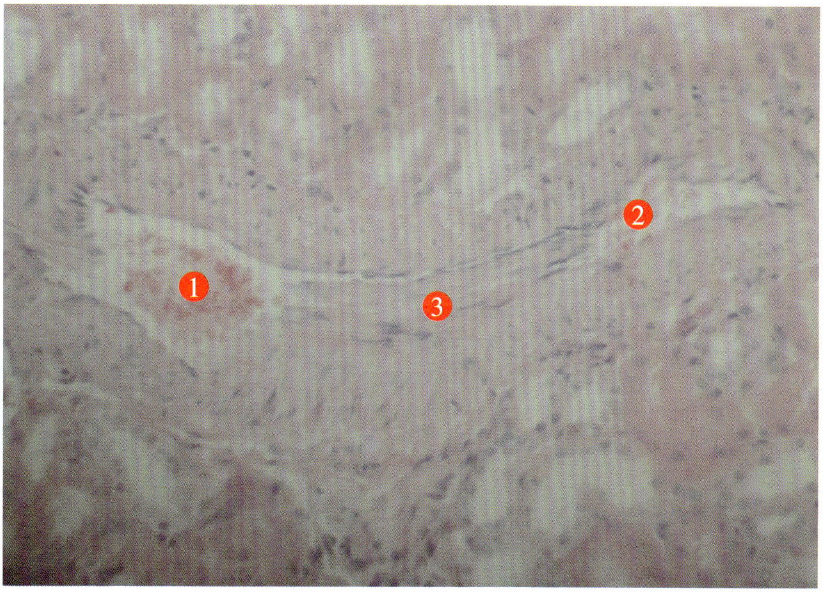

■ 图4-23　猴肾内神经束内蚀式血管生成（1）

苏木素-伊红染色　×100

❶和❷示神经束两端内蚀形成的血管腔；❸示残留的神经束中段。

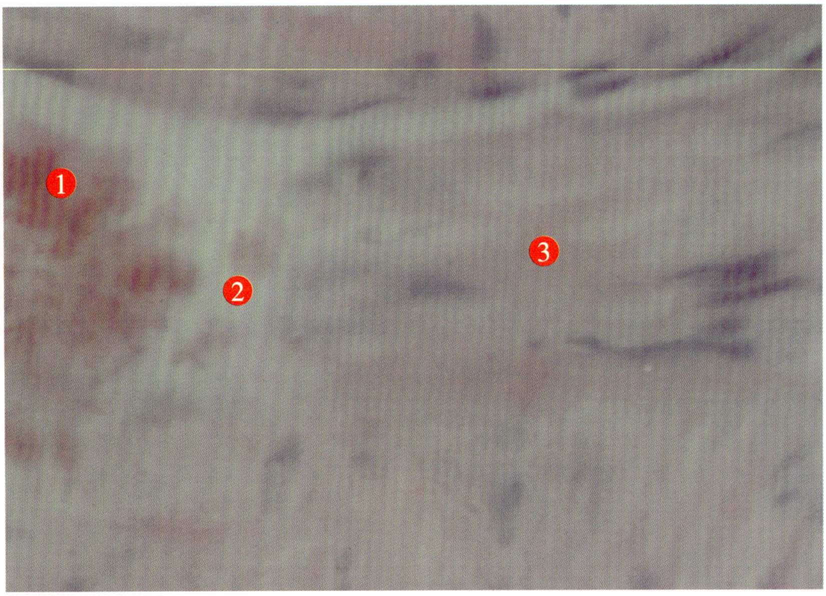

■ 图4-24　猴肾内神经束内蚀式血管生成（2）

苏木素-伊红染色　×400

❶示神经束近端内蚀形成的血管腔；❷示神经束细胞演化形成血细胞；❸示残留的神经束中段。

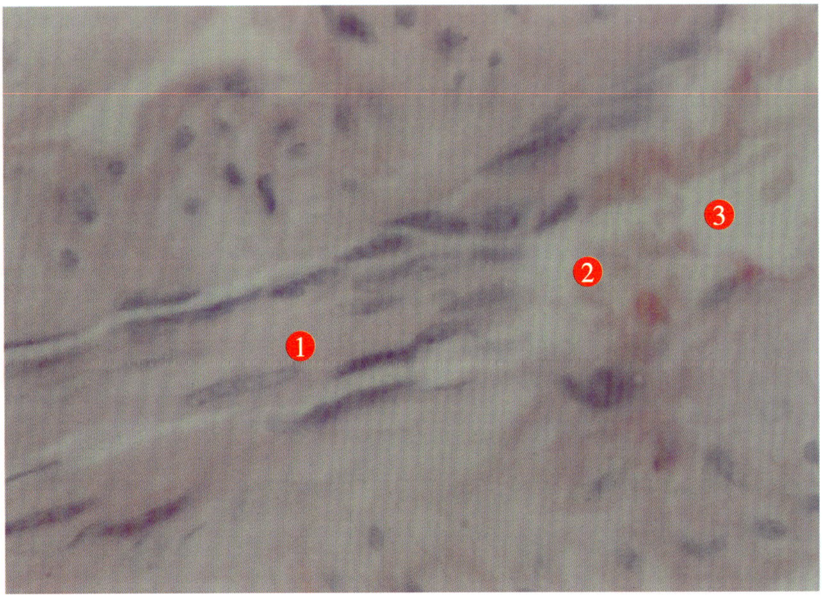

■ 图4-25　猴肾内神经束内蚀式血管生成（3）

苏木素-伊红染色　×400

❶示残留的神经束中段；❷示神经束细胞演化形成血细胞；❸示神经束远端内蚀形成的血管腔。

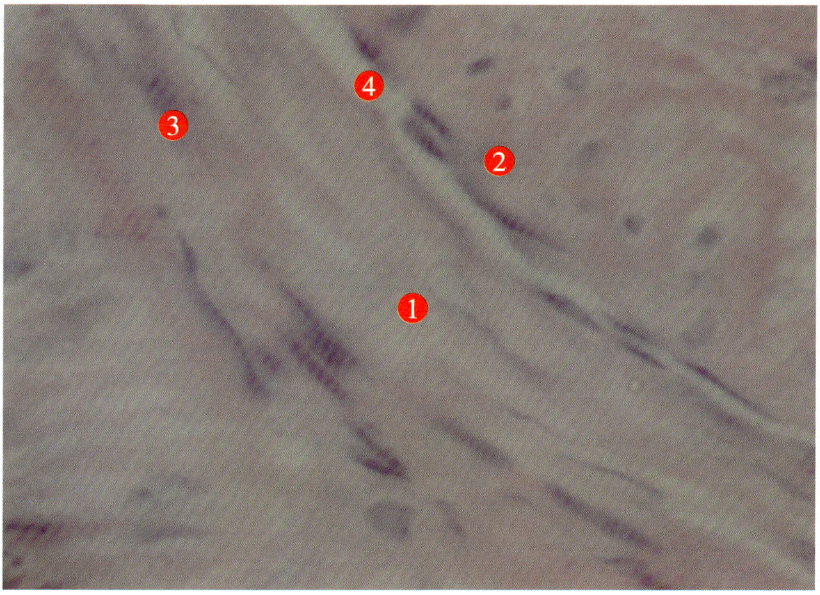

■ 图4-26 猴肾内神经束内蚀式血管生成（4）

苏木素-伊红染色 ×400

❶示残留的神经束中段；❷示已演化形成的一侧血管壁；❸示正在演化形成的另一侧血管壁；❹示神经束两端内蚀形成血管腔之间的狭窄腔隙。

四、束衣式血管生成

人中动脉外膜一些神经束的神经束细胞与神经束衣细胞演化可不同步（图4-27）。可见神经束衣保留，而神经束内部开始溶解（图4-28、图4-29）；这种演化不同步也见于狗中动脉外膜神经束（图4-30），其内部细胞分散游离，演化成为血细胞（图4-31、图4-32）。内部血细胞演化过程可向两端扩展（图4-33）。最终，神经束演变成以神经束衣为管壁的小血管（图4-34）。有时，也可见一条较大神经束内多个小神经束不同步演化，形成多个小血管（图4-35）。

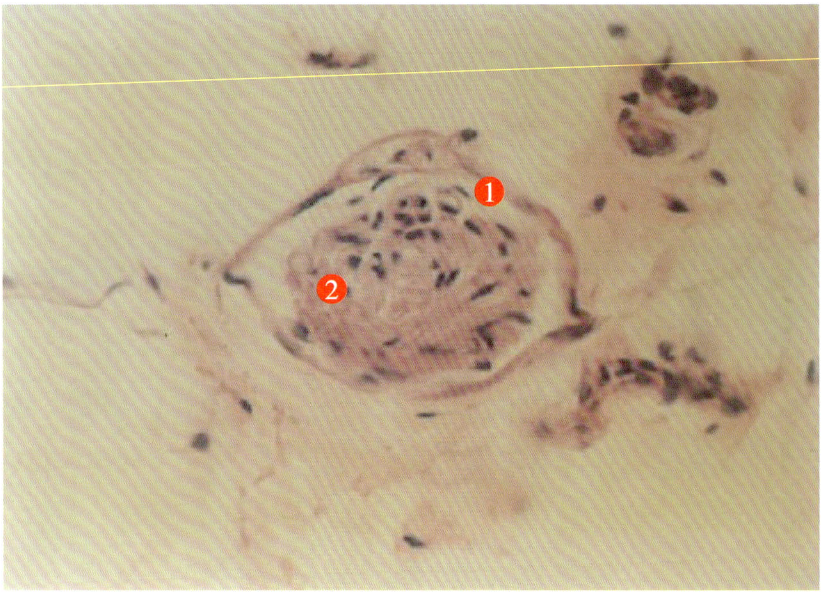

■ 图4-27 人血管外膜神经束束衣式血管生成（1）

苏木素-伊红染色 ×100

❶示神经束衣；❷示演化中的神经束细胞。

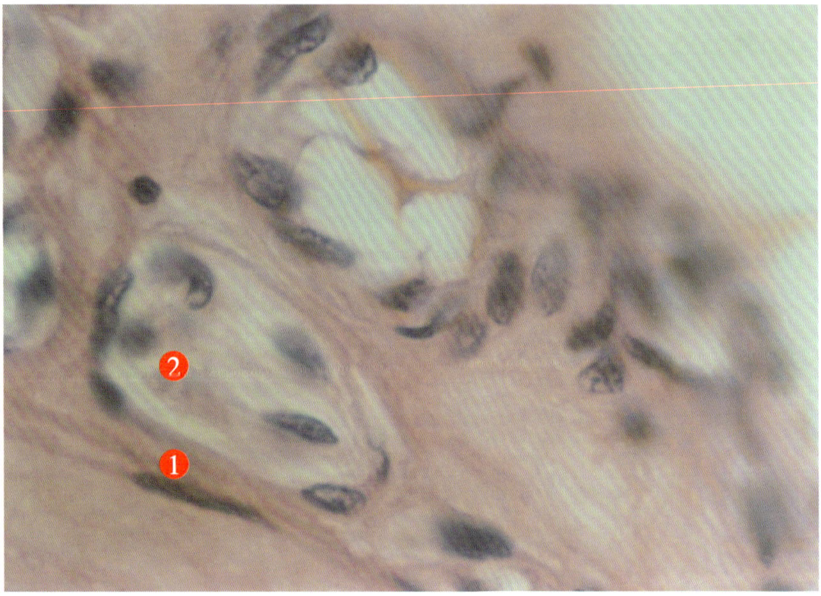

■ 图4-28 人血管外膜神经束束衣式血管生成（2）

苏木素-伊红染色 ×400

❶示神经束衣；❷示神经束内开始溶解。

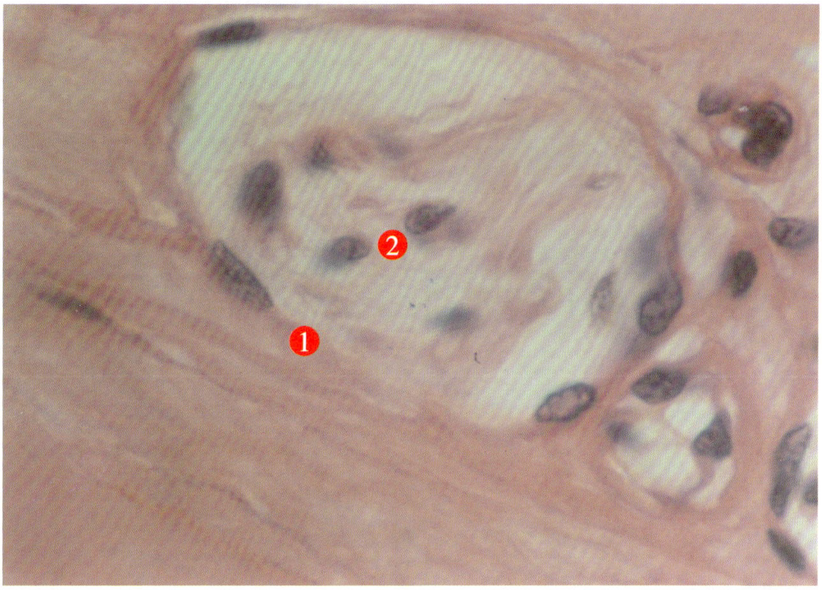

■ 图4–29 人血管外膜神经束束衣式血管生成（3）

苏木素–伊红染色 ×400

❶示神经束衣；❷示神经束内部明显溶解。

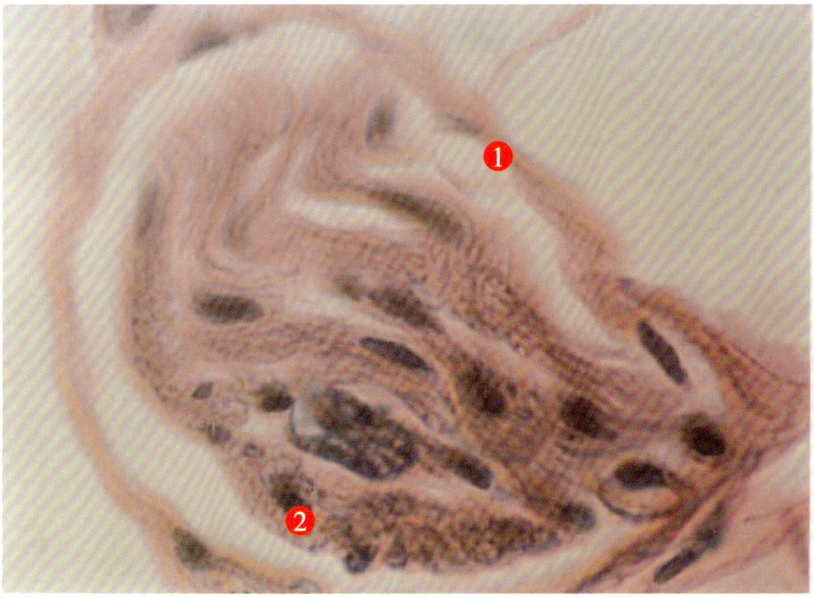

■ 图4–30 狗血管外膜神经束束衣式血管生成（1）

苏木素–伊红染色 ×400

❶示神经束衣；❷示演化中的神经束细胞。

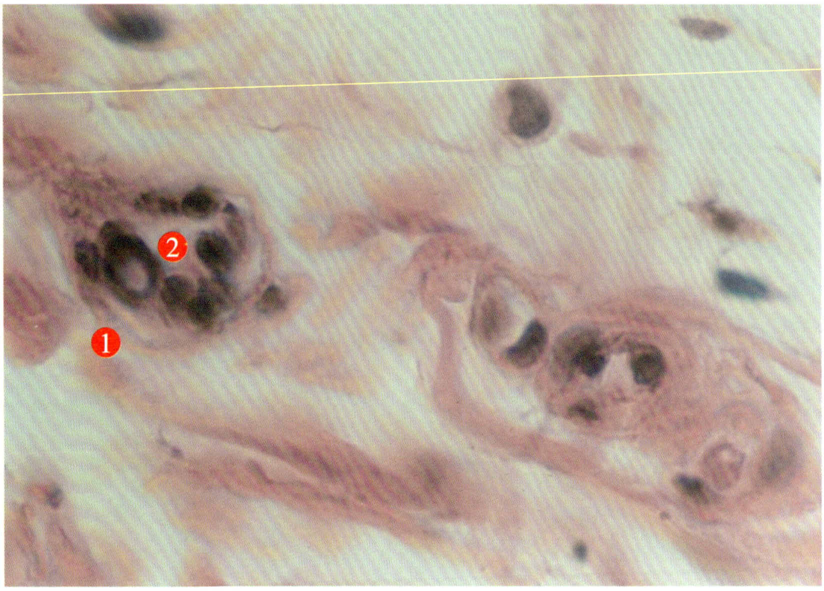

■ 图4-31　狗血管外膜神经束束衣式血管生成（2）

苏木素-伊红染色　×400

❶示神经束衣；❷示神经束细胞开始演化。

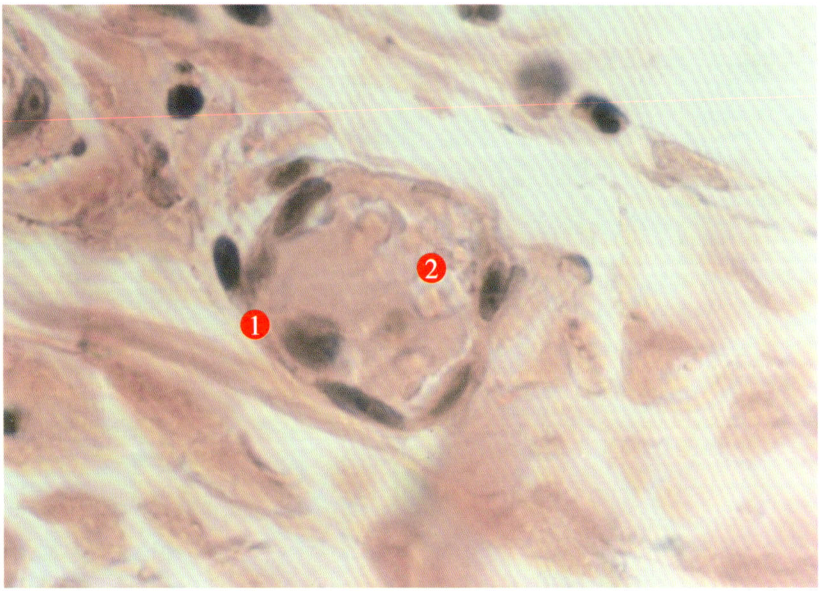

■ 图4-32　狗血管外膜神经束束衣式血管生成（3）

苏木素-伊红染色　×400

❶示神经束衣；❷示神经束细胞演化为血细胞。

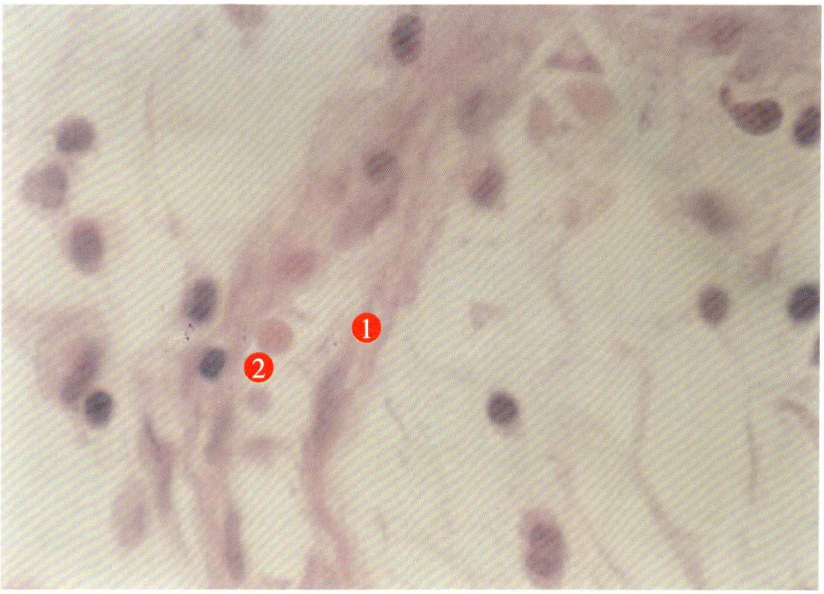

■ 图4-33 狗血管外膜神经束束衣式血管生成（4）

苏木素-伊红染色 ×400

❶示神经束衣；❷示红细胞。

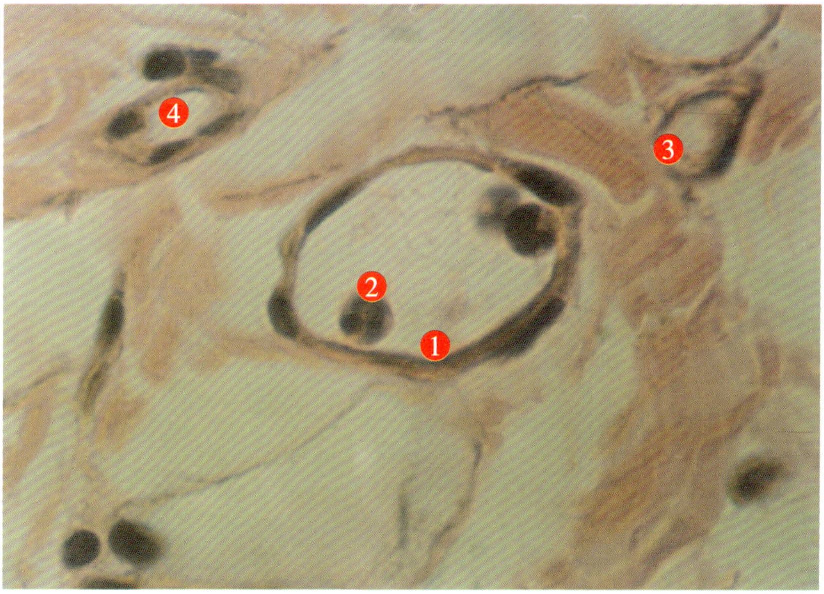

■ 图4-34 兔血管外膜神经束束衣式血管生成（1）

苏木素-伊红染色 ×400

❶示神经束衣；❷示白细胞；❸和❹示另外两个小血管生成。

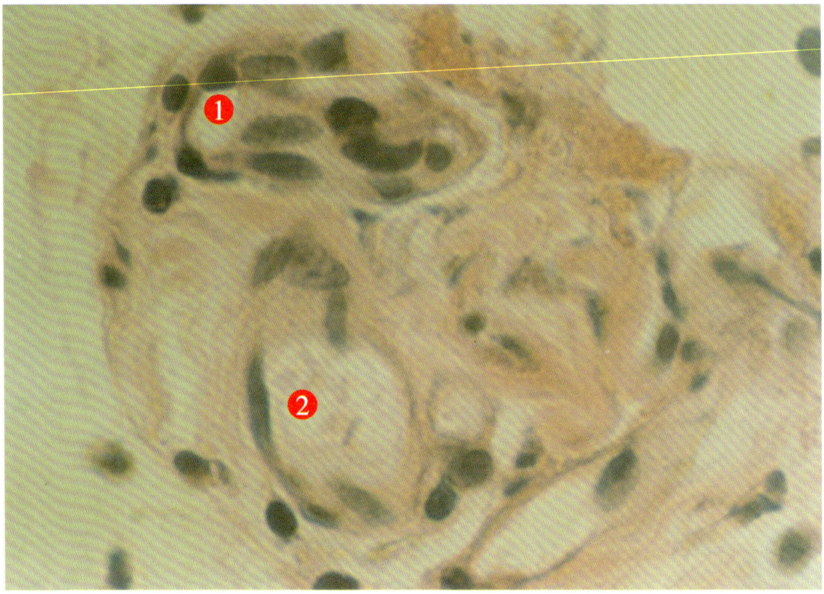

■ 图4-35 兔血管外膜神经束束衣式血管生成（2）

苏木素-伊红染色 ×400

❶示神经束生成血管早期；❷示神经束生成血管晚期。

第二节 神经源血细胞发生

内蚀式或束衣式血管发生都常伴有血细胞发生过程。根据这些血细胞发生与血管发生中所形成腔隙的关系，可将神经源血细胞发生分为腔隙内血细胞发生和腔隙外血细胞发生。

一、腔隙内血细胞发生

腔隙内血细胞发生，可见于束衣式血管发生的束衣腔隙内，也可见于内蚀式血管发生中的内蚀腔隙内。

（一）束衣腔隙内血细胞发生

束衣内全部神经束细胞均可参与血细胞发生过程。首先，神经束细胞核由长杆状流线型演化为圆球形（图4-36、图4-37），成为单个核细胞，即神经源血细胞发生的多能干细胞（图4-38、图4-39）。而后，演化形成单核细胞和分叶核白细胞（图4-40～图4-42）。

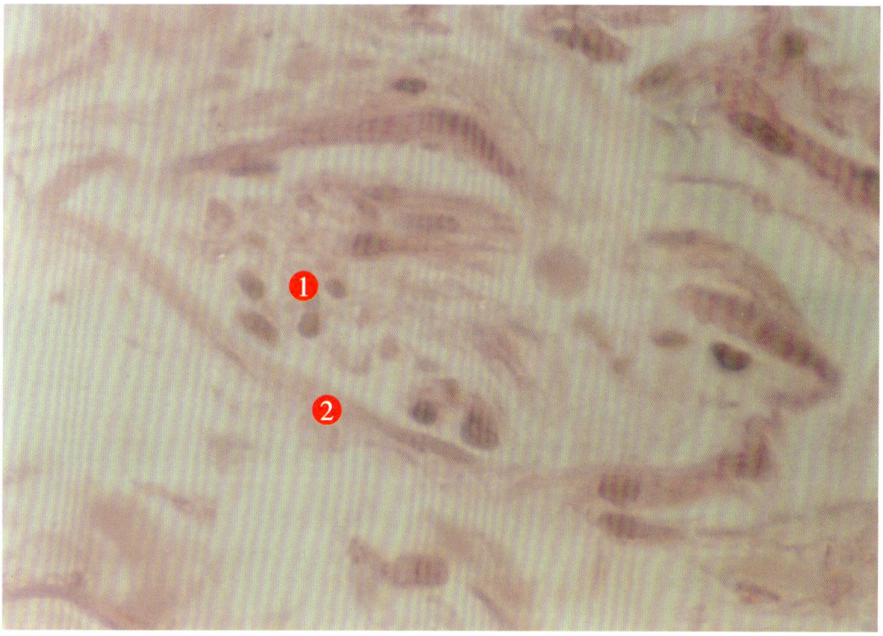

■ 图4-36　人血管外膜神经束束衣腔隙内血细胞发生

苏木素-伊红染色　×400

❶示演化中的神经束细胞；❷示神经束衣。

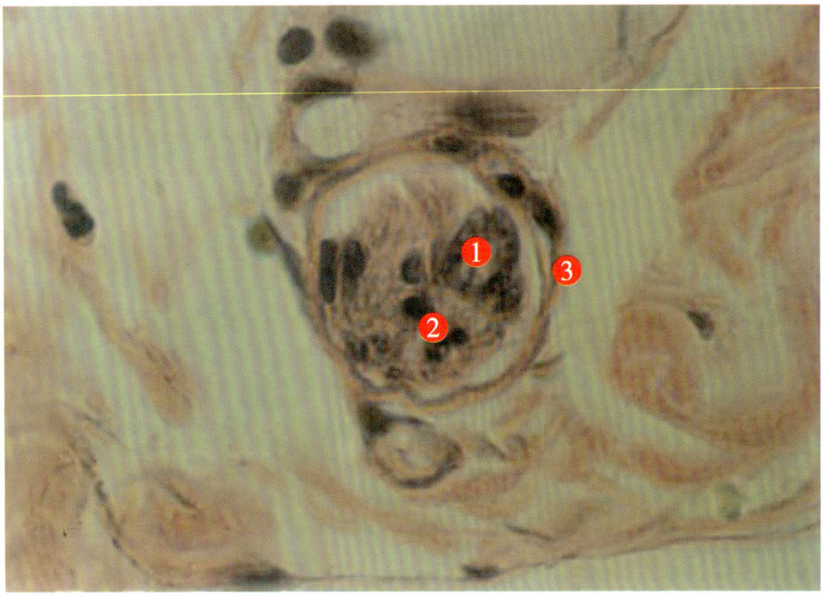

■ 图4-37　兔血管外膜神经束束衣腔隙内血细胞发生（1）

苏木素-伊红染色　×400

❶示长杆状核神经束细胞；❷示近球形细胞核的神经束细胞；❸示神经束衣。

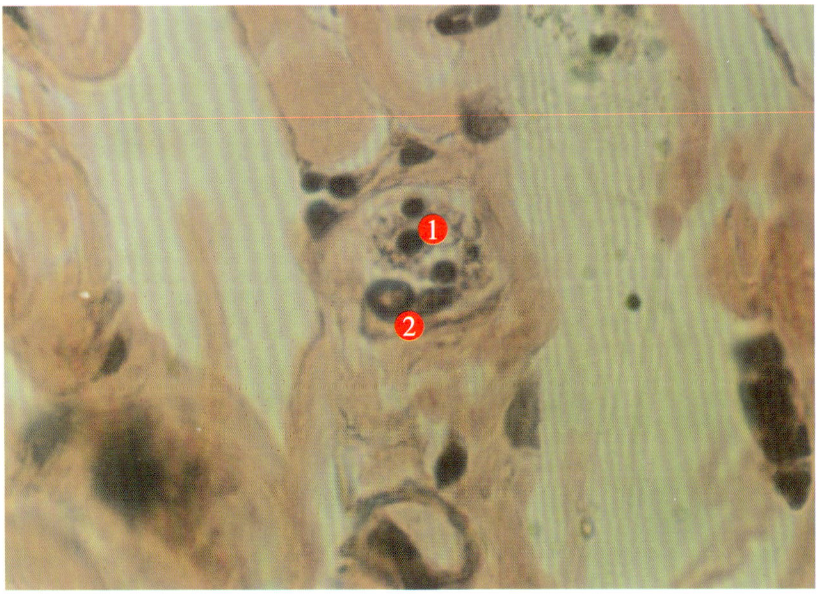

■ 图4-38　兔血管外膜神经束束衣腔隙内血细胞发生（2）

苏木素-伊红染色　×400

❶示单个核细胞；❷示神经束衣。

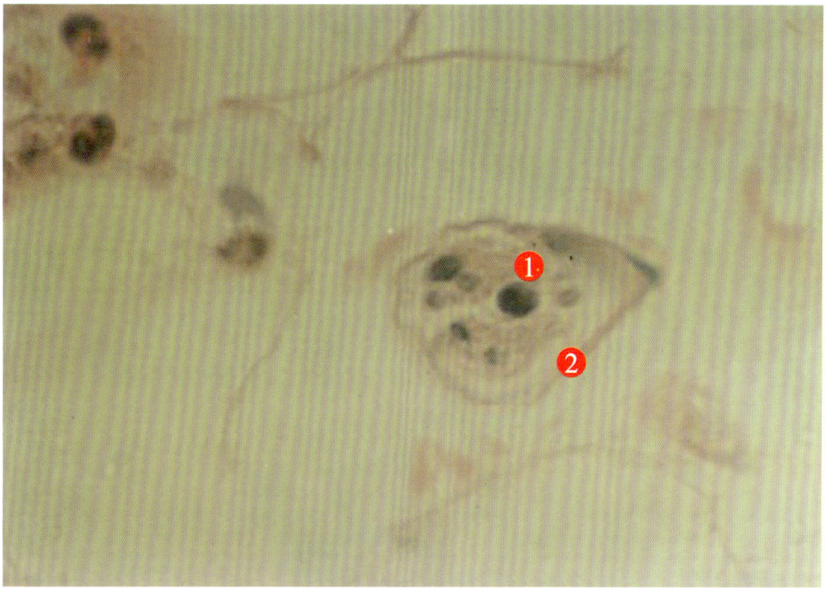

■ 图4–39　兔血管外膜神经束束衣腔隙内血细胞发生（3）

苏木素–伊红染色　×400

❶示单个核细胞；❷示神经束衣。

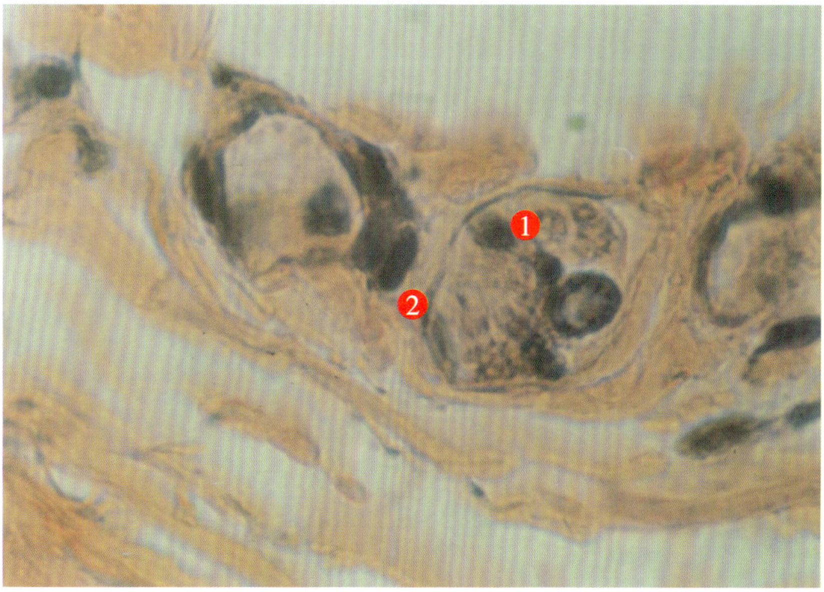

■ 图4–40　兔血管外膜神经束束衣腔隙内血细胞发生（4）

苏木素–伊红染色　×400

❶示单核细胞；❷示神经束衣。

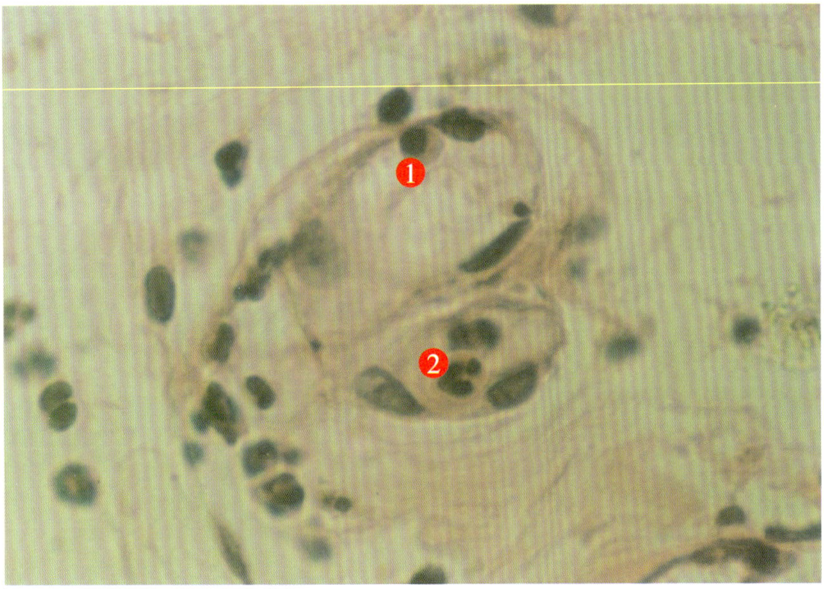

■ 图4-41 兔血管外膜神经束束衣腔隙内血细胞发生（5）

苏木素-伊红染色 ×400

❶示单核细胞；❷示分叶核白细胞。

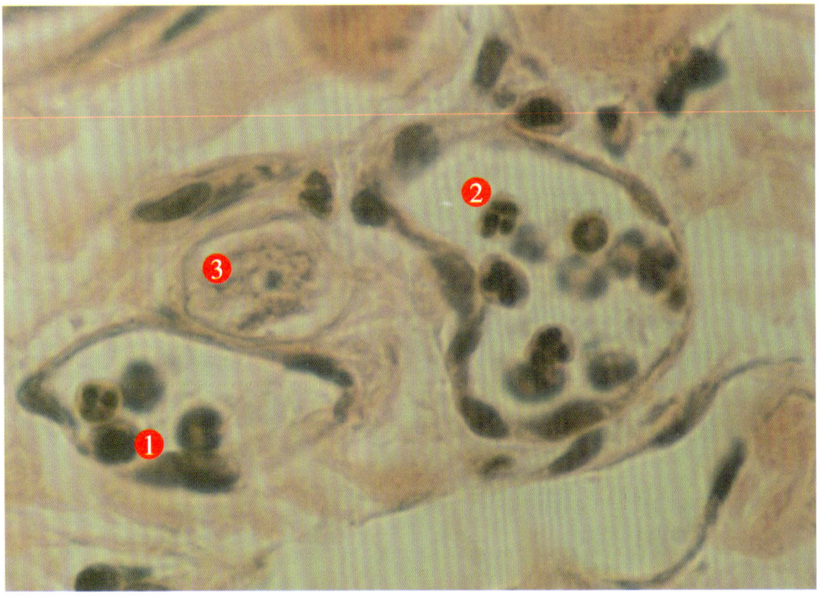

■ 图4-42 兔血管外膜神经束束衣腔隙内血细胞发生（6）

苏木素-伊红染色 ×400

❶示单核细胞；❷示分叶中性粒细胞；❸示退化的神经纤维。

（二）内蚀腔隙内血细胞发生

在神经束的内蚀腔内，从腔壁剥离的神经束细胞可演化形成血细胞。少数发生于偏心内蚀腔内，大多数见于中心性内蚀腔内。

1. 偏心内蚀腔隙内血细胞发生 有时内蚀过程集中于神经束的一侧边缘，可见神经束细胞由流线型逐渐钝圆化，逐渐演化形成血细胞（图4-43～图4-45）。

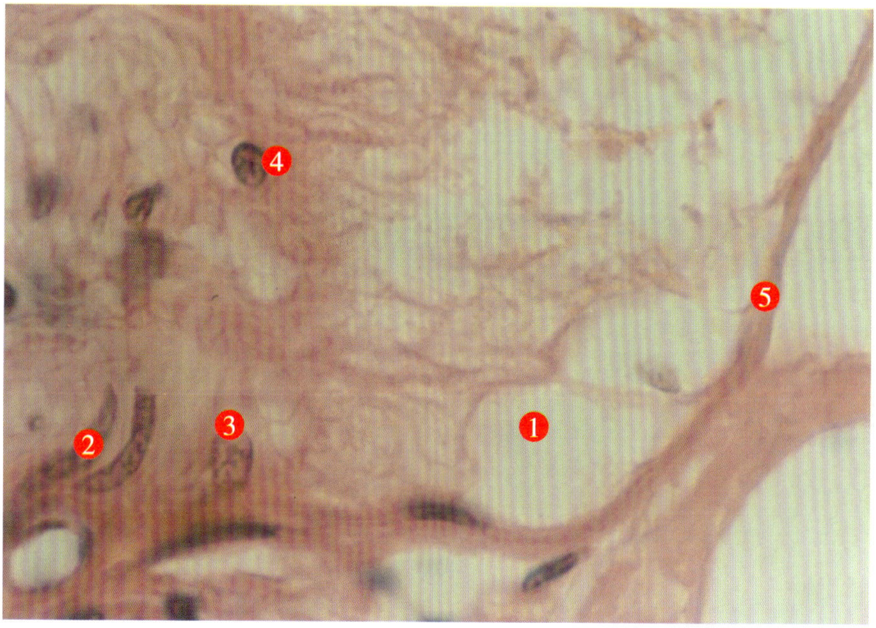

■ 图4-43 人血管外膜神经束偏心内蚀腔隙内血细胞发生（1）

苏木素-伊红染色 ×400

❶示神经束边缘内蚀腔隙；❷示神经束细胞；❸示神经束细胞钝圆化；❹示演化中的神经束细胞；❺示神经束衣。

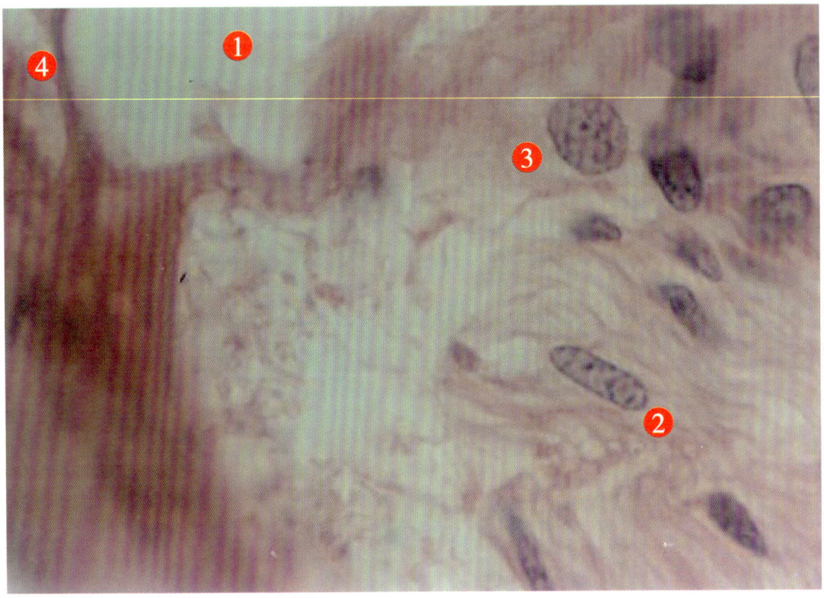

■ 图4-44 人血管外膜神经束偏心内蚀腔隙内血细胞发生（2）

苏木素-伊红染色 ×1 000

❶示神经束边缘内蚀腔隙；❷示流线形神经束细胞；❸示神经束细胞钝圆化；❹示神经束衣。

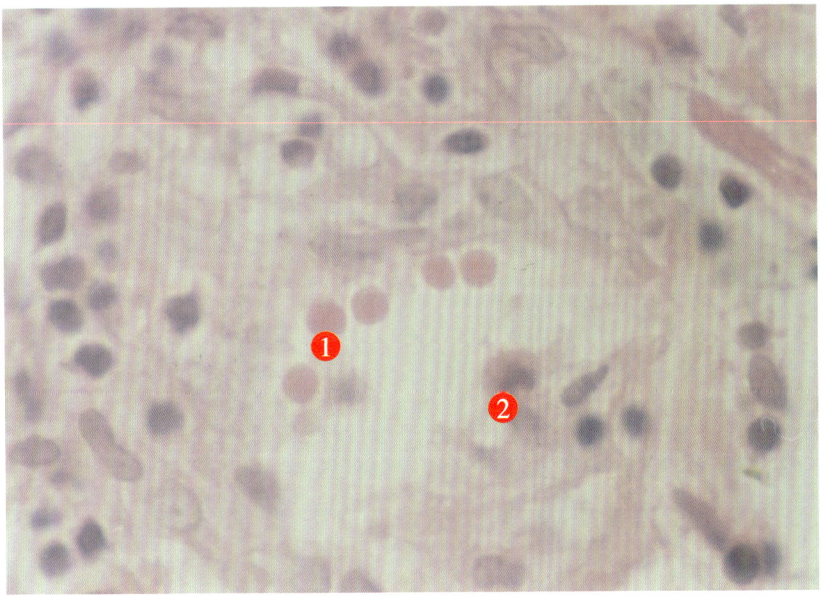

■ 图4-45 人血管外膜神经束偏心内蚀腔隙内血细胞发生（3）

苏木素-伊红染色 ×400

❶示腔隙内红细胞发生；❷示腔隙内白细胞发生。

2. 中心内蚀腔隙内血细胞发生 大多数内蚀过程发生于神经束中心。首先，也见流线形神经束细胞钝圆化，先形成单个核细胞（图4-46），而后相继演化形成单核细胞（图4-47）、分叶核白细胞（图4-48、图4-49）、中性粒细胞（图4-50）和嗜酸粒细胞（图4-51、图4-52）。红细胞出现稍晚（图4-52、图4-53），而后红细胞比例逐渐增加（图4-54～图4-57），但远达不到循环血液中红细胞的比例（图4-58）。未与邻近血管接通的新生血管腔内，血液白细胞比例总是超高（图4-59），这正是判定神经源血细胞发生的重要依据；另外，血管壁不完善，可见尚未游离的血细胞与演化中的神经束细胞同在（图4-60），也是神经束细胞-血细胞演化的有力判据。

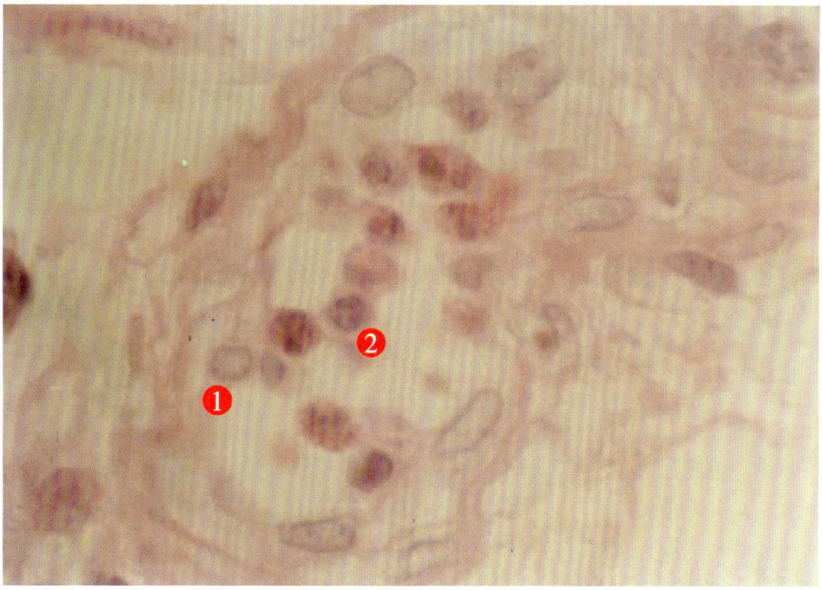

■ **图4-46 狗血管外膜神经束中心内蚀腔隙内血细胞发生（1）**

苏木素-伊红染色 ×400

❶示将脱离腔壁的神经束细胞；❷示单个核细胞。

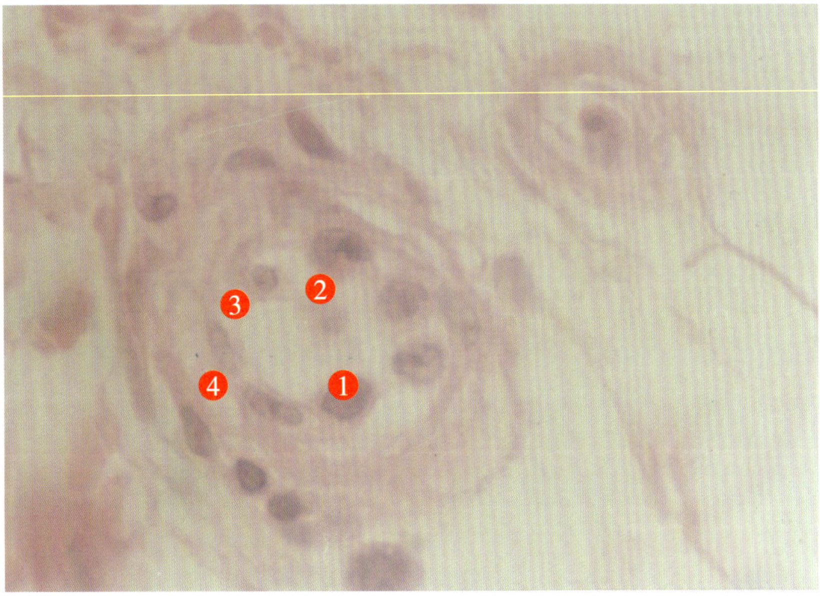

■ 图4-47　狗血管外膜神经束中心内蚀腔隙内血细胞发生（2）

苏木素-伊红染色　×400

❶示单个核细胞；❷示单核细胞；❸示将脱离腔壁的单核细胞；❹示演化中的神经束细胞。

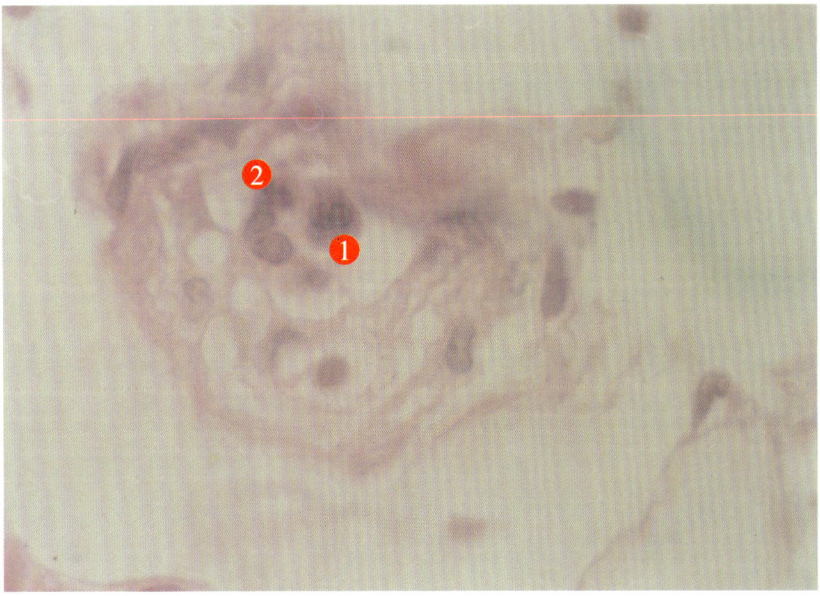

■ 图4-48　狗血管外膜神经束中心内蚀腔隙内血细胞发生（3）

苏木素-伊红染色　×400

❶示单核细胞；❷示分叶核白细胞。

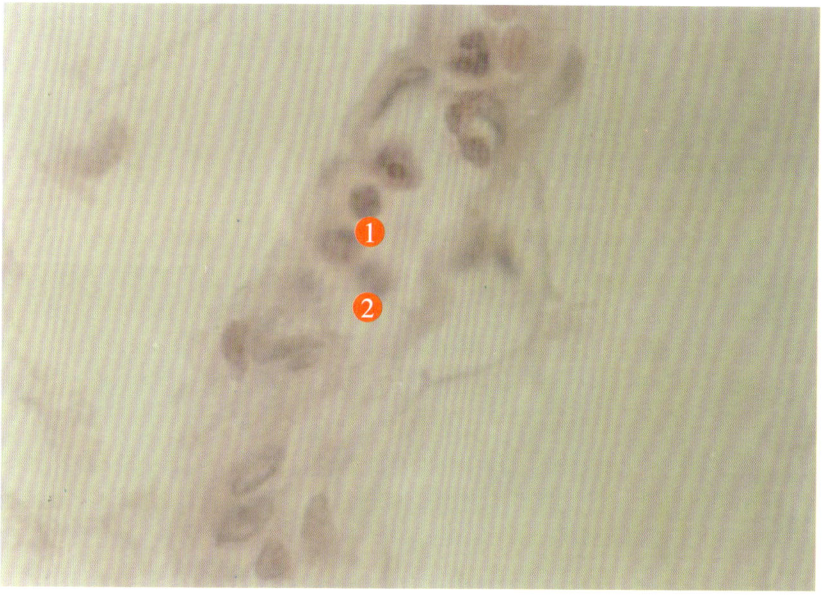

■ 图4-49　狗血管外膜神经束中心内蚀腔隙内血细胞发生（4）

苏木素-伊红染色　×400

❶示单个核细胞；❷示分叶核白细胞。

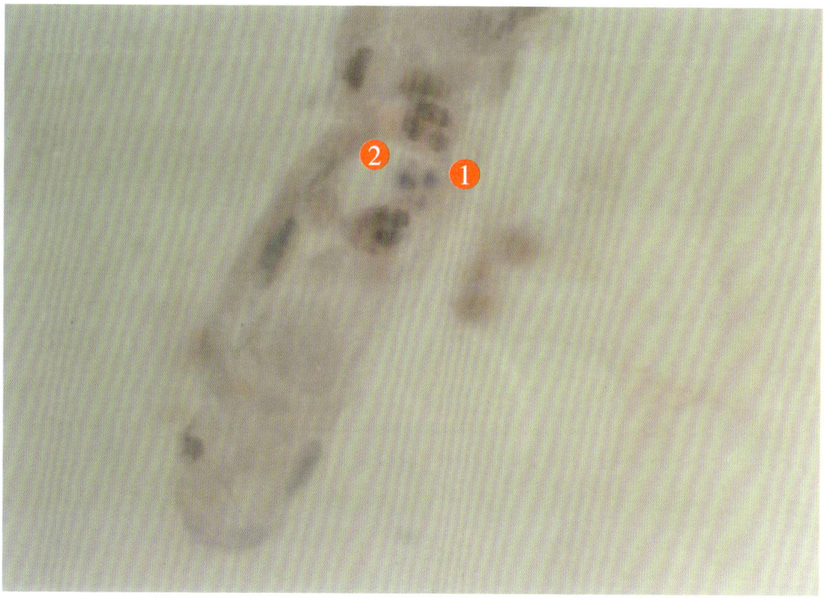

■ 图4-50　狗血管外膜神经束中心内蚀腔隙内血细胞发生（5）

苏木素-伊红染色　×400

❶示中性粒细胞；❷示红细胞。

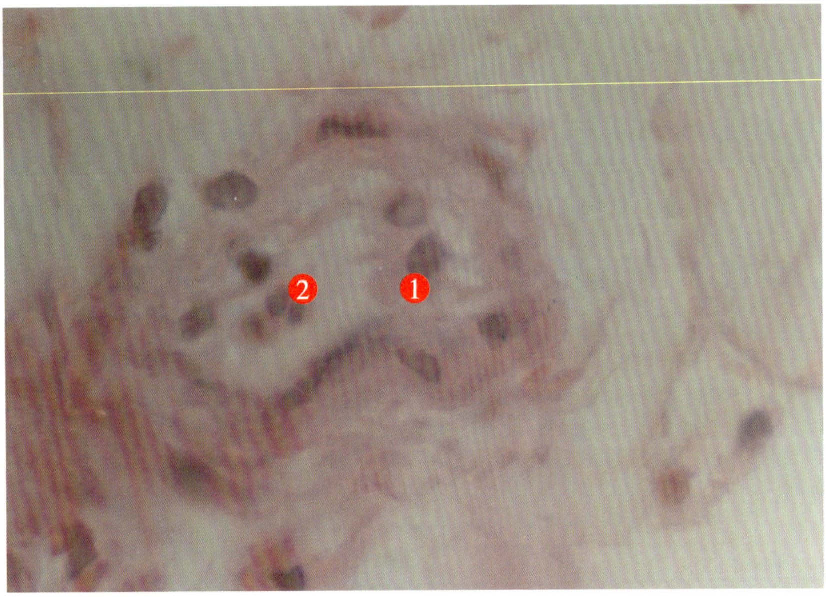

■ 图4-51　狗血管外膜神经束中心内蚀腔隙内血细胞发生（6）

苏木素-伊红染色　×400

❶示刚脱离腔壁的单个核细胞；❷示嗜酸性粒细胞。

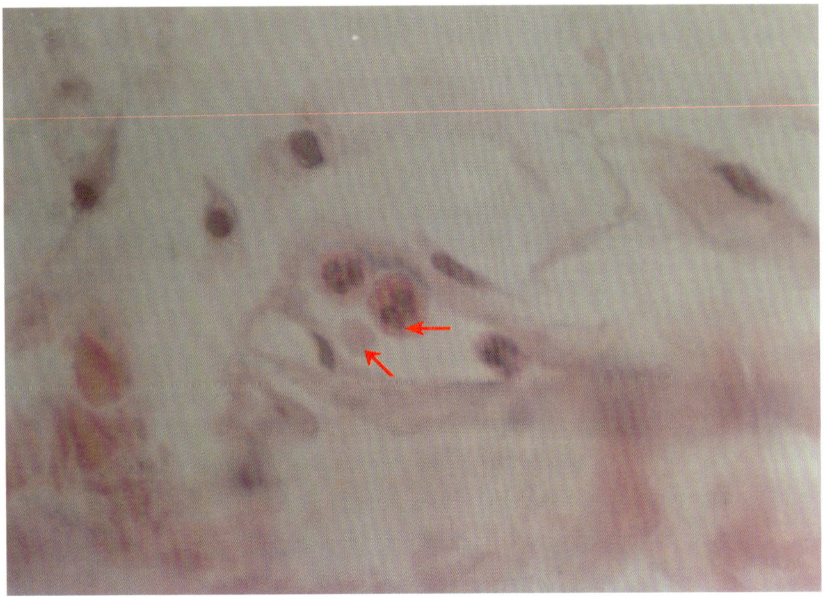

■ 图4-52　狗血管外膜神经束中心内蚀腔隙内血细胞发生（7）

苏木素-伊红染色　×400

← 示嗜酸性粒细胞。↖ 示红细胞。

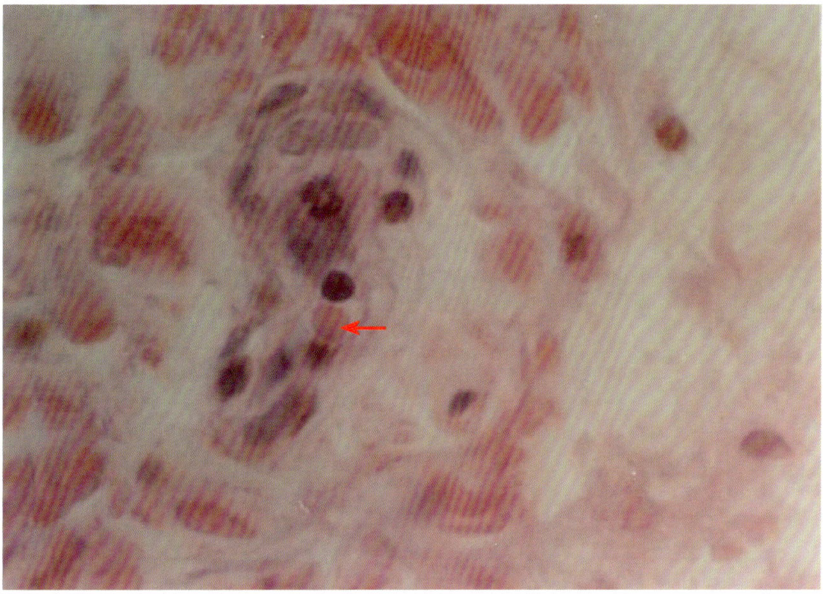

■ 图4-53 狗血管外膜神经束中心内蚀腔隙内血细胞发生（8）

苏木素-伊红染色 ×400

← 示红细胞。

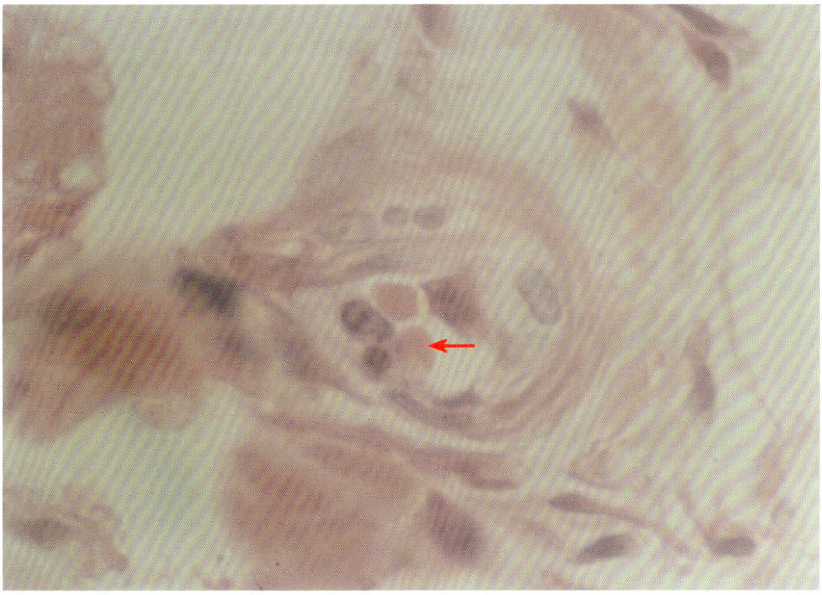

■ 图4-54 狗血管外膜神经束中心内蚀腔隙内血细胞发生（9）

苏木素-伊红染色 ×400

← 示红细胞。

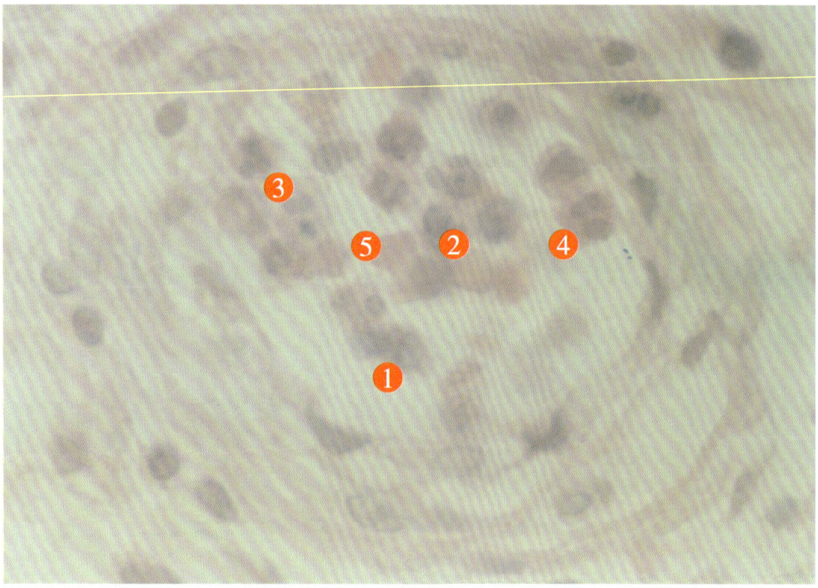

■ 图4-55　狗血管外膜神经束中心内蚀腔隙内血细胞发生（10）

苏木素-伊红染色　×400

❶示单个核细胞；❷示单核细胞；❸示中性粒细胞；❹示嗜酸性粒细胞；❺示红细胞。

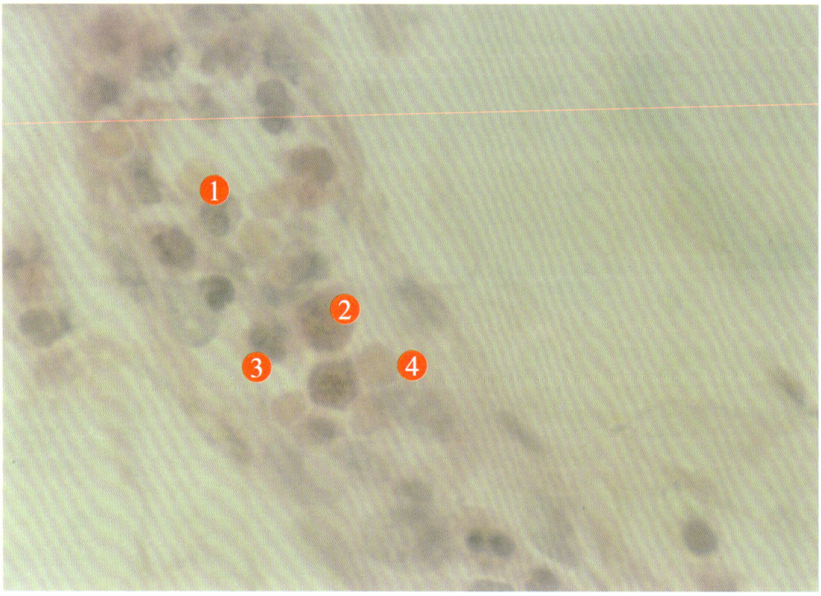

■ 图4-56　狗血管外膜神经束中心内蚀腔隙内血细胞发生（11）

苏木素-伊红染色　×400

❶示单核细胞；❷示嗜酸性粒细胞；❸示中性粒细胞；❹示红细胞。

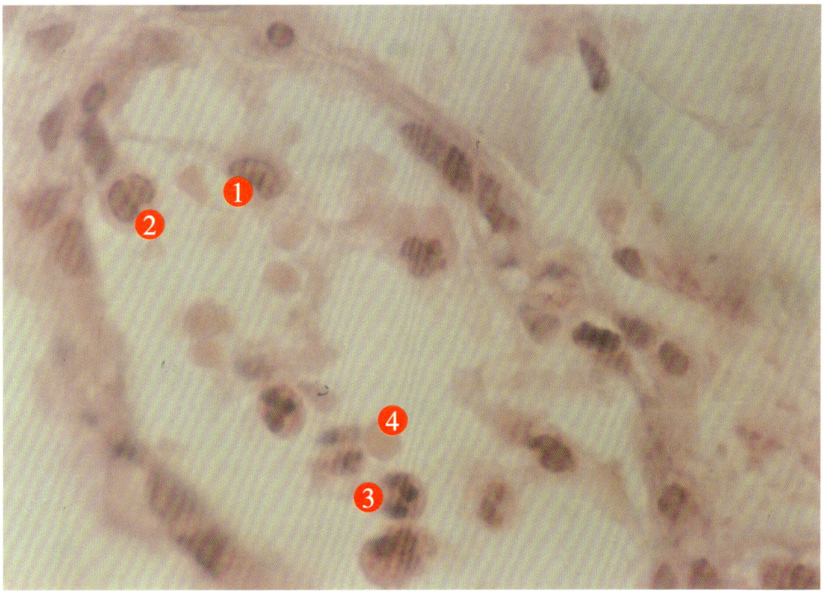

■ 图4-57 狗血管外膜神经束中心内蚀腔隙内血细胞发生（12）

苏木素-伊红染色 ×400

❶示单核细胞；❷示嗜酸性粒细胞；❸示中性粒细胞；❹示红细胞。

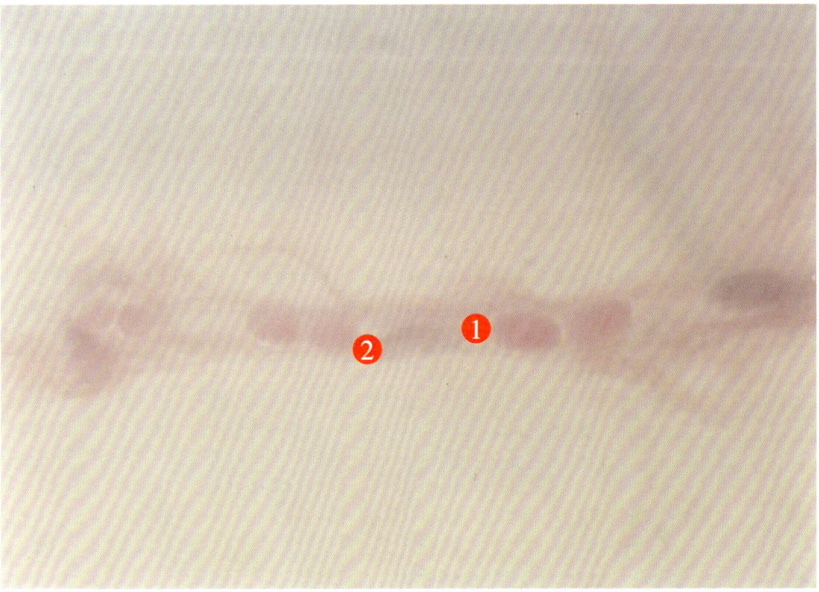

■ 图4-58 狗血管外膜通血微血管内循环血细胞

苏木素-伊红染色 ×400

❶示红细胞串；❷示通血微血管内皮。

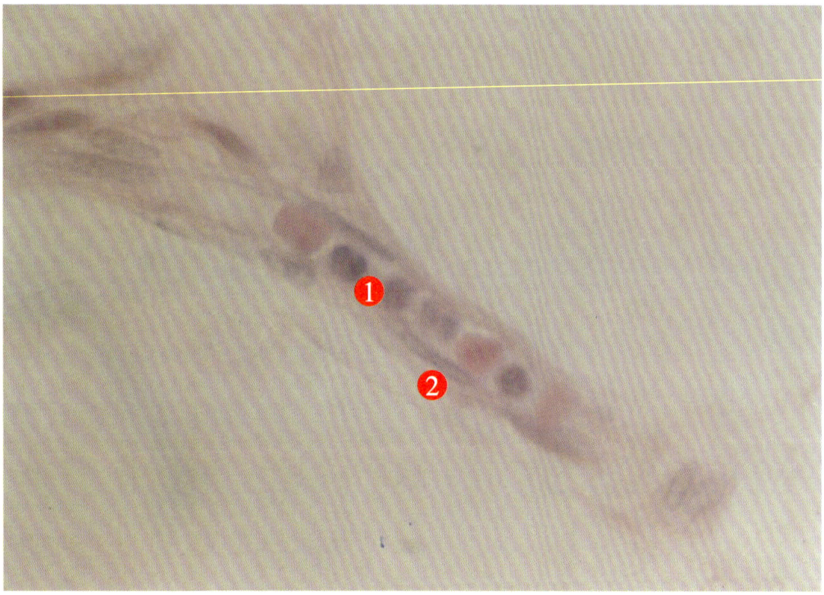

■ 图4-59 狗血管外膜未通血微血管内新生血细胞

苏木素-伊红染色 ×400

❶示新生微血管内以白细胞为主的血细胞串；❷示微血管内皮。

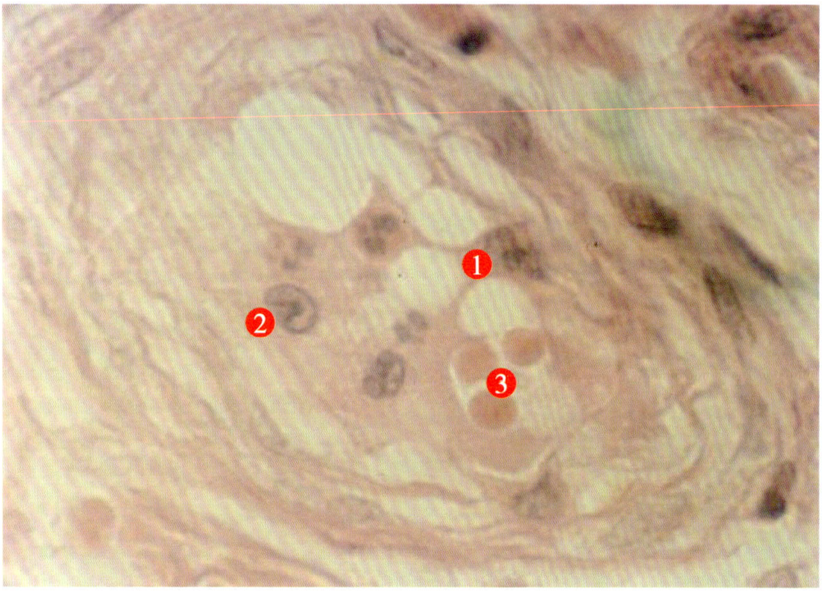

■ 图4-60 狗血管外膜神经束细胞演化形成血细胞

苏木素-伊红染色 ×400

❶示将脱离腔壁的待分化细胞；❷示杆状核白细胞；❸示红细胞。

二、腔隙外血细胞发生

有时，内蚀式血管发生过程中，神经束衣消失，腔隙内外均有血细胞发生（图4-61、图4-62），常被误认为是淋巴细胞浸润。有时腔隙内血细胞发生不明显，或不见腔隙内血细胞发生，也不见神经束衣，只见处于不同演化阶段的神经束细胞和演化早期的血细胞（图4-63），更易被误认为是淋巴细胞浸润。

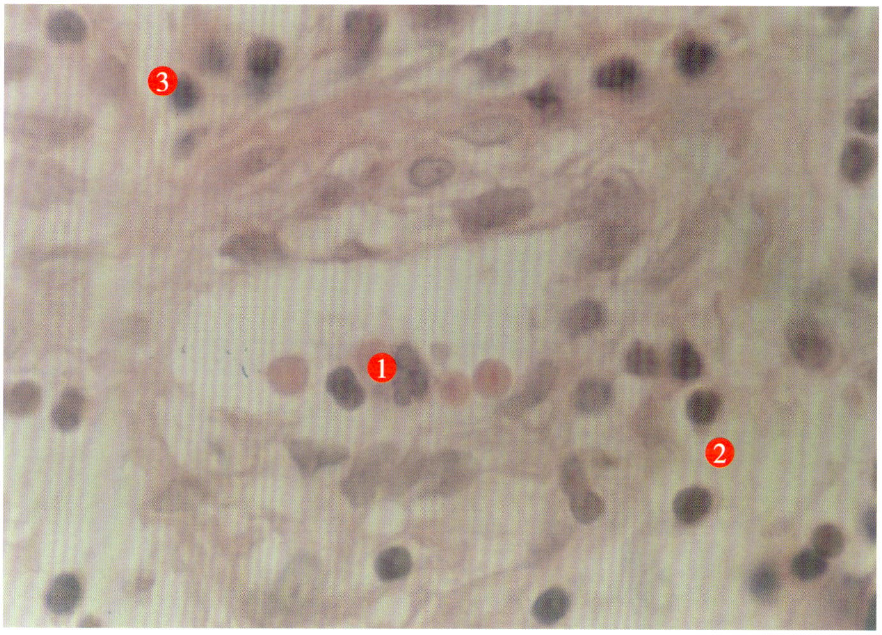

■ 图4-61　狗血管外膜神经束束衣外血细胞发生（1）

苏木素-伊红染色　×400

❶示腔隙内血细胞发生；❷和❸示束衣外血细胞发生。

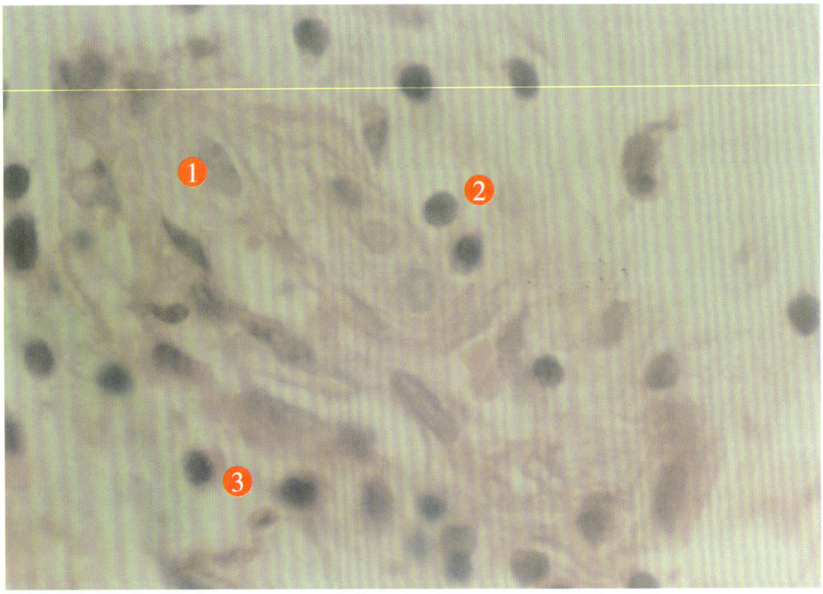

■ 图4-62　狗血管外膜神经束束衣外血细胞发生（2）

苏木素-伊红染色　×400

❶示神经束细胞；❷和❸示束衣外早期血细胞发生。

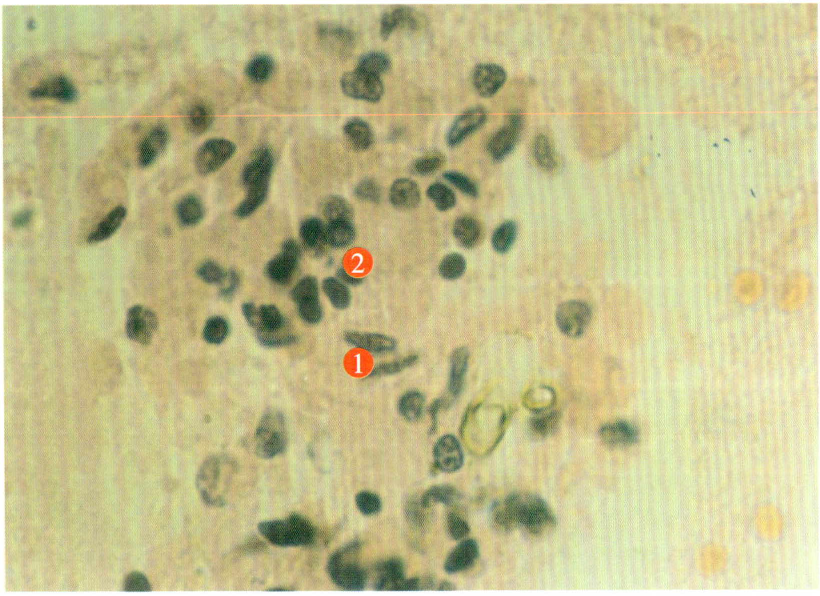

■ 图4-63　兔血管外膜神经束束衣外血细胞发生

苏木素-伊红染色　×400

❶示即流线形神经束细胞；❷示演化早期血细胞。

第三节　神经束的其他演化转归

神经束在相应条件下演化形成平滑肌细胞、滋养血管、血细胞、血管鞘膜上皮、腱样细胞、脂肪细胞等。在以上演化进程均未实现的情况下，则可出现神经束细胞肌样化、神经束衰变及无序细胞团演化等转归。

一、神经束细胞肌样化

神经束细胞可演化成为肌样细胞（图4-64、图4-65），而后经核固缩、核脱色而纤维样变（图4-66）。

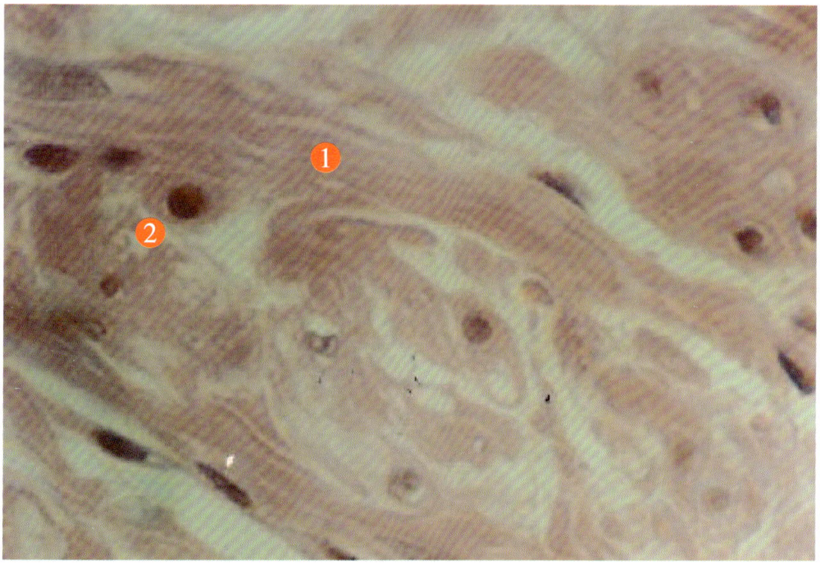

■ 图4-64　狗血管外膜神经束细胞肌样变（1）

苏木素-伊红染色　×400

❶示神经束衣；❷示肌样变细胞。

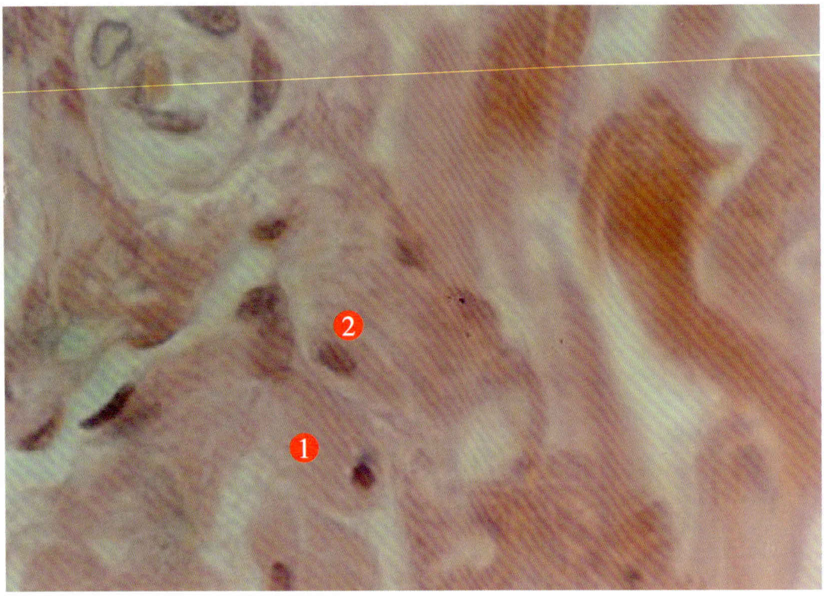

■ 图4-65 狗血管外膜神经束细胞肌样变（2）

苏木素-伊红染色 ×400

❶和❷示肌样变细胞。

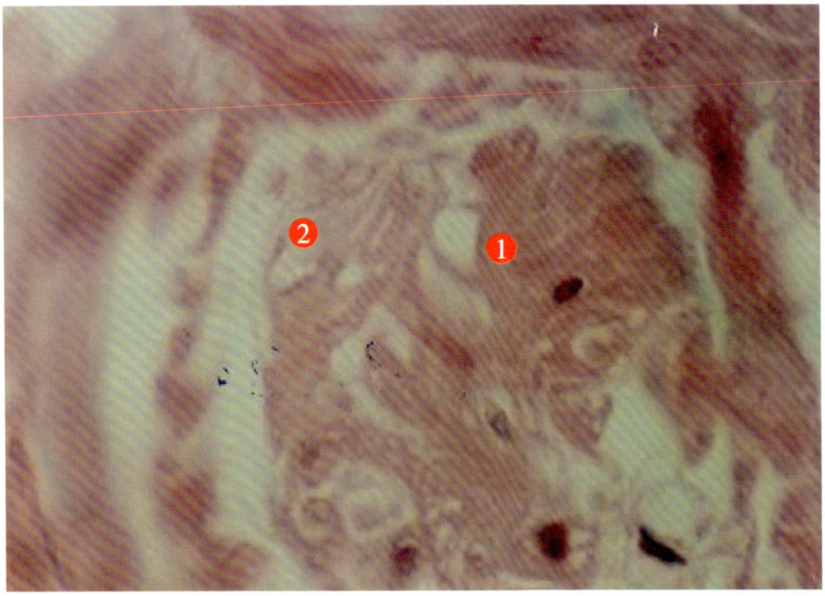

■ 图4-66 狗血管外膜神经束细胞肌样变（3）

苏木素-伊红染色 ×400

❶示肌样变细胞；❷示肌样变细胞衰亡。

二、神经束衰变

有些神经束显然未能发生功能性演化，直接衰退，以核固缩核空泡化为主要特征（图4-67、图4-68），有活力的细胞核进一步减少（图4-69、图4-70），成为部分失活结构（图4-71、图4-72），最后溶解消失。

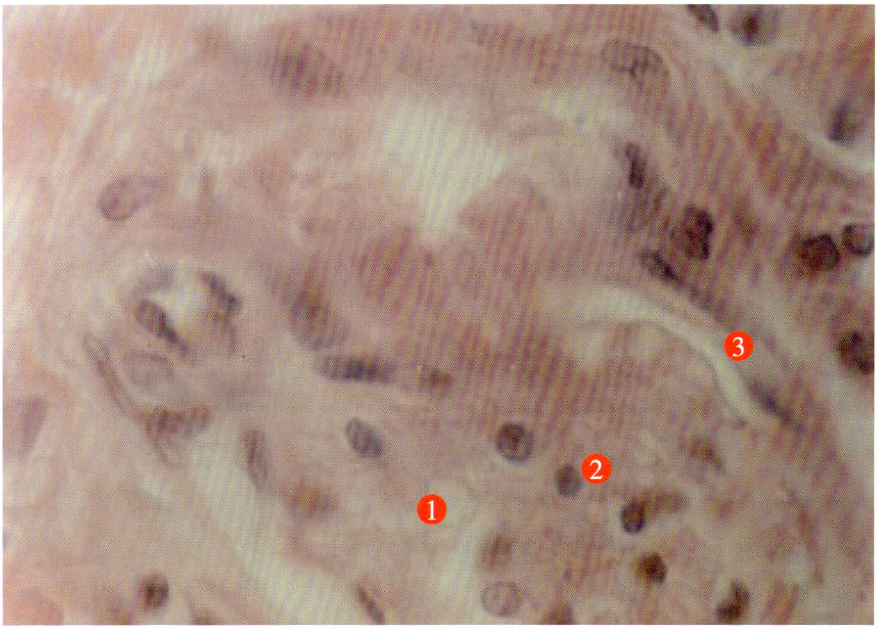

■ 图4-67　狗血管外膜神经束衰变（1）
苏木素-伊红染色　×400
❶示神经束内空泡；❷示神经束细胞核变圆、变小；❸示神经束衣。

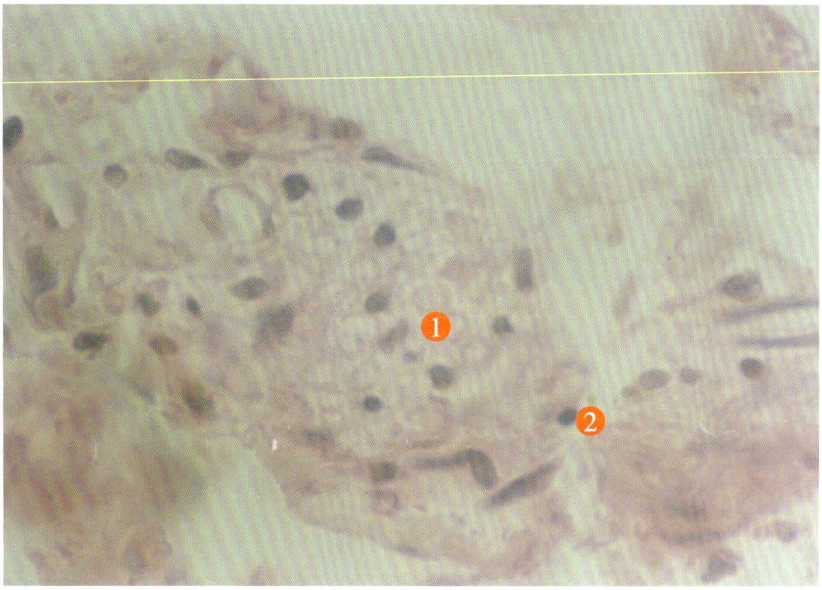

■ 图4-68　狗血管外膜神经束衰变（2）

苏木素-伊红染色　×400

❶示神经束空泡化；❷示细胞核固缩。

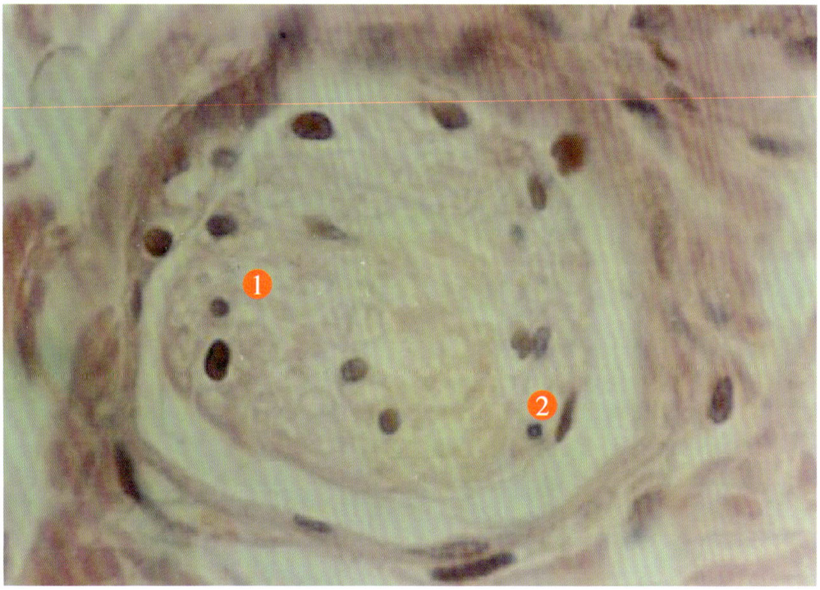

■ 图4-69　狗血管外膜神经束衰变（3）

苏木素-伊红染色　×400

❶示神经束进一步空泡化；❷示细胞核固缩。

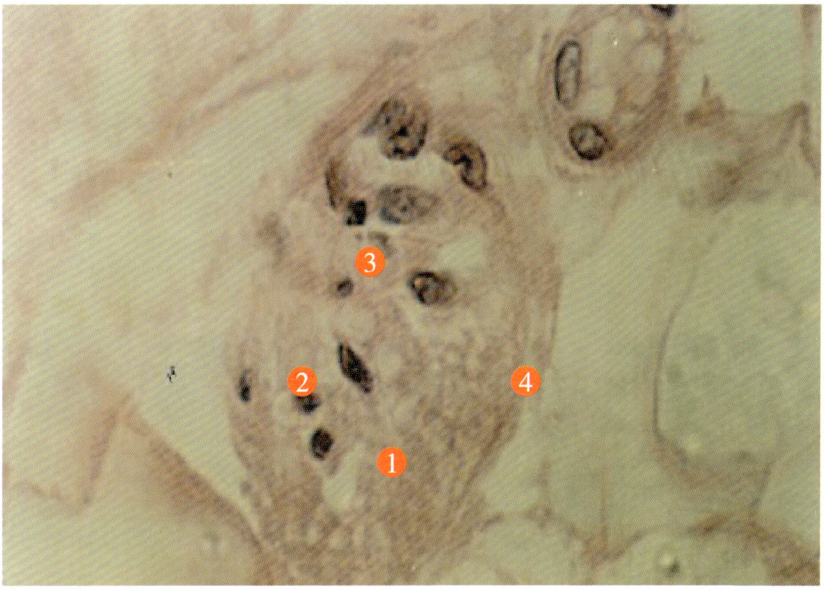

■ 图4-70　狗血管外膜神经束衰变（4）

苏木素-伊红染色　×400

❶示空泡失活区扩大；❷示细胞核固缩；❸示细胞核褪色；❹示神经束衣消融。

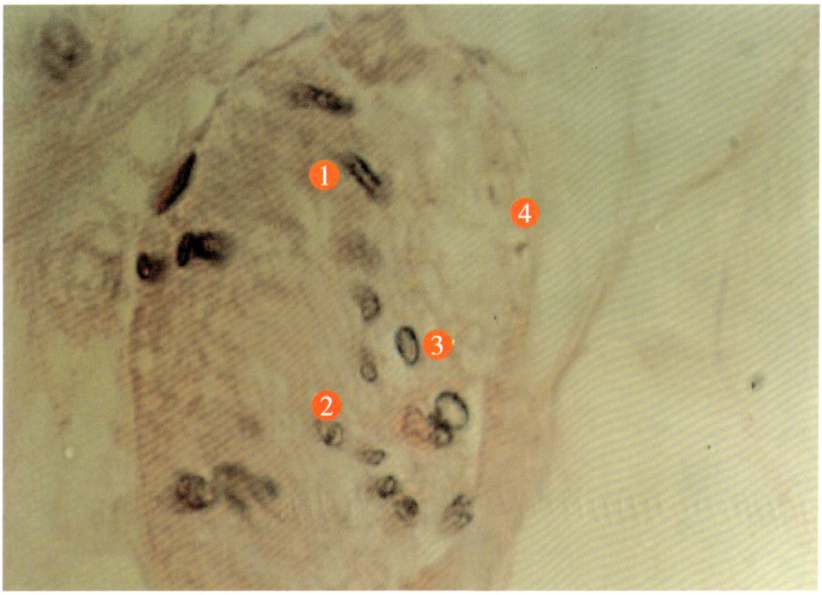

■ 图4-71　兔血管外膜神经束衰变（1）

苏木素-伊红染色　×400

❶示细胞核固缩；❷示大多数细胞核褪色；❸示核染色质边缘化；❹示神经束衣消融。

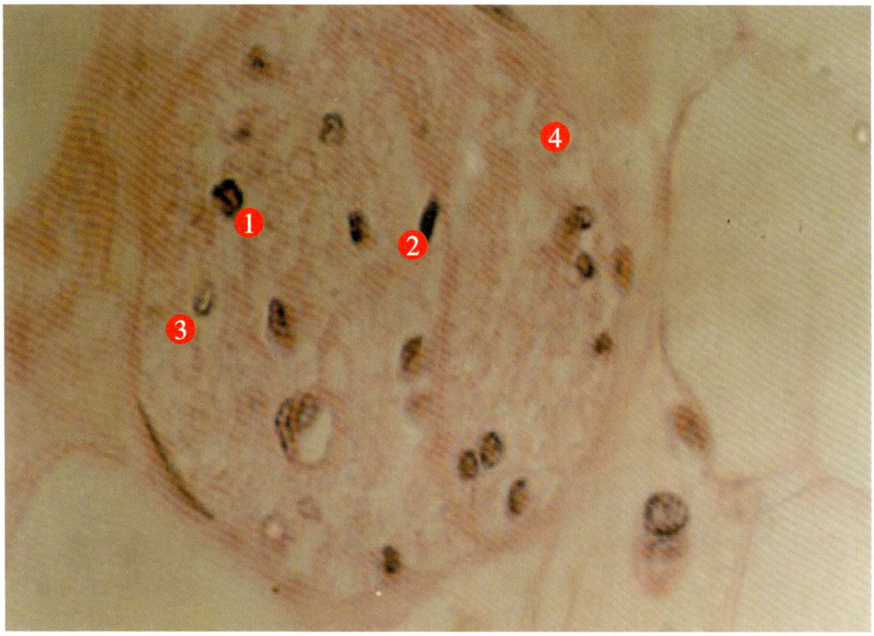

■ 图4–72 兔血管外膜神经束衰变（2）

苏木素–伊红染色 ×400

❶和❷示核固缩；❸示核褪色；❹示神经束衣消融。

三、神经束无序细胞团演化

有时神经束衣界限模糊，神经束演化成为一个异质而无序的细胞团（图4–73、图4–74）。细胞团细胞可逐渐离散（图4–75、图4–76）。细胞团内细胞逐渐减少，遗留细胞衰退，出现核固缩（图4–77、图4–78），最后成为一少核或无核纤维团（图4–79）。

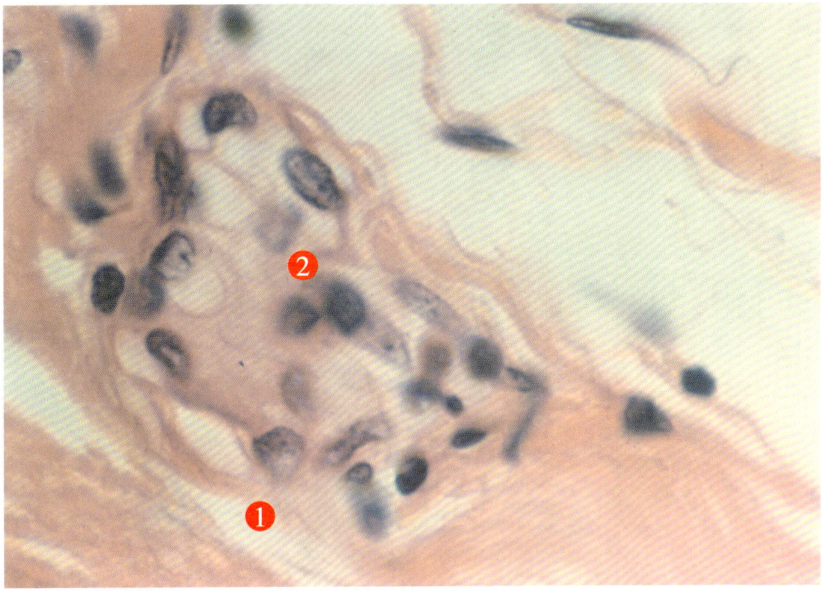

■ 图4-73 人血管外膜神经束无序细胞团演化（1）

苏木素-伊红染色 ×400

❶示神经束衣溶解；❷示演化阶段不同的神经束细胞。

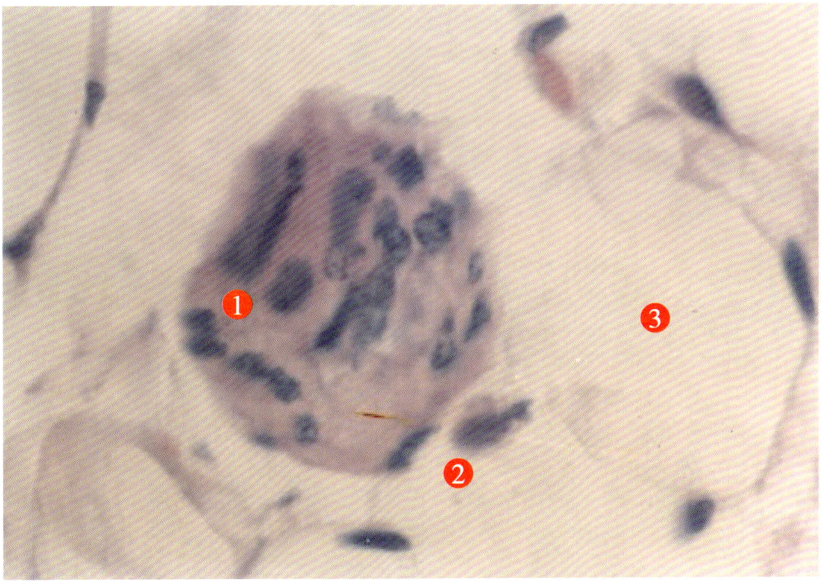

■ 图4-74 人血管外膜神经束无序细胞团演化（2）

苏木素-伊红染色 ×400

❶示演化细胞团；❷示外迁干细胞；❸示脂肪泡。

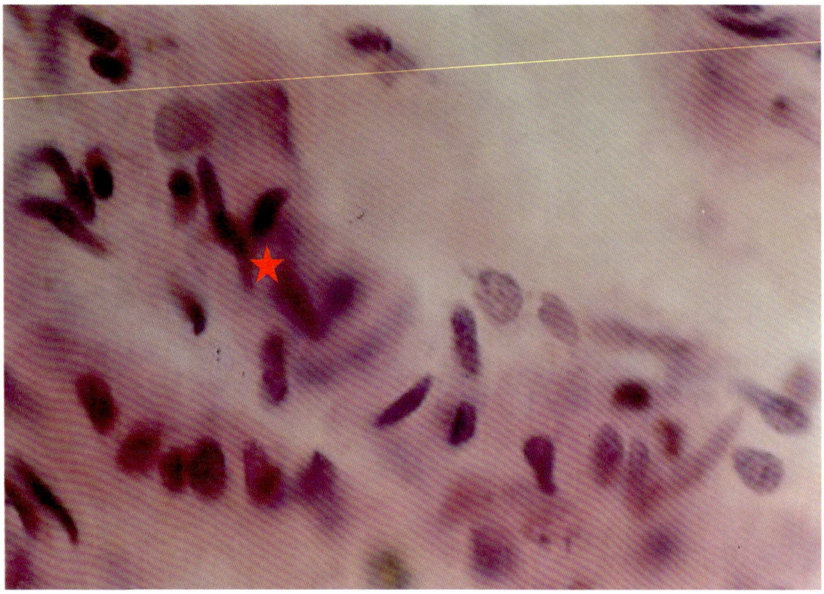

■ 图4–75　人血管外膜神经束无序细胞团演化（3）

苏木素–伊红染色　×400

★示神经束无序细胞团。

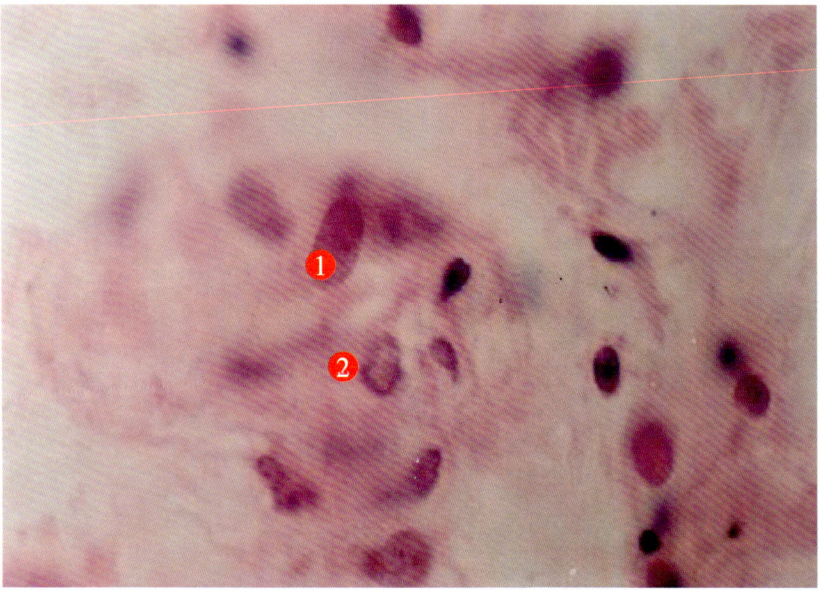

■ 图4–76　人血管外膜神经束无序细胞团演化（4）

苏木素–伊红染色　×400

❶示演化细胞团内有活力的细胞核；❷示细胞核溶解。

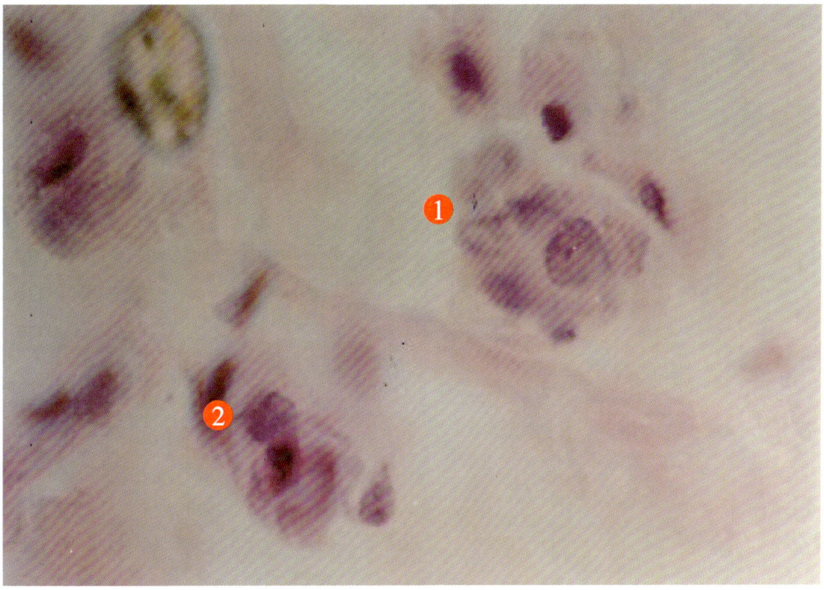

■ 图4-77 人血管外膜神经束无序细胞团演化（5）

苏木素-伊红染色 ×400

❶和❷示衰退中的神经束细胞团。

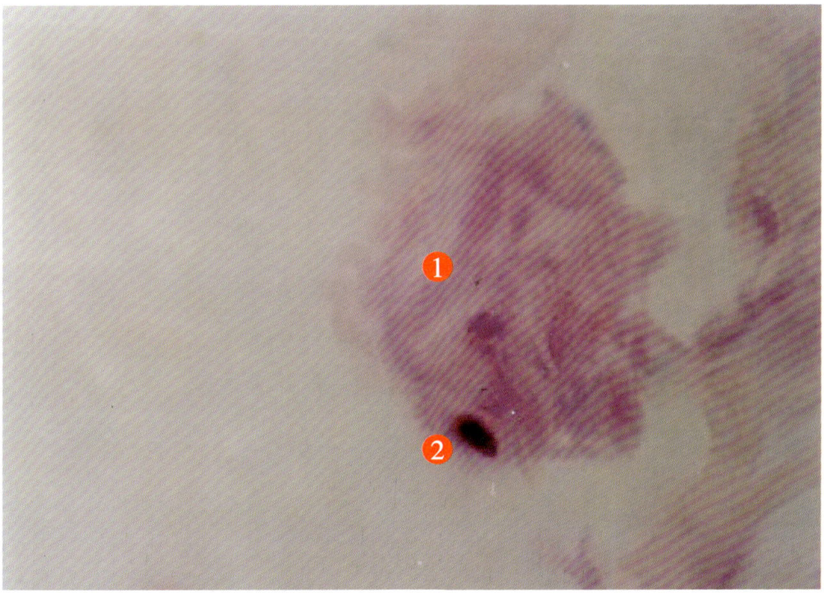

■ 图4-78 人血管外膜神经束无序细胞团演化（6）

苏木素-伊红染色 ×400

❶示少核衰退演化细胞团；❷示细胞核固缩。

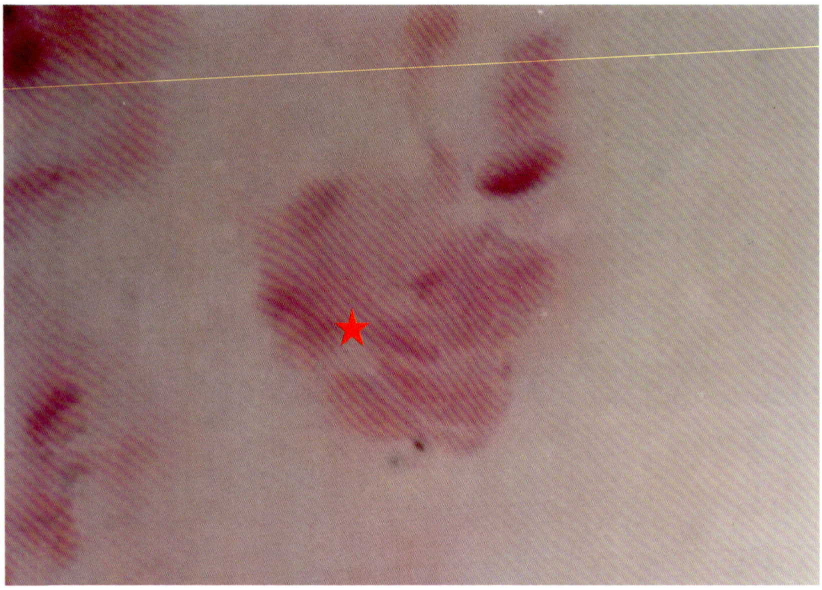

■ 图4–79　人血管外膜神经束无序细胞团演化（7）

苏木素–伊红染色　×400

★示衰退演化细胞团最终形成无细胞纤维团。

小结

血管外膜神经束除了可以调控平滑肌收缩外，血管外膜神经束细胞在适宜条件下演化形成平滑肌细胞、滋养血管、血细胞、血管鞘膜上皮、腱样细胞、脂肪细胞等，未遇到适宜条件时则出现神经束细胞肌样化、神经束发生退变及无序细胞团样演化等转归。后二者总体变化趋势是神经束细胞逐渐衰退，整个结构萎缩，消融于间质中。血管外膜神经束演化形成滋养血管有上皮管式、裂隙式、内蚀式和束衣式等不同方式。血管发生的共有过程是腔面内皮化和周围细胞平滑肌化。

神经源血细胞发生常在形成血管的束衣腔隙和内蚀腔隙内同步进行，少部分血细胞发生于腔隙外，但都属于原位血细胞发生。血管壁营养神经束演化形成滋养血管和神经束细胞演化为血细胞是体神经细胞横向分化的明确例证，具有重大理论与实践意义。

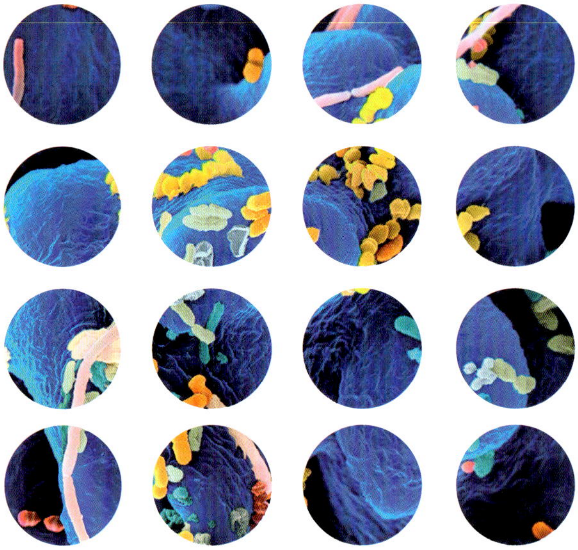

第五章
毛细血管、微血管与小血管组织动力学

第一节　毛细血管组织动力学

毛细血管是循环系统实现物质交换功能的主要部位。毛细血管直径一般为6～8 μm，血窦较宽大，直径可达40 μm。毛细血管管壁主要由一层内皮和基膜组成，在内皮细胞与基膜之间可有周细胞。周细胞的胚胎发生来源有多种观点：一是起源于大动脉背侧的间充质细胞；二是起源于神经嵴；三是起源于心内皮细胞，如冠状血管内皮。目前认为，成血管细胞、成血细胞、血管平滑肌细胞和周细胞的前体均为中胚叶侧索的Flk-1阳性胚胎干细胞。周细胞还可作为一种储备细胞，在非血管组织（如骨组织）的形成与重塑中发挥作用。周细胞的表型特征介于血管平滑肌和成纤维细胞之间，所以也有向成纤维细胞分化的能力，可从管壁游走下来分化为成纤维细胞。著者研究发现，在受所在器官组织场诱导下，血源干细胞可穿过毛细血管壁，逐步演化形成所在器官的实质细胞（图5-1、图5-2）；还发现毛细血管周细胞也可受所在器官组织场诱导，演化为相应的实质细胞（图5-3）。可见毛细血管还是循环系统干细胞流通配送功能的执行者。

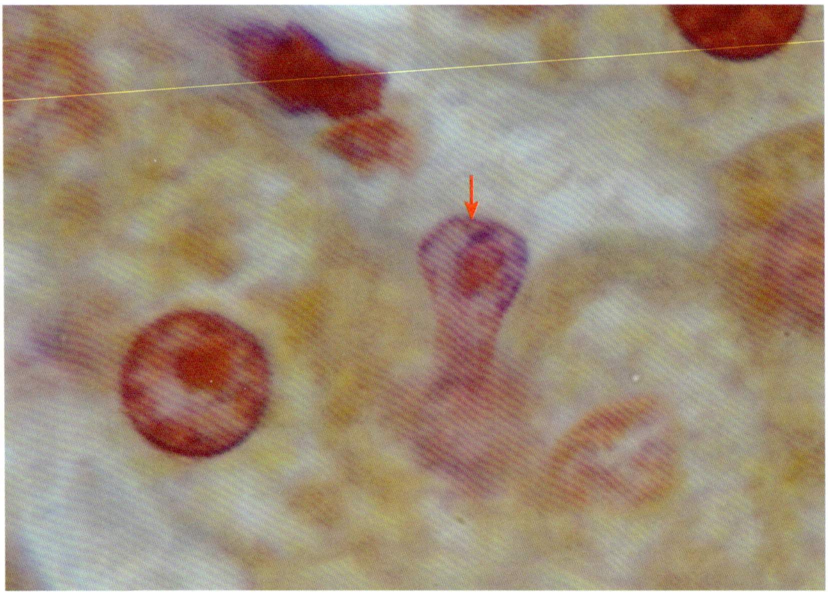

■ 图5-1 人血源干细胞-肝细胞演化（1）

Mallory染色 ×1 000

↓示血源干细胞嵌入肝板。

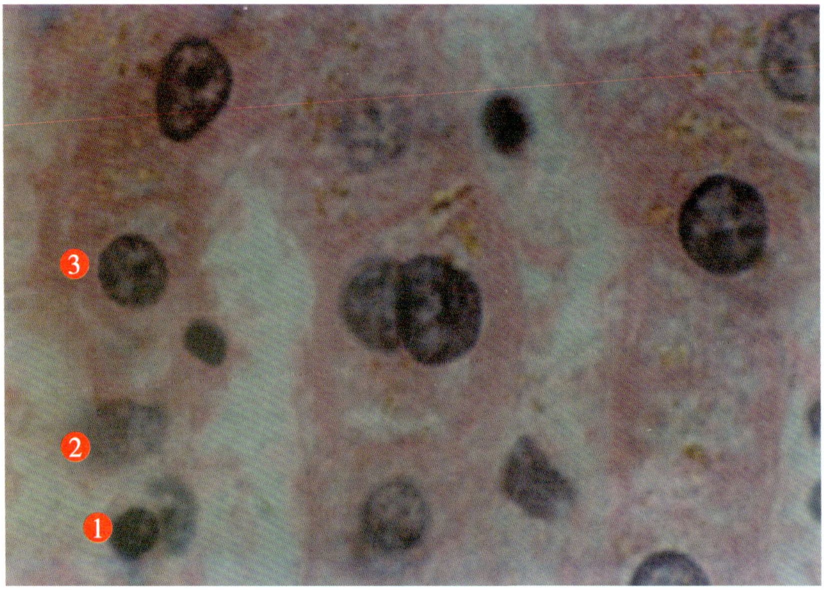

■ 图5-2 人血源干细胞-肝细胞演化（2）

苏木素-伊红染色 ×1 000

❶示演化早期干细胞；❷示过渡性细胞；❸示肝细胞。

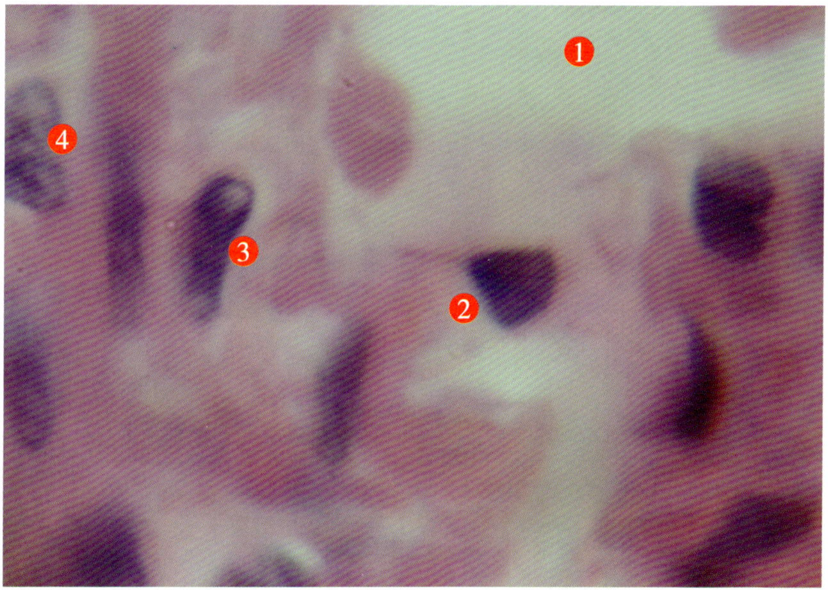

■ 图5-3 人肝血窦周干细胞演化

苏木素-伊红染色 ×1 000

❶示肝血窦；❷示窦周干细胞；❸示肝间质细胞；❹示成肝细胞。

第二节 微血管组织动力学

器官内微血管（微动脉和微静脉）壁的细胞特征介于周细胞与血管平滑肌细胞之间。因为形态学上的相似性，而且表达共同抗原α-SMA（α-smooth muscle actin），故认为血管平滑肌细胞和周细胞实质上都属于同一细胞群，表现出此细胞群演化的连续性。在一定条件下，周细胞可转化为血管平滑肌细胞。实际上，微血管已是所在器官的有机组成部分，器官内微血管内血源干细胞可通过跨壁外迁和血管壁外层细胞离散，为所在器官不断提供干细胞，在该器官组织场影响下，演化形成器官实质细胞。

一、心肌层内微血管源干细胞-心肌细胞演化

心肌层内微动脉壁外膜细胞受周围心肌的诱导，可外迁演化成为心肌细胞（图5-4）。微静脉腔内血源干细胞也可穿越血管壁逐渐演化形成心肌细胞（图5-5）。

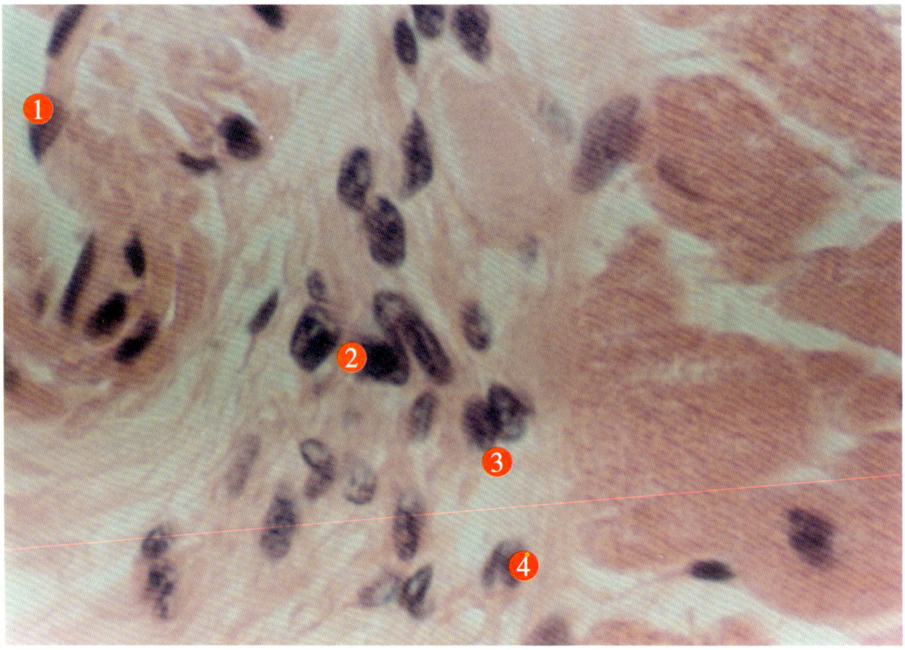

■ 图5-4　人心室肌层内微血管源干细胞-心肌细胞演化（1）

苏木素-伊红染色　×400

❶示微动脉腔；❷示血管壁外周细胞；❸示外迁的血管壁细胞；❹示过渡性心肌细胞。

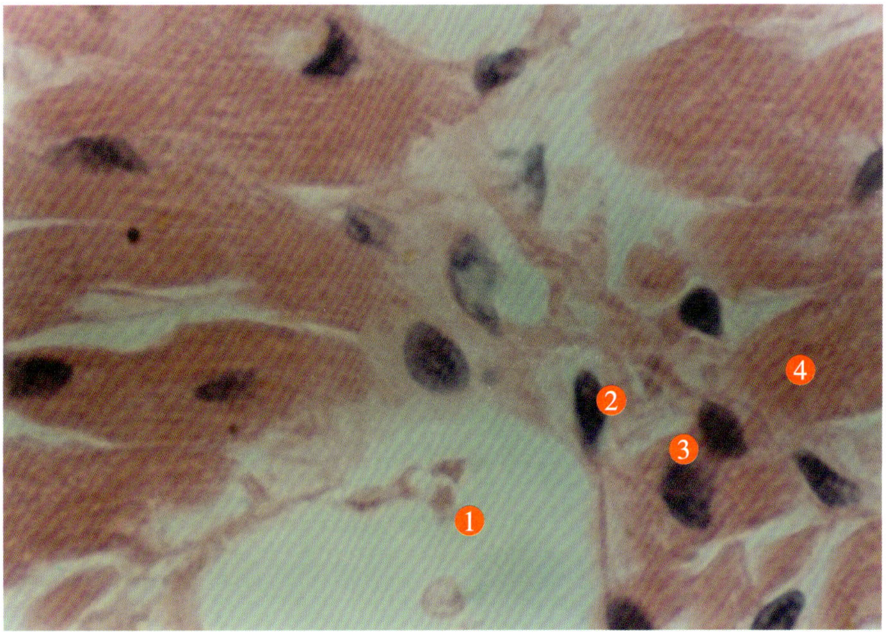

■ 图5-5 人心室肌层内微血管源干细胞-心肌细胞演化（2）

苏木素-伊红染色 ×400

❶示微静脉腔；❷示受激发的血管壁细胞；❸示受近端诱导向心肌细胞演化的血管壁细胞；❹示心肌细胞。

二、肝内微血管源干细胞演化

大量观察发现，肝细胞演化直接或间接与血管有关。血管源干细胞可外迁，经过渡性细胞逐步演化形成肝细胞（图5-6、图5-7）。

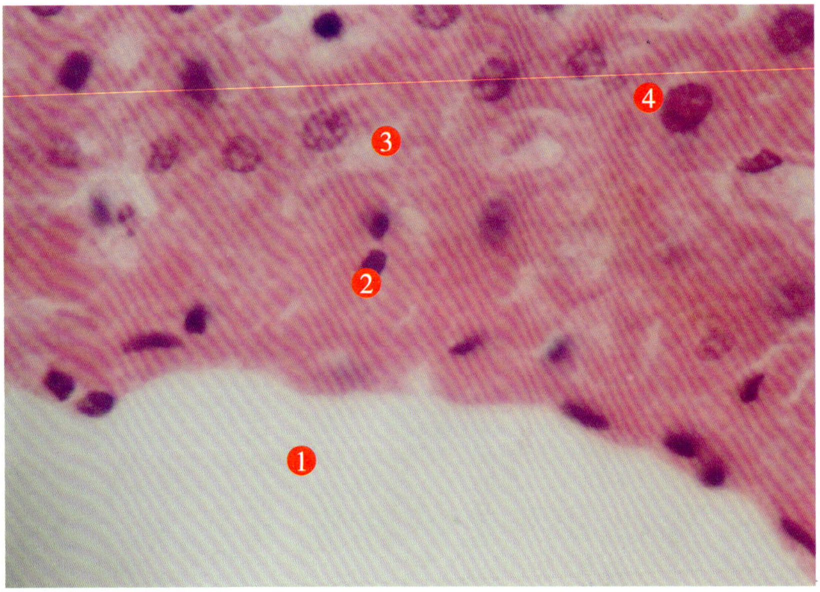

■ 图5-6　人肝内微血管源干细胞-肝细胞演化

苏木素-伊红染色　×400

❶示中央静脉；❷示外迁干细胞；❸示过渡性细胞；❹示肝细胞。

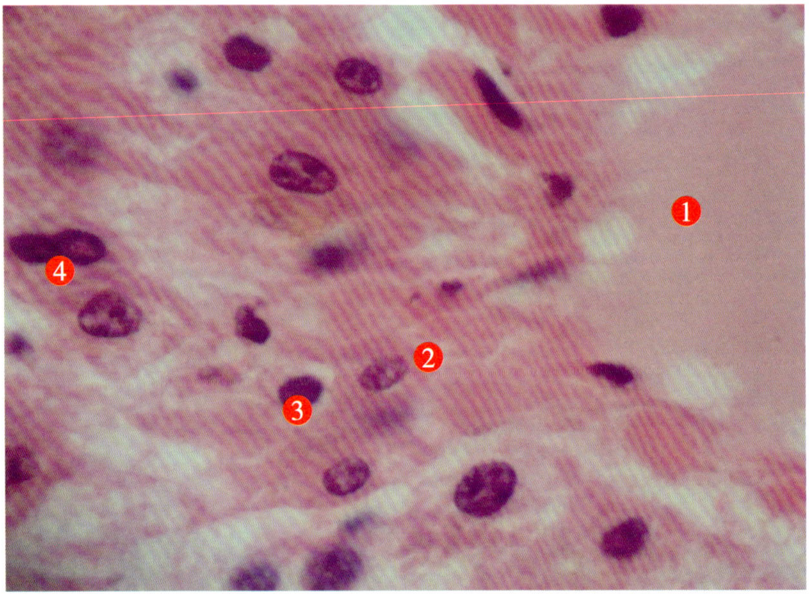

■ 图5-7　人肝内小血管源干细胞-肝细胞演化

苏木素-伊红染色　×400

❶示中央静脉；❷示外迁干细胞；❸示过渡性细胞；❹示肝细胞。

三、胰腺内微血管源干细胞–胰腺细胞演化

胰腺内微血管腔内干细胞出血管成为胰腺干细胞，进而演化形成胰腺细胞（图5–8）。

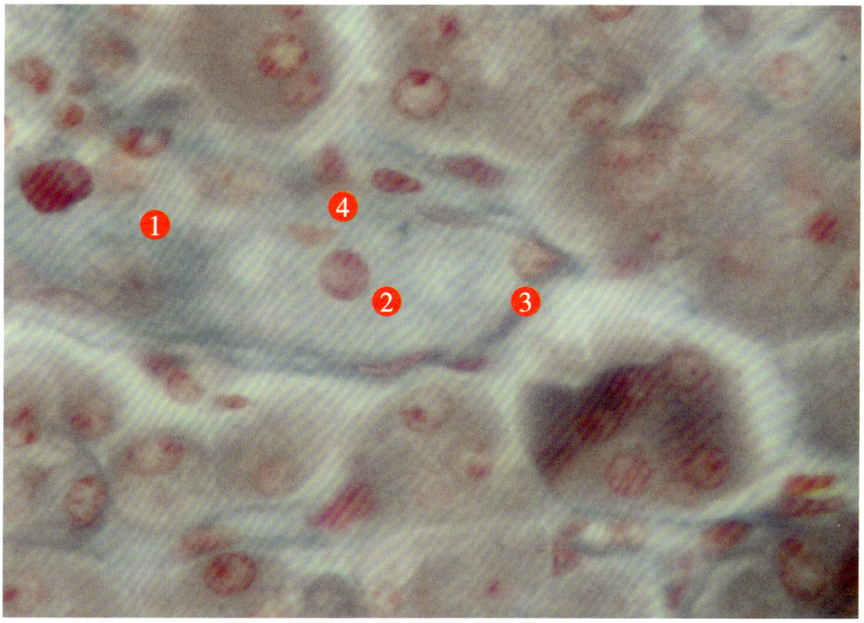

■ 图5–8　人胰腺内小血管源干细胞–胰腺细胞演化

苏木素–伊红染色　×400

❶示血源干细胞；❷示外迁干细胞；❸示过渡性细胞；❹示胰腺细胞。

四、睾丸内微血管源干细胞–生精细胞演化

睾丸内微血管壁细胞，可外迁经钝圆化演化成为成生精细胞（图5–9～图5–11），但与微血管中血源干细胞穿过血管壁演化成生精细胞（图5–12、图5–13）难以区分。

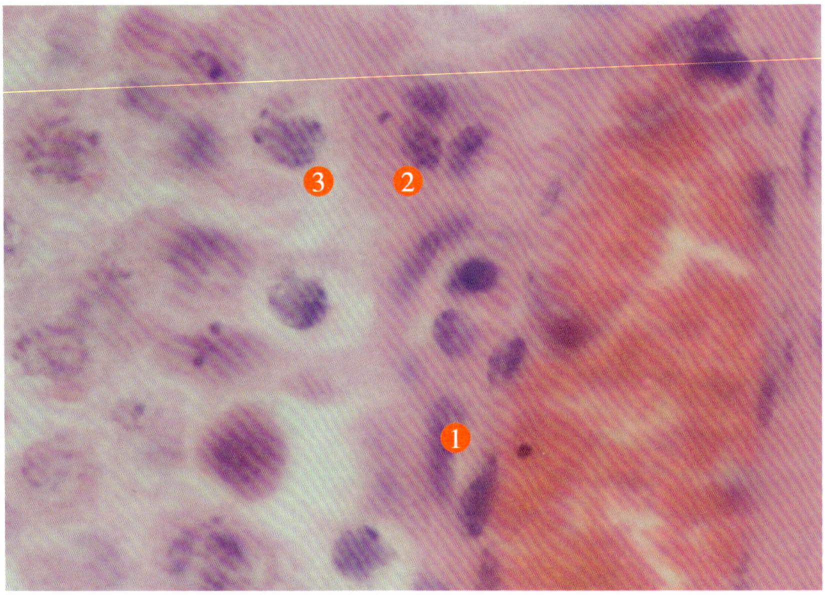

■ 图5-9　兔睾丸内微血管源干细胞-生精细胞演化（1）

苏木素-伊红染色　×400

❶示血管源干细胞；❷示干细胞钝圆化；❸示成生精细胞。

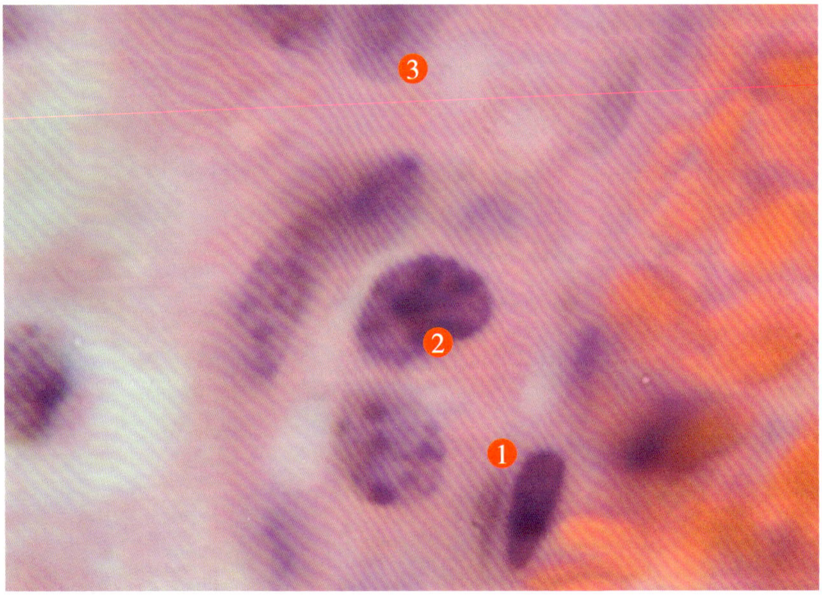

■ 图5-10　兔睾丸内微血管源干细胞-生精细胞演化（2）

苏木素-伊红染色　×1 000

❶示血管源干细胞；❷示干细胞钝圆化；❸示成生精细胞。

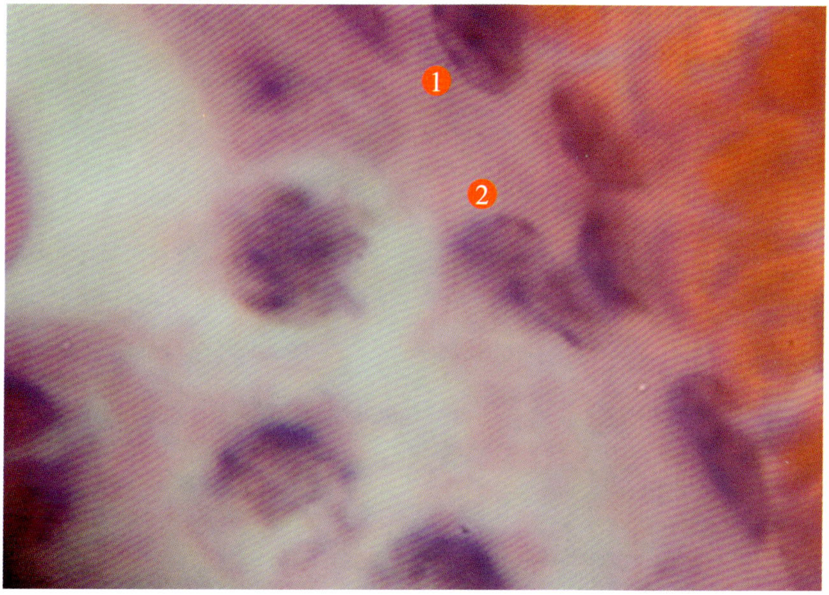

■ 图5-11　兔睾丸内微血管源干细胞-生精细胞演化（3）

苏木素-伊红染色　×1 000

❶示血管源干细胞；❷示成生精细胞。

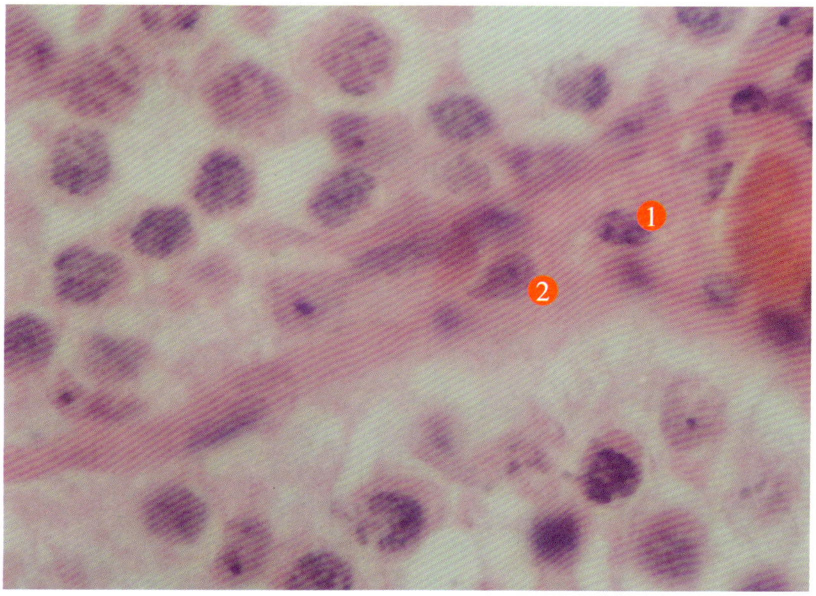

■ 图5-12　兔睾丸内微血管源干细胞-生精细胞演化（4）

苏木素-伊红染色　×400

❶示血管源干细胞；❷示成生精细胞。

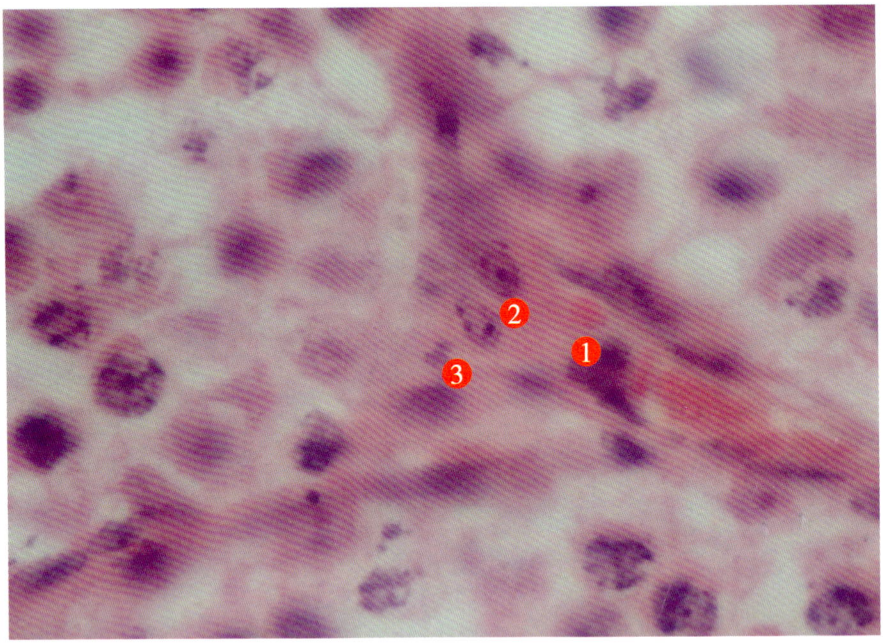

■ 图5-13 兔睾丸内微血管源干细胞-生精细胞演化（5）

苏木素-伊红染色 ×400

❶示血源干细胞；❷示过渡性细胞；❸示成生精细胞。

五、卵巢内微血管源干细胞演化

卵巢内微血管壁外层细胞，可离散成为卵巢基质细胞（图5-14、图5-15），也可经过渡性细胞演化形成黄体细胞（图5-16、图5-17）。

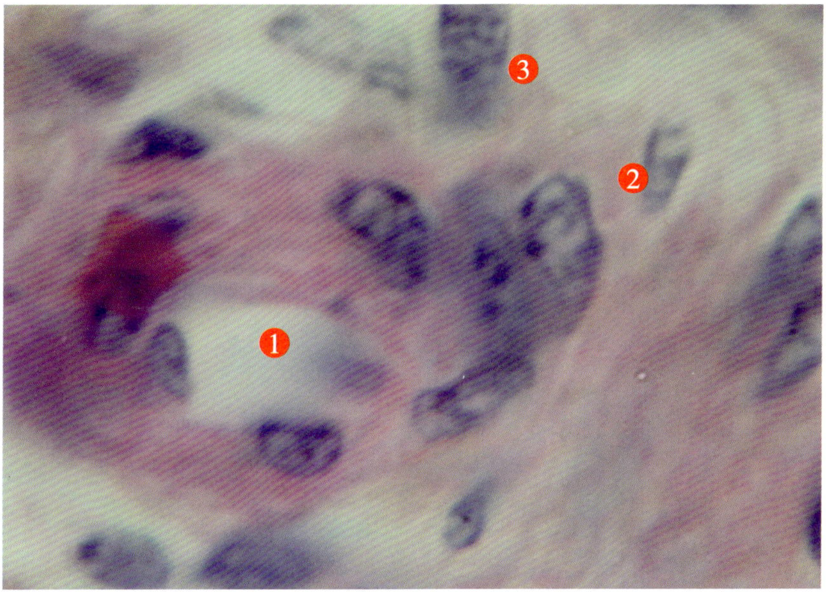

■ 图5-14 猫卵巢内微血管源干细胞演化（1）

苏木素-伊红染色 ×1 000

❶示血管；❷示离散血管壁细胞；❸示卵巢基质细胞。

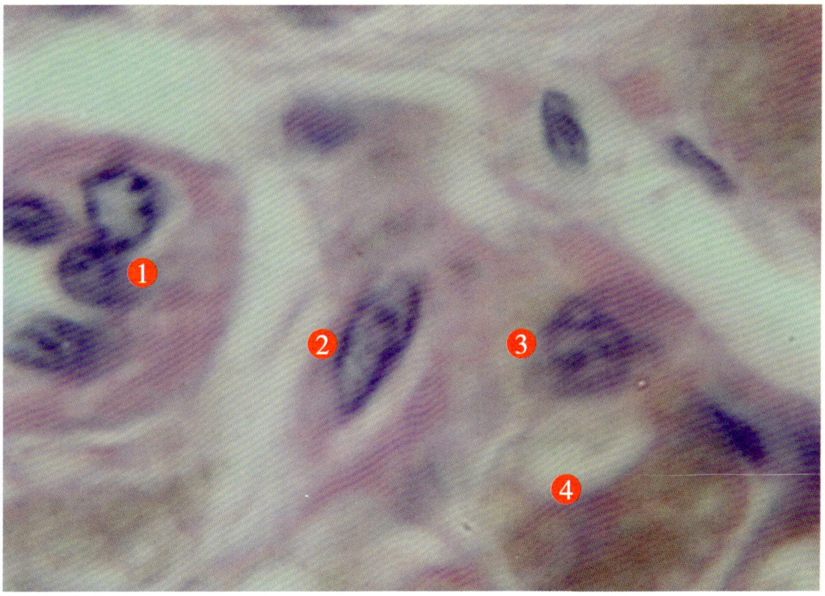

■ 图5-15 猫卵巢内微血管源干细胞演化（2）

苏木素-伊红染色 ×1 000

❶示血管；❷示离散血管壁细胞；❸示过渡性细胞；❹示黄体细胞。

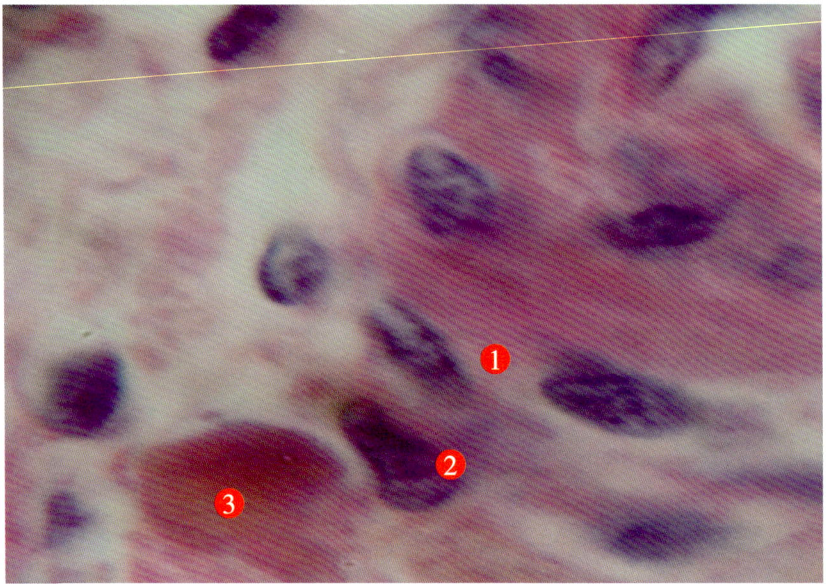

■ 图5-16 猫卵巢内微血管源干细胞演化（3）

苏木素-伊红染色 ×1 000

❶示离散血管壁细胞；❷示过渡性细胞；❸示黄体细胞。

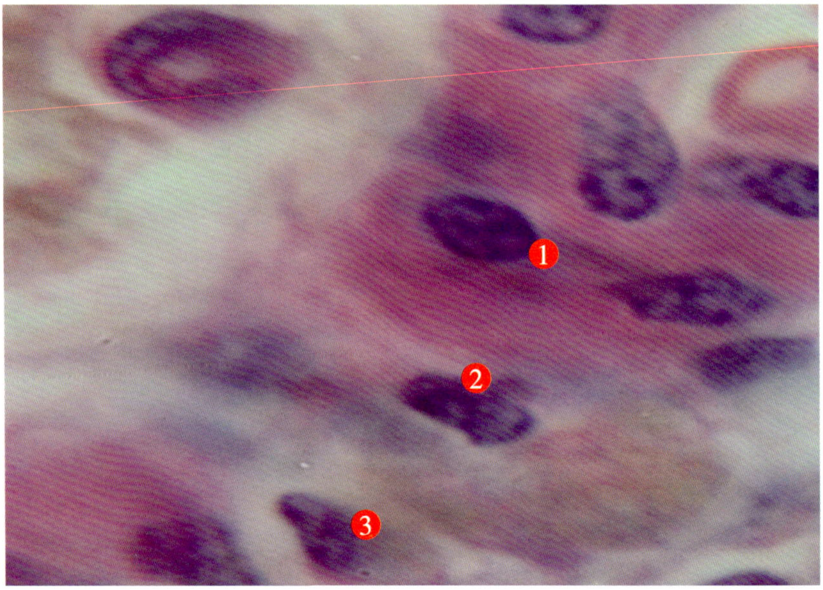

■ 图5-17 猫卵巢内微血管源干细胞演化（4）

苏木素-伊红染色 ×1 000

❶示血管壁细胞；❷示过渡性细胞；❸示黄体细胞。

六、子宫内膜微血管源干细胞演化

子宫内膜内，小血管外膜细胞可向外离散形成子宫内膜间质细胞，进而参与子宫腺细胞演化（图5-18）。

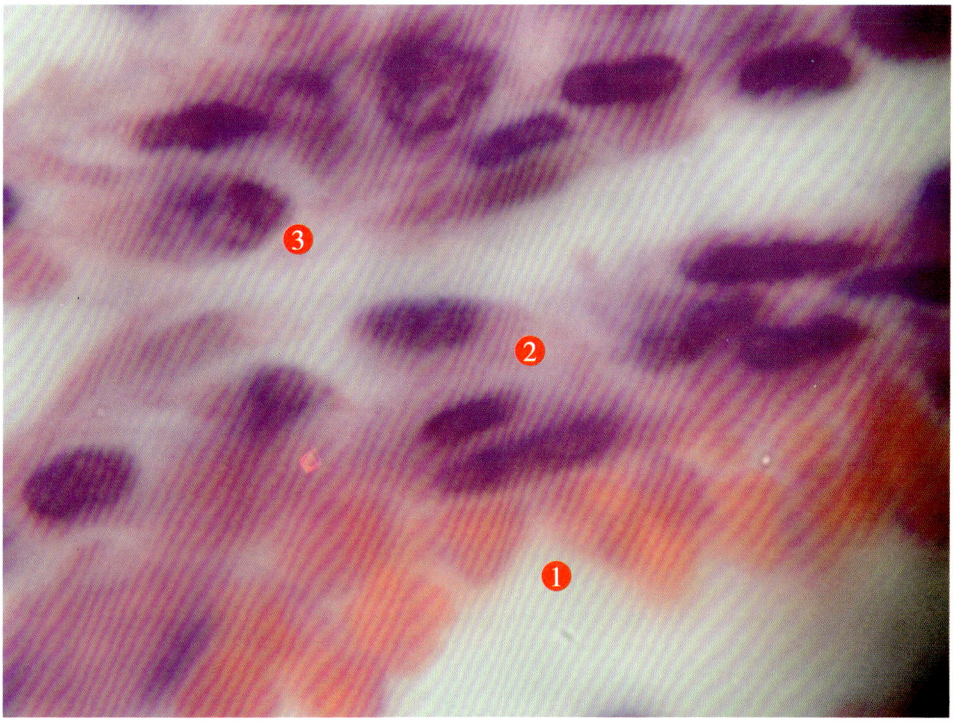

■ 图5-18　人血管源干细胞-子宫内膜间质细胞演化

苏木素-伊红染色　×1 000

❶示血管腔；❷示血管壁干细胞；❸示子宫内膜间质细胞。

第三节 器官内小血管组织动力学

器官内小动脉是中动脉的直接延续，管壁结构与之相似。肾门小动脉管壁变薄，平滑肌层数减少，小动脉的外膜细胞依然显示衰退，但程度逐渐减轻（图5-19）。肾组织内小动脉壁外层细胞不见衰退，甚至在肾组织场诱导下，其外层细胞离散演化成为肾间质干细胞、成肾细胞、肾细胞（图5-20～图5-22）。肾内小静脉壁也有类似的变化趋势（图5-23），外层细胞也不见衰退，也可经过渡性细胞演化形成肾实质细胞（图5-24）。

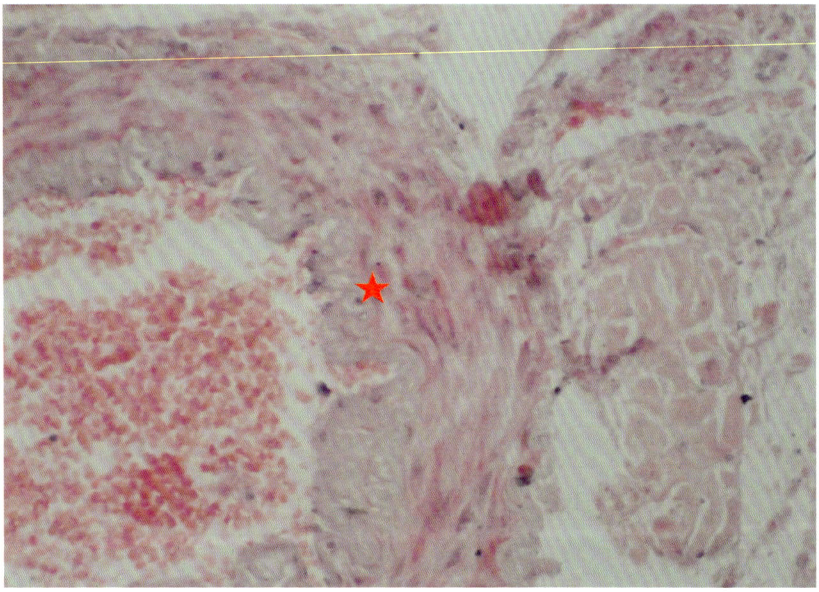

■ 图5-19 人肾内小动脉

苏木素-伊红染色 ×100

★示人肾内小动脉壁。

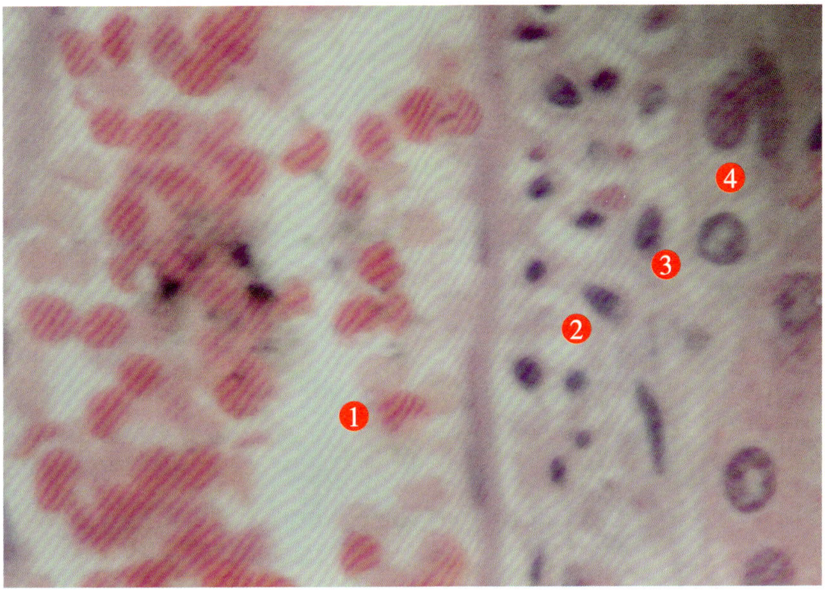

■ 图5-20　人肾内小动脉源干细胞演化（1）

苏木素-伊红染色　×400

❶示肾内小动脉腔；❷示平滑肌细胞；❸示血管壁外层细胞；❹示成肾细胞。

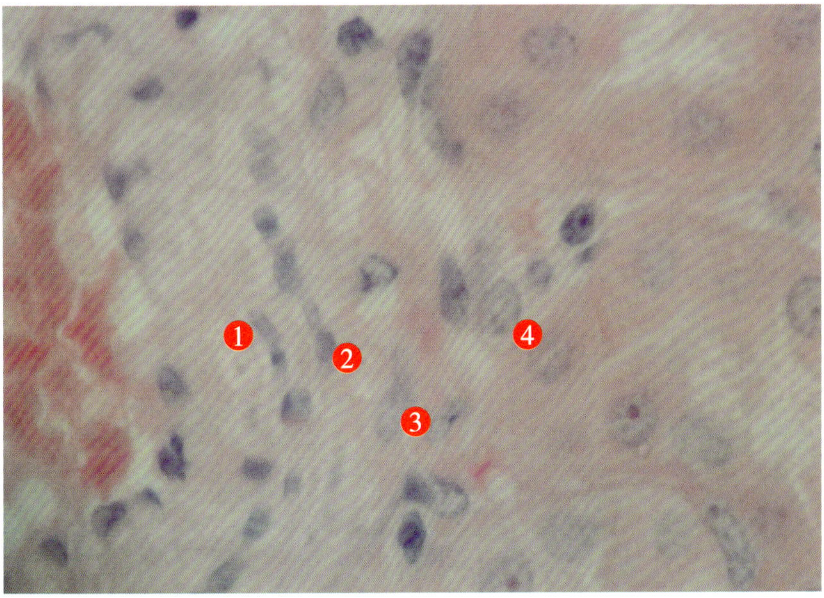

■ 图5-21　人肾内小动脉源干细胞演化（2）

苏木素-伊红染色　×400

❶示平滑肌细胞；❷示血管外膜细胞；❸示过渡性细胞；❹示成肾细胞。

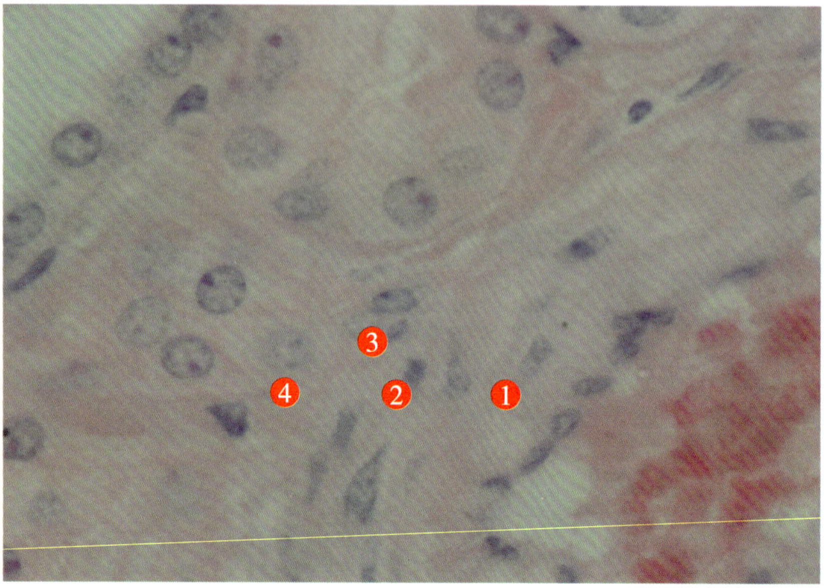

■ 图5-22 人肾内小动脉源干细胞演化（3）

苏木素-伊红染色 ×400

❶示平滑肌细胞；❷示血管外膜细胞；❸示过渡性细胞；❹示成肾细胞。

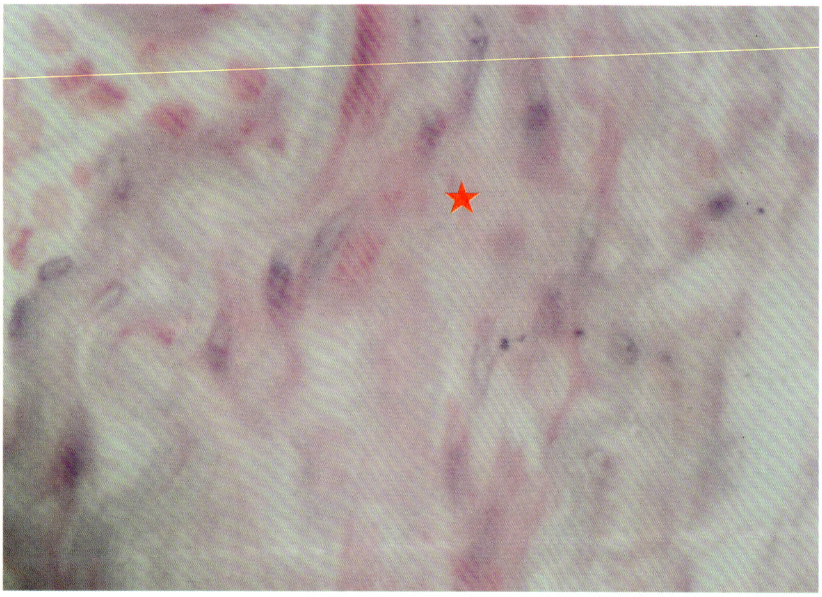

■ 图5-23 人肾内小静脉

苏木素-伊红染色 ×400

★示人肾内小静脉壁。

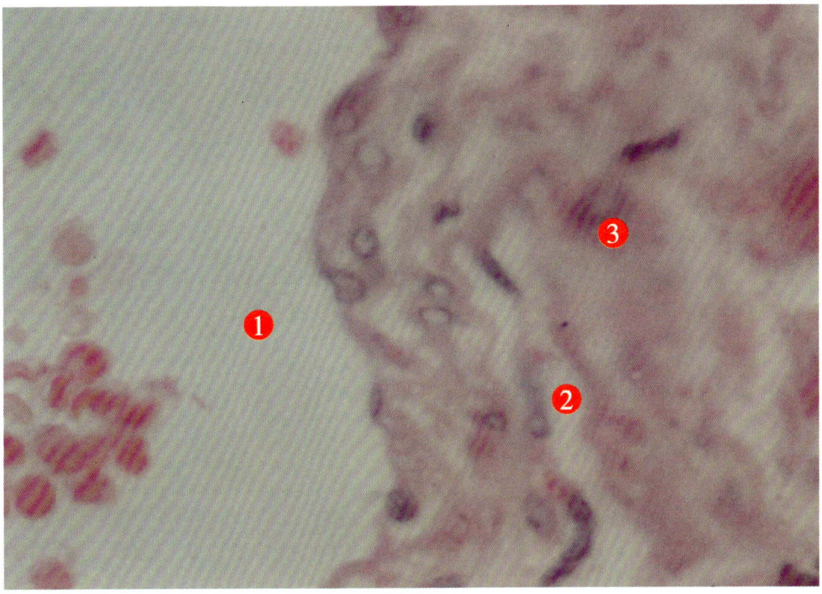

■ 图5-24 人肾内小静脉源干细胞演化

苏木素-伊红染色 ×400

❶示肾内小静脉腔；❷示静脉壁外层细胞；❸示外迁的过渡性细胞。

小结

毛细血管既是循环系统实现与各器官物质交换的主要部位，又是循环系统干细胞血流配送功能的执行者。在器官组织场诱导下血源干细胞可穿过毛细血管壁，演化为所在器官的实质细胞。周细胞也可脱离毛细血管演化形成实质细胞。器官内小血管和微血管外层细胞与周细胞同源，外层细胞衰退不明显，且在所在器官组织场影响下可逐渐演化为该器官的实质细胞，如心肌细胞、肝细胞、胰腺细胞、肾细胞、生精细胞、黄体细胞、子宫腺细胞等。可见，毛细血管、微血管和器官内小血管实际上已是各自所在器官的有机组成部分。

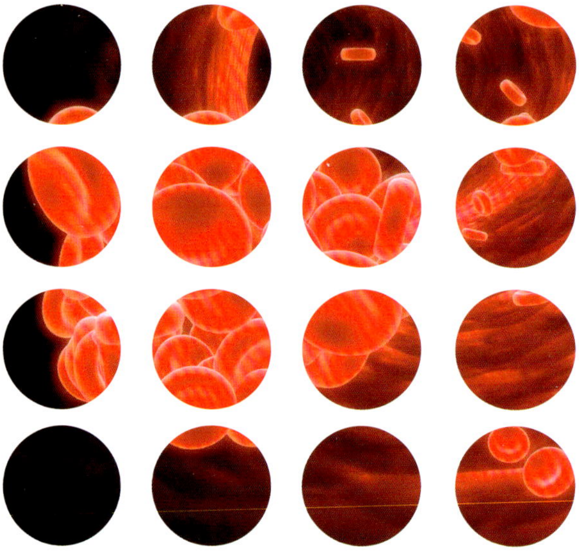

第六章
动脉粥样硬化发病机制

动脉硬化是随着人年龄增长而出现的血管疾病。通常是在青少年时期发生，至中老年时期加重，并可发生并发症。动脉硬化严重危害人类健康，是世界范围的主要病死原因，在一些国家被称为“头号杀手”。动脉粥样硬化发病机制研究已成为世界性紧迫课题。

第一节　血管组织动力学的年龄特征

一、大动脉组织动力学的年龄性变化

人大动脉内膜有静息区与活跃区之分。尽管缺少精确的统计资料，但据现有对比观察资料可以发现，人大动脉随着年龄增长，内膜活跃区所占比例逐渐下降，静息区的面积逐渐增加，且内皮细胞平均活力降低，内膜细胞密度降低，细胞间质增多（图6-1、图6-2）。老年人大动脉内皮细胞及内膜细胞仍可见少数直接分裂象（图6-3），但内膜下层内膜细胞-平滑肌细胞演化不活跃。老年人大动脉血管干细胞少数仍可以锚着方式内化（图6-4），但常见血管干细胞成簇（图6-5）或成层随沉积层聚集于内膜表面（图6-6、图6-7），其下内膜下层内膜细胞演化稍显活跃，但内膜总的平均细胞密度及内膜细胞-平滑肌细胞演化系的活跃程度明显降低，常见大量内膜细胞核明显衰退失活（图6-8）。有时可见很厚的沉积层（图6-9），或多层重叠沉积（图6-10）。老年人大动脉内膜微血栓式更新出现的概率较高（图6-11、图6-12），但微血栓内的干细胞所占比例较低（图6-13、图6-14），其次有红细胞阻隔，干细胞成功内化的概率较小。内化形成的内膜细胞演化顿挫，多见核固缩、核脱色而衰亡（图6-15）。老年人大动脉血管干细胞沉积式内化和微血栓式内化比率增加，可能与内皮覆盖不全导致PAF增加，促使血小板黏附、聚集与活化，TF激活凝血系统，PAI-1抑制纤溶系统有关。血管干细胞经厚沉积式内化和微血栓式内化，因增添较多血液成分而造成血管结构系统同化整合困难，导致血管组织场蜕变，部分内膜细胞表型调整，细胞质内储积较多脂质，形成泡沫细胞和胞外脂质聚集区（图6-16～图6-18）。老年人大动脉外膜边缘出现平滑肌克隆的概率明显增高（图6-19），这显然是整个血管动力学过程减慢而导致外膜神经束细胞演化代偿的结果。

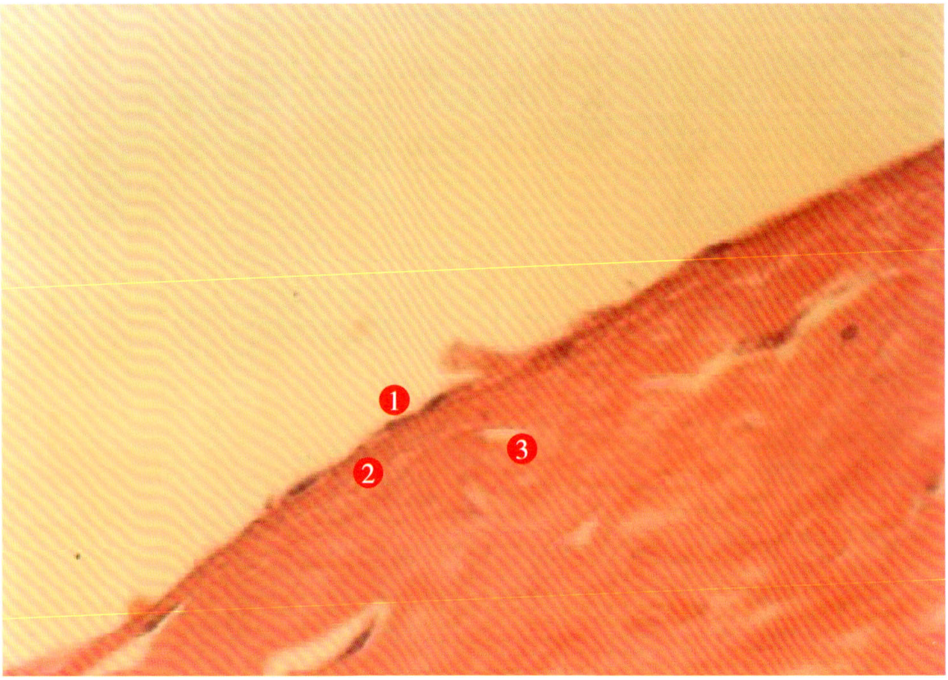

■ 图6-1　老年人大动脉内膜静息区

苏木素-伊红染色　×100

❶示内皮细胞；❷示内皮下层；❸示内膜下层。

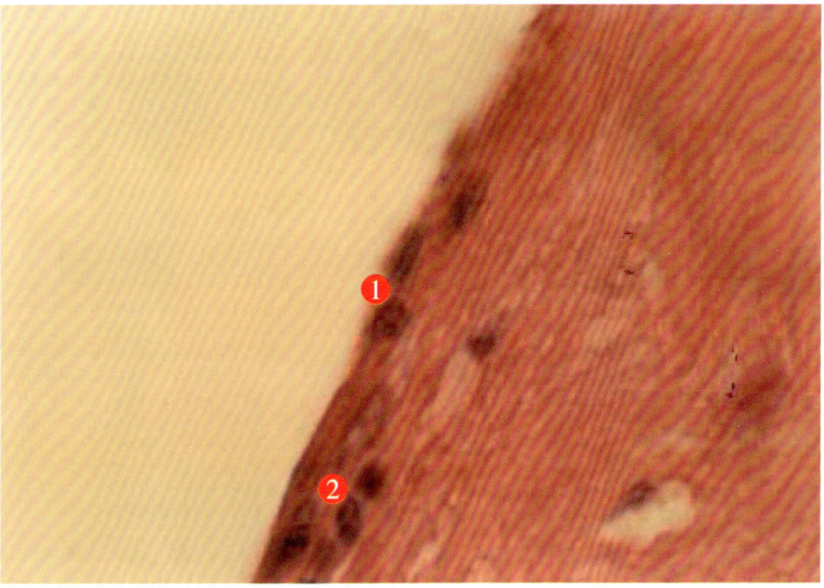

■ 图6-2　老年人大动脉内膜活跃区

苏木素-伊红染色　×400

❶示内皮细胞；❷示内膜下层。

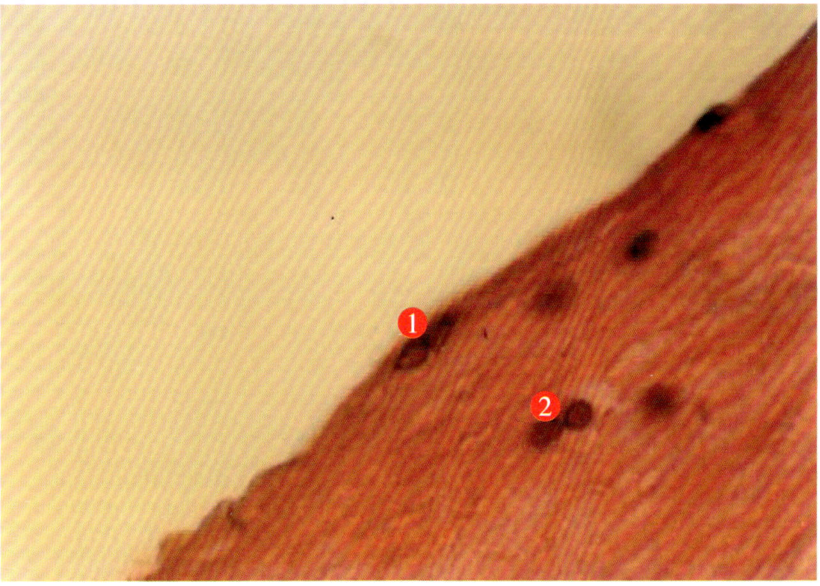

■ 图6-3　老年人大动脉细胞直接分裂

苏木素-伊红染色　×400

❶示内皮细胞直接分裂；❷示内膜细胞直接分裂。

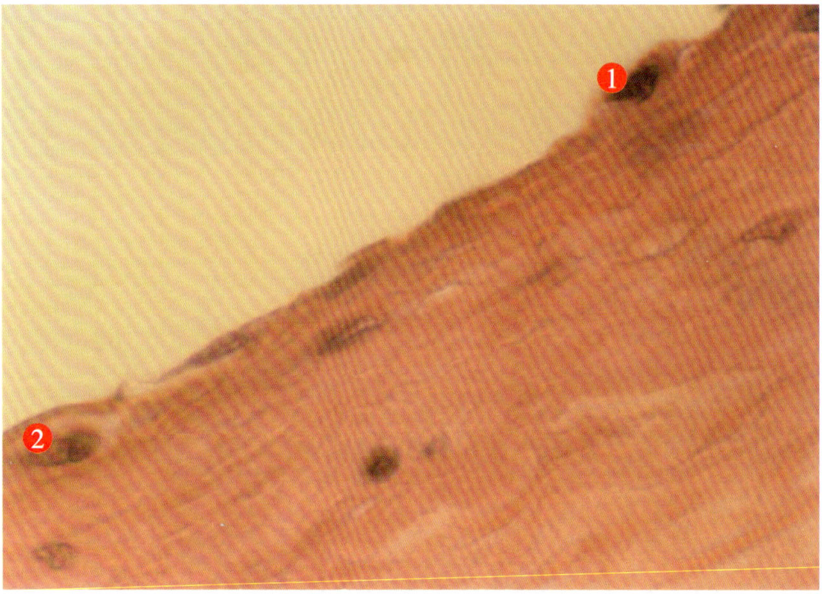

■ 图6-4　老年人大动脉血管干细胞锚着式内化（1）

苏木素-伊红染色　×400

❶示已锚着的血管干细胞；❷示内化的锚着细胞。

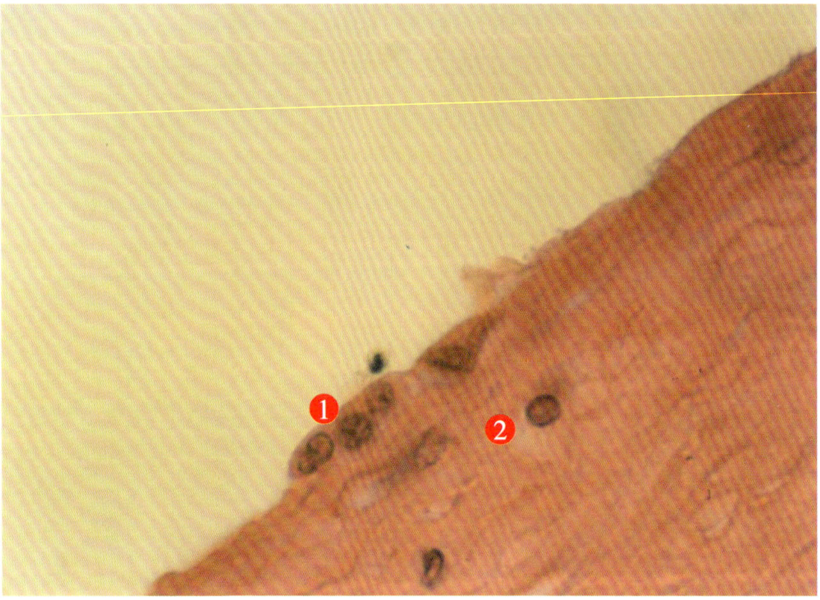

■ 图6-5　老年人大动脉血管干细胞锚着式内化（2）

苏木素-伊红染色　×400

❶示成簇锚着的血管干细胞；❷示内膜细胞。

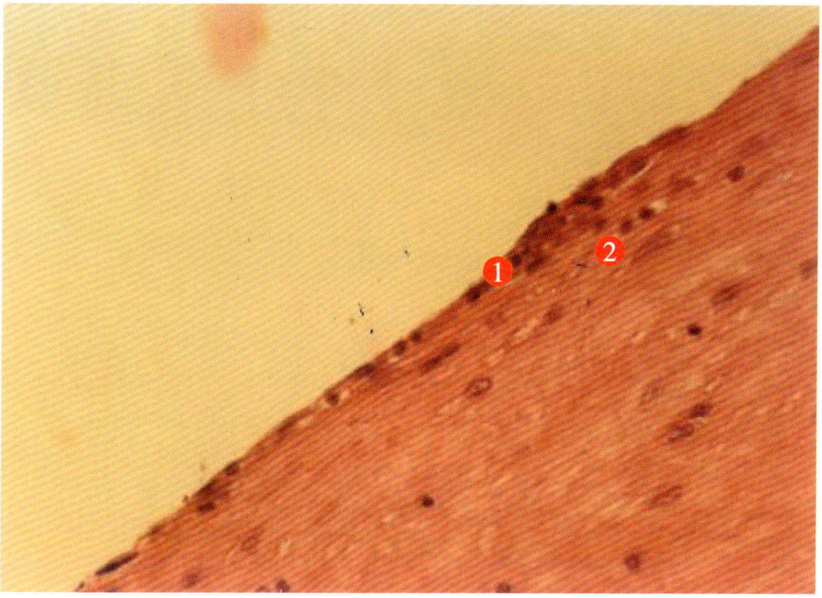

■ 图6-6 老年人大动脉血管干细胞沉积式内化（1）

苏木素-伊红染色 ×100

❶示沉积的成层有核血细胞；❷示内膜细胞。

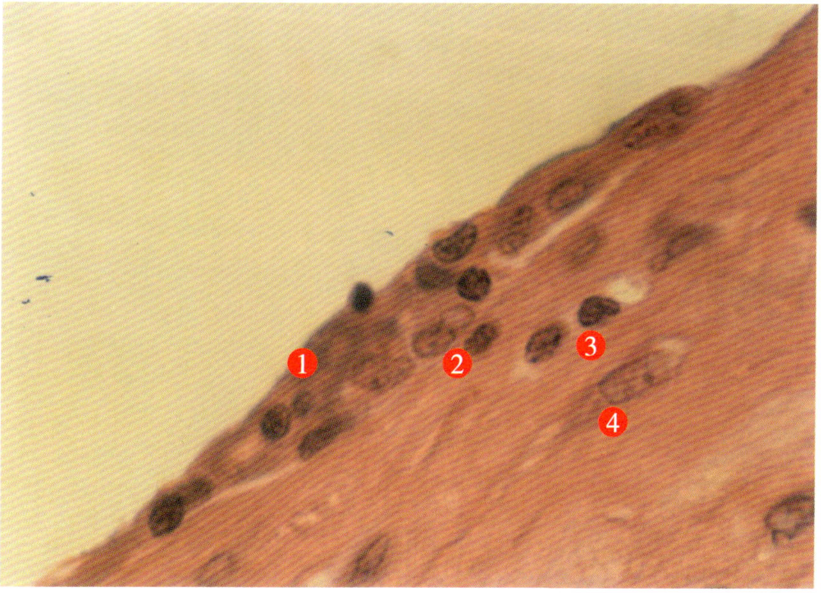

■ 图6-7 老年人大动脉血管干细胞沉积式内化（2）

苏木素-伊红染色 ×400

❶示群聚有核血细胞沉积层；❷示Ⅰ型内膜细胞；❸示Ⅱ型内膜细胞；❹示Ⅳ型内膜细胞。

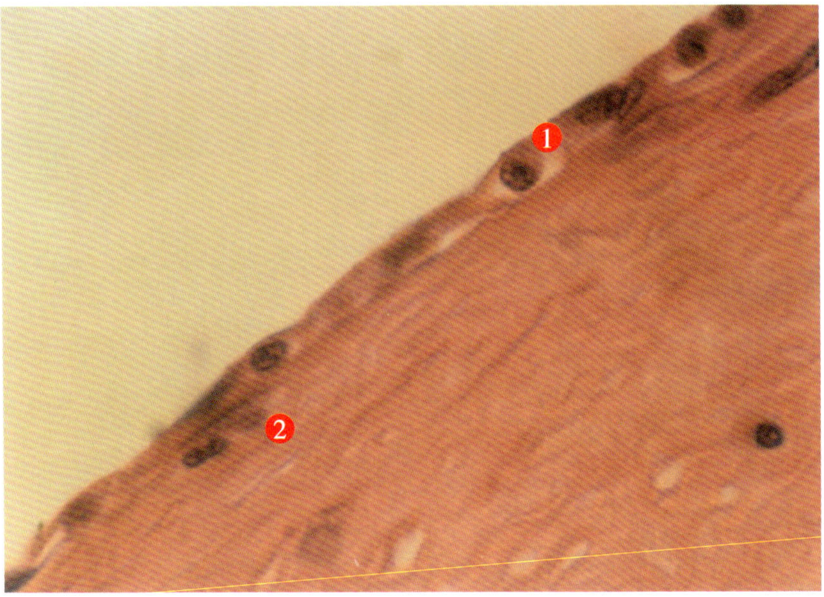

■ 图6-8 老年人大动脉血管干细胞沉积式内化（3）

苏木素-伊红染色 ×400

❶示有核血细胞沉积层；❷示内膜细胞核脱色。

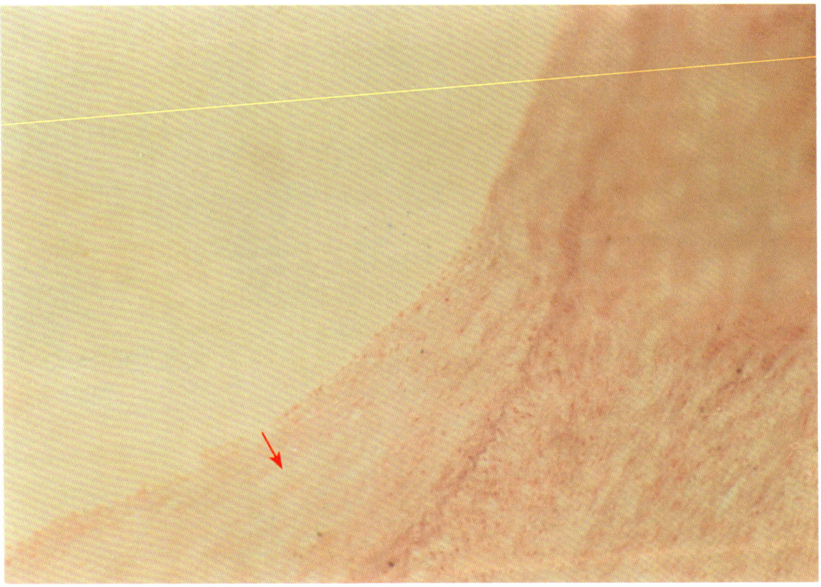

■ 图6-9 老年人大动脉血管干细胞沉积式内化（4）

苏木素-伊红染色 ×100

↘示内膜最表层较厚的沉积层。

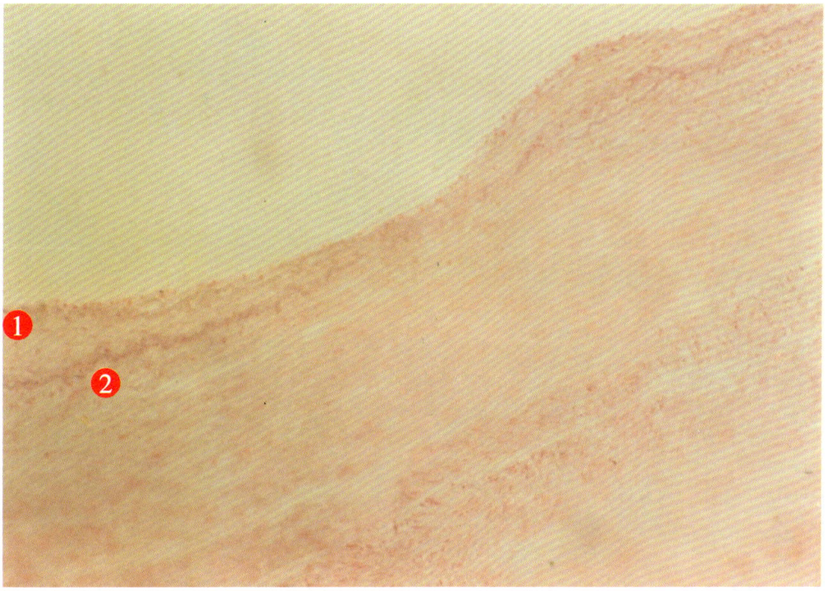

■ 图6–10　老年人大动脉血管干细胞沉积式内化（5）

苏木素–伊红染色　×100

❶示新沉积层；❷示旧沉积层。

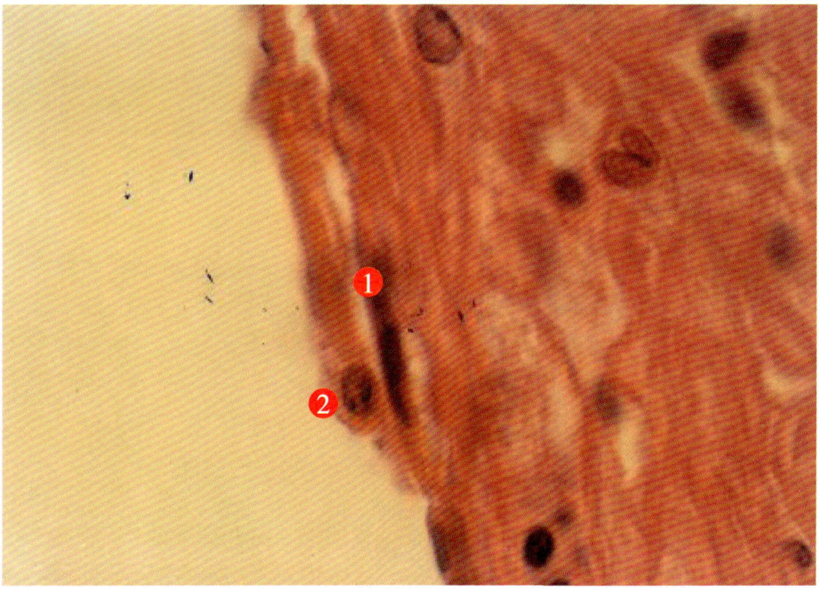

■ 图6–11　老年人大动脉血管干细胞微血栓式内化（1）

苏木素–伊红染色　×400

❶示内皮细胞；❷示微血栓及其中单个核血细胞。

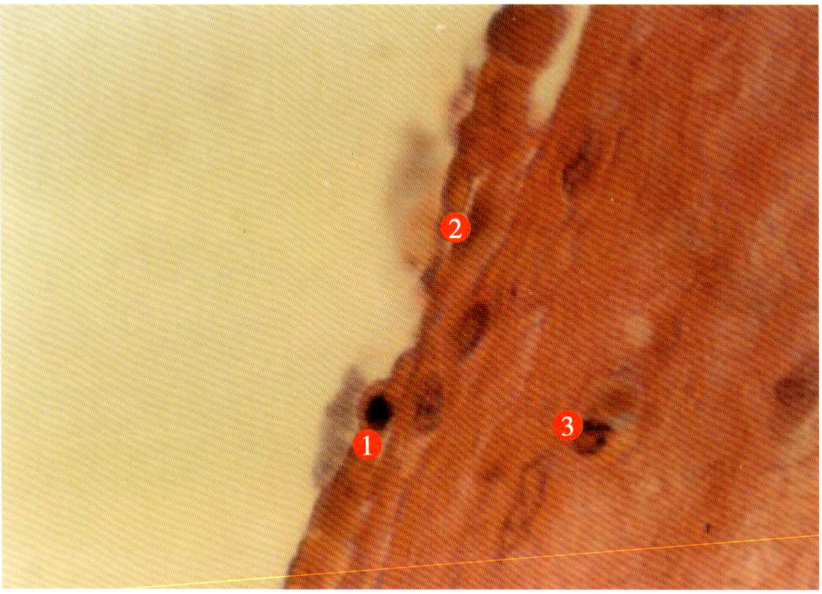

■ 图6-12 老年人大动脉血管干细胞微血栓式内化（2）

苏木素-伊红染色 ×400

❶示微血栓及其中固缩细胞核；❷示内皮细胞；❸示失活的内膜细胞。

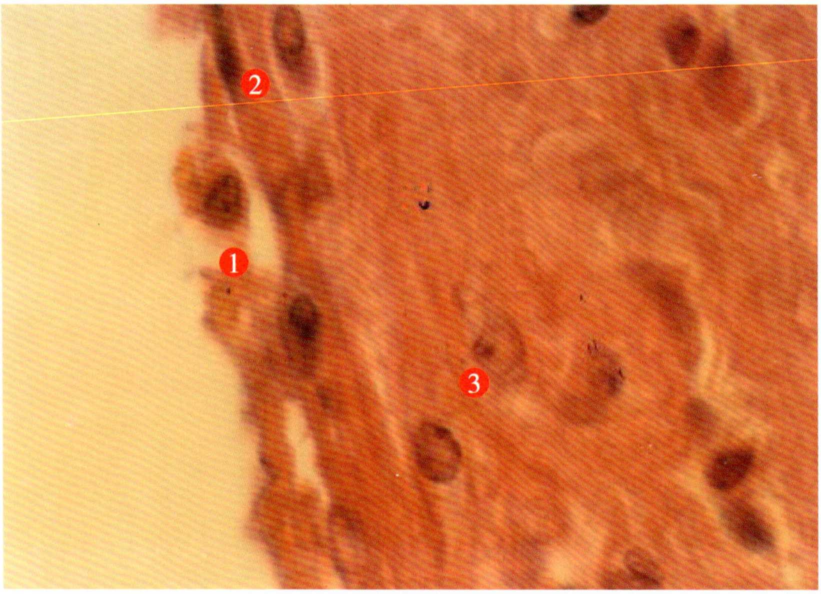

■ 图6-13 老年人大动脉血管干细胞微血栓式内化（3）

苏木素-伊红染色 ×400

❶示松散附着的微血栓；❷示内皮细胞；❸示失活的内膜细胞。

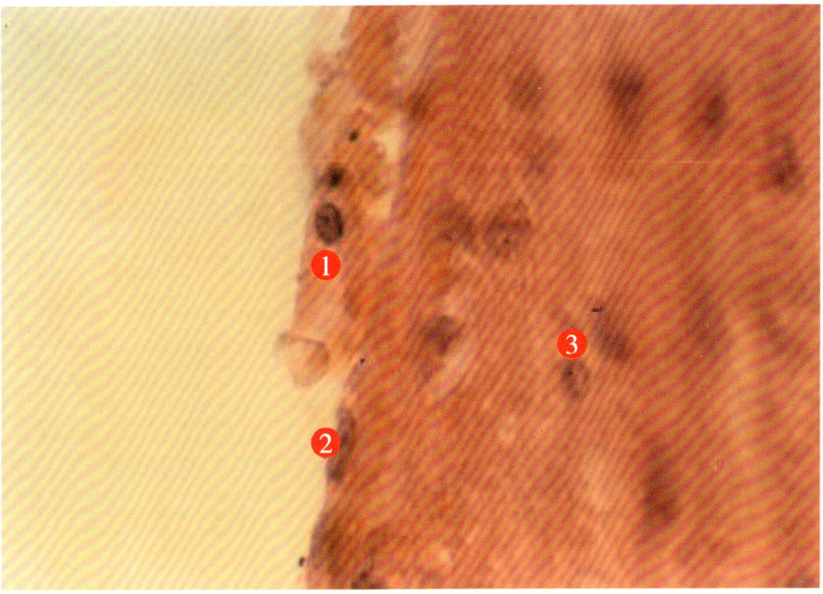

■ 图6-14　老年人大动脉血管干细胞微血栓式内化（4）

苏木素-伊红染色　×400

❶示松散附着的微血栓；❷示内皮细胞；❸示普遍失活的内膜细胞。

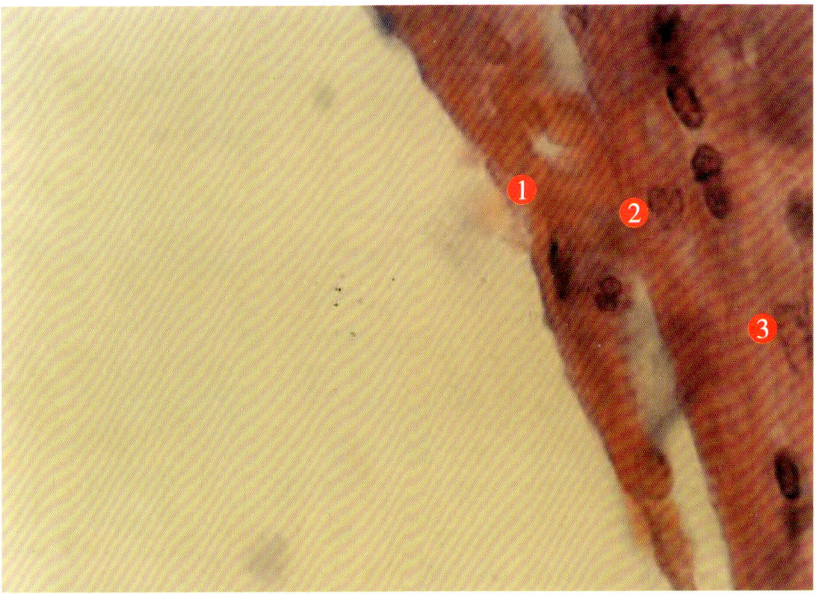

■ 图6-15　老年人大动脉血管干细胞微血栓式内化（5）

苏木素-伊红染色　×400

❶示松散附着不牢的微血栓；❷示内皮细胞稀少；❸示失活的内膜细胞。

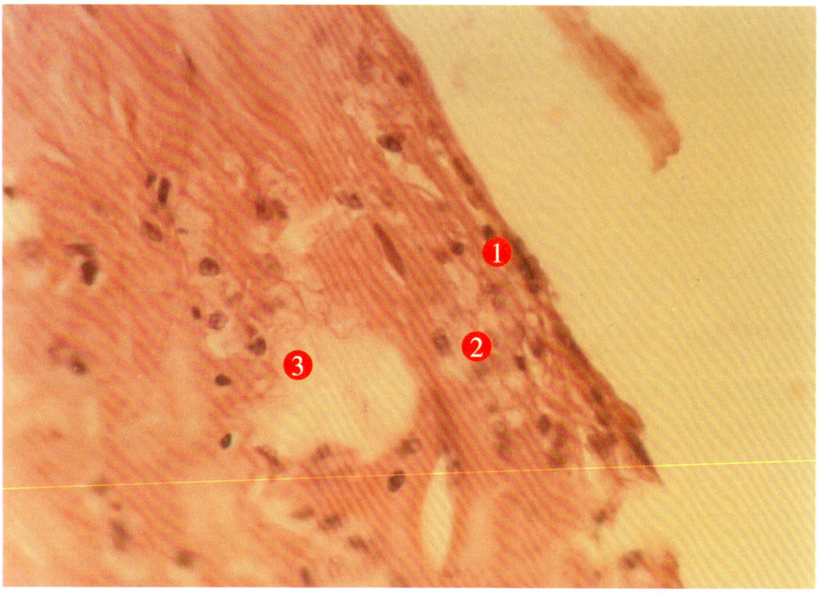

■ 图6-16 老年人大动脉内膜泡沫细胞（1）

苏木素-伊红染色 ×100

❶示沉积细胞内皮化不良；❷示泡沫细胞；❸示胞外脂质聚集区。

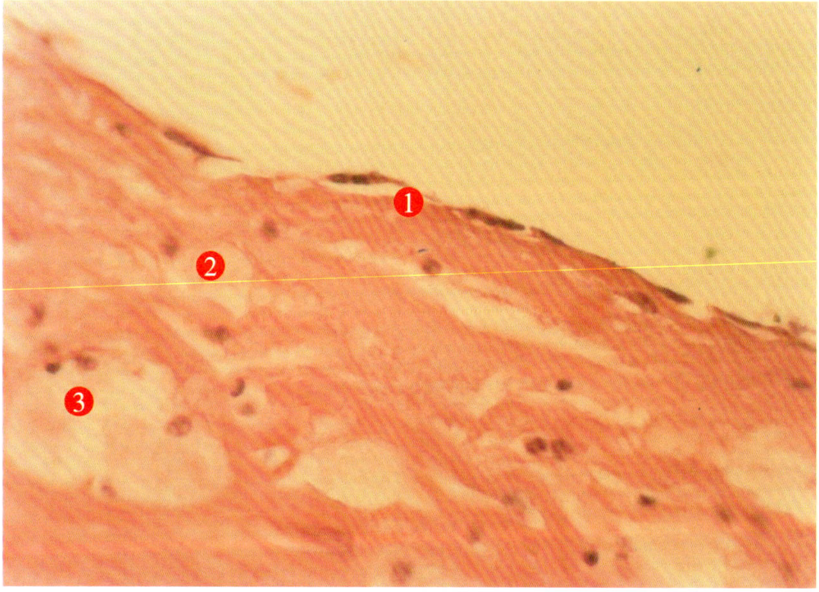

■ 图6-17 老年人大动脉内膜泡沫细胞（2）

苏木素-伊红染色 ×100

❶示衰退的内皮；❷和❸示胞外脂质聚集区的形成。

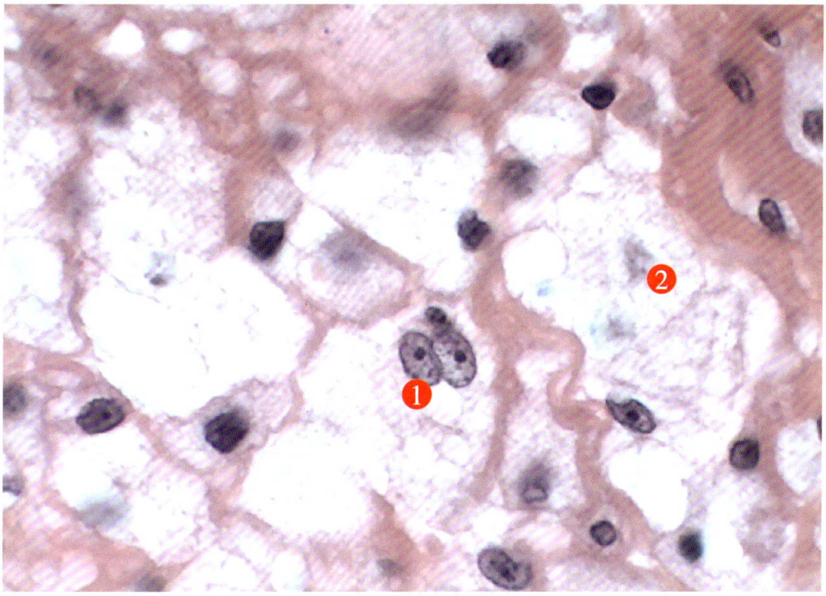

■ 图6-18 老年人大动脉内膜泡沫细胞（3）

苏木素-伊红染色 ×400

❶示泡沫细胞直接分裂；❷示衰亡的泡沫细胞。

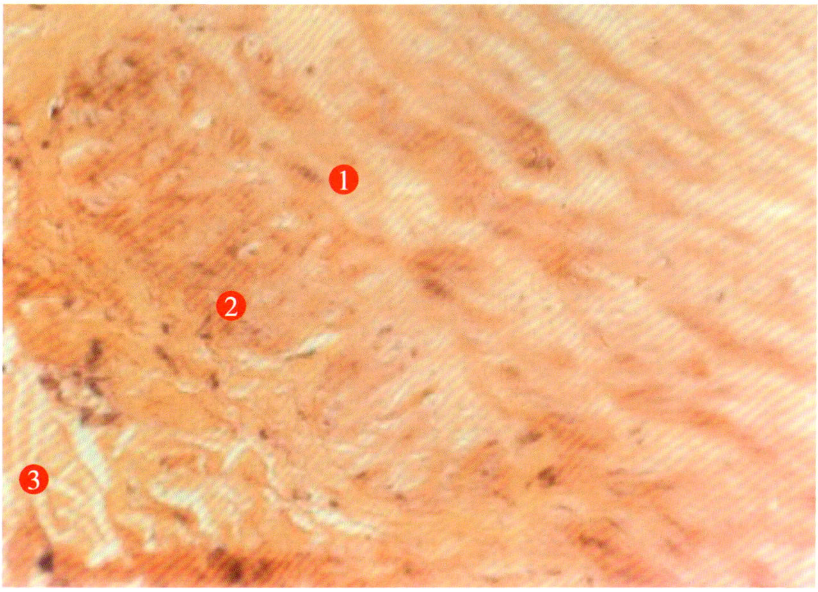

■ 图6-19 老年人大动脉平滑肌细胞系

苏木素-伊红染色 ×100

❶示中膜肌层外缘；❷示平滑肌细胞克隆；❸示外膜。

二、老年人中动脉组织动力学特点

随着年龄增长，中动脉组织动力学也逐渐出现一系列改变。老年人中动脉内膜仍可见更新迹象，但与青年人相比，其新弹性膜建造远落后于旧有弹性膜的破坏（图6-20、图6-21），因此，常见内弹性膜缺失区（图6-22），或导致内膜结构紊乱（图6-23），这意味着内膜演化动力学过程受阻碍。年长人中动脉内膜的最明显改变，也是细胞密度降低，间质成分明显增加（图6-24、图6-25）。中膜外缘常见较大的平滑肌细胞克隆（图6-26、图6-27），多为神经束代偿性演化形成。因不能充分整合于血管壁应力网，细胞逐渐衰亡、溶解、解体（图6-28、图6-29），没入外膜组织（图6-30）。老年人中动脉外膜的突出特点是很少见到细胞核，全是纤维残片（图6-31）。

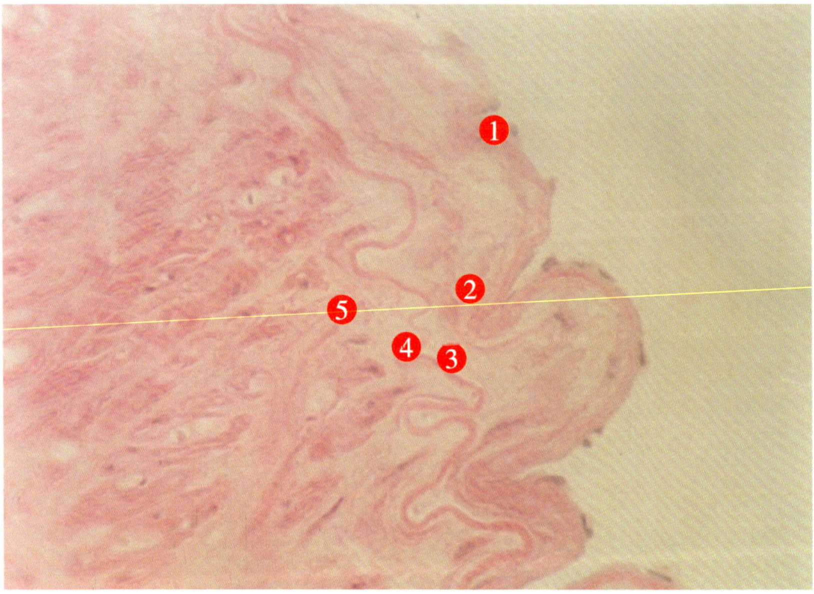

■ 图6-20　青年人中动脉内膜更替

苏木素-伊红染色　×100

❶示内皮；❷示新的内弹性膜；❸示新的内膜下层；❹示旧的内弹性膜开始溶解；❺示旧的内膜下层。

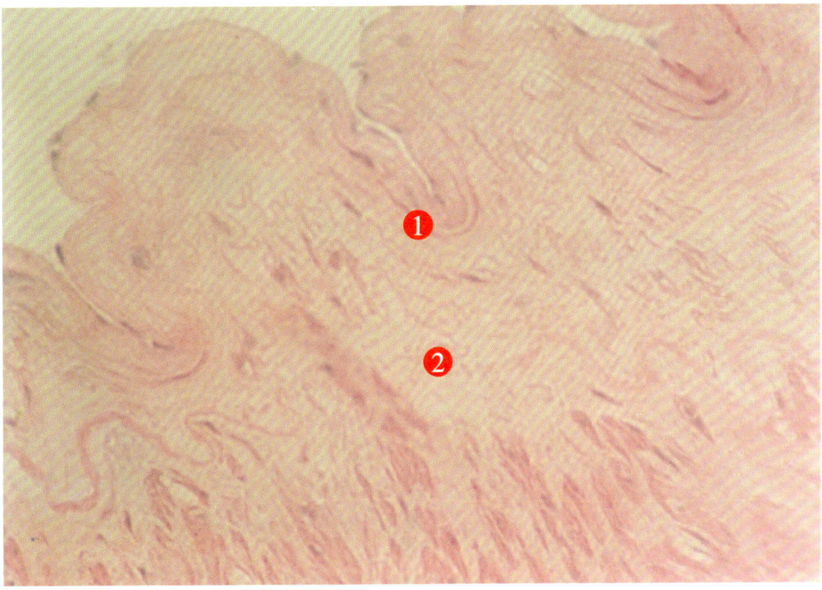

■ 图6-21 老年人中动脉内膜更替（1）

苏木素-伊红染色 ×100

❶示新的内弹性膜形成不全；❷示旧的内弹性膜溶解、缺失。

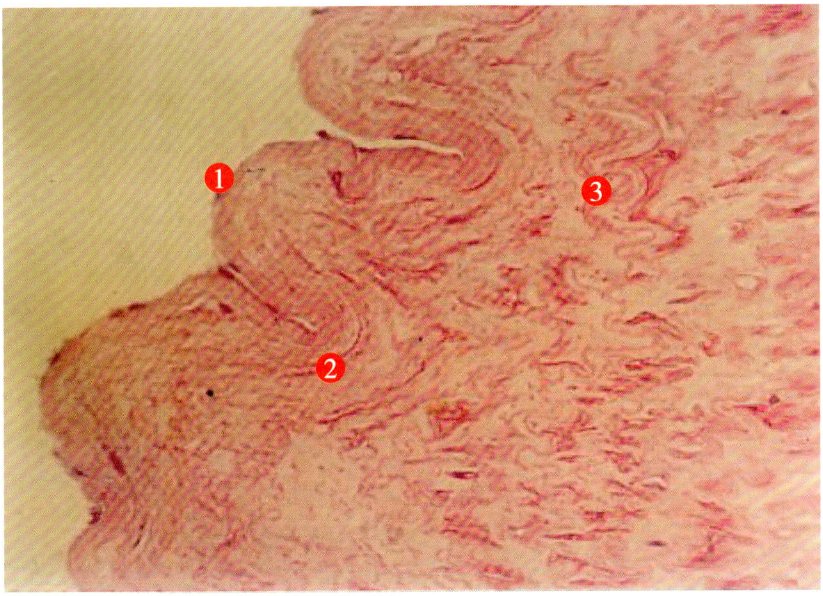

■ 图6-22 老年人中动脉内膜更替（2）

苏木素-伊红染色 ×100

❶示内皮；❷示多层旧内弹性膜片断；❸示较深层弹性膜片断。

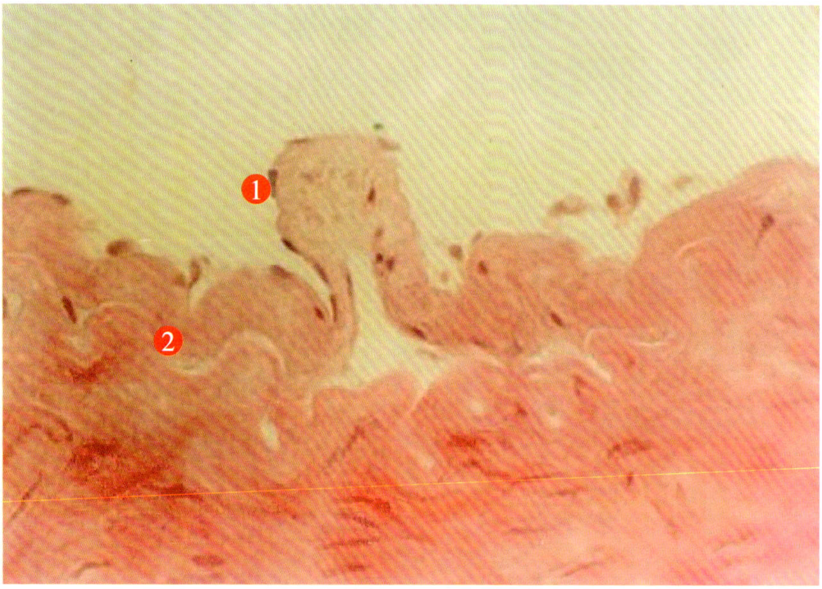

■ 图6-23　老年人中动脉内膜更替（3）

苏木素-伊红染色　×100

❶示内膜剥离；❷示内弹性膜不完整。

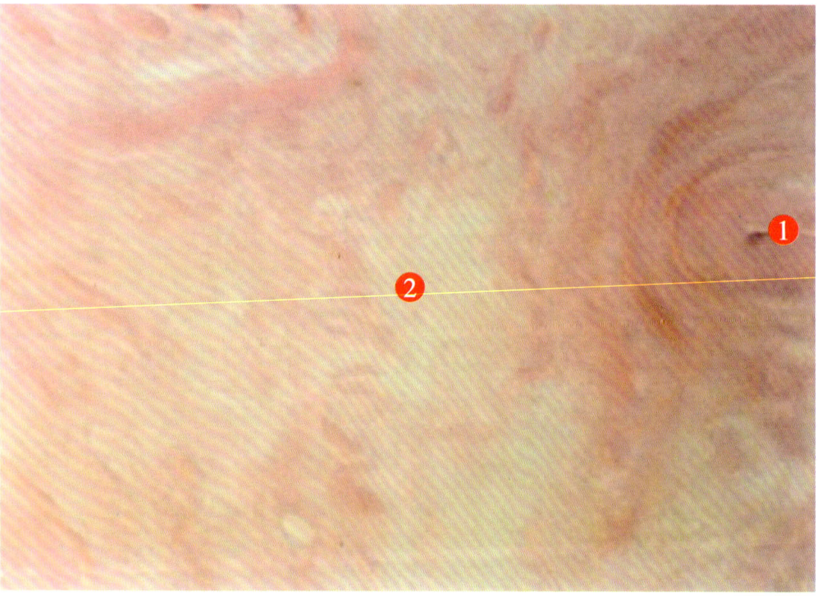

■ 图6-24　老年人中动脉内膜（1）

苏木素-伊红染色　×400

❶示内皮；❷示内膜下层。

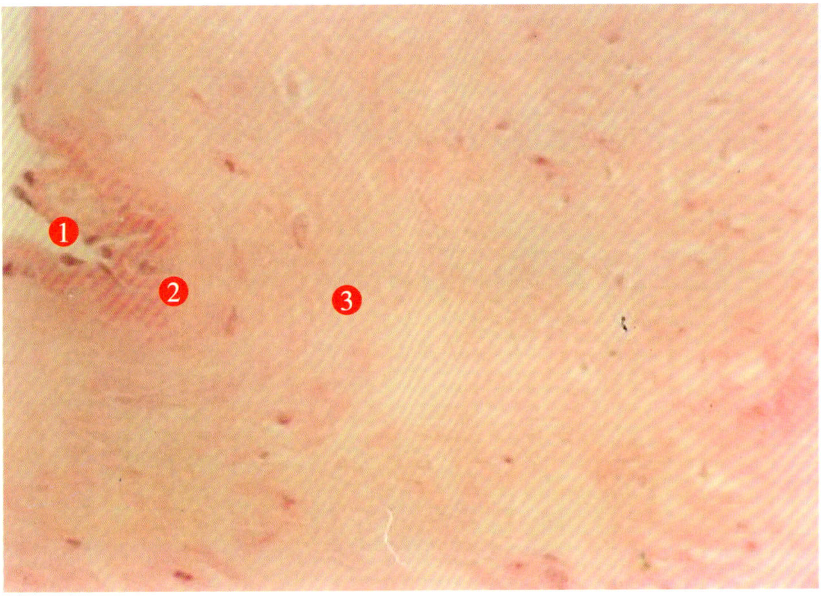

■ 图6-25　老年人中动脉内膜（2）

苏木素-伊红染色　×100

❶示内皮；❷示内弹性膜不完整；❸示内膜下层细胞稀疏。

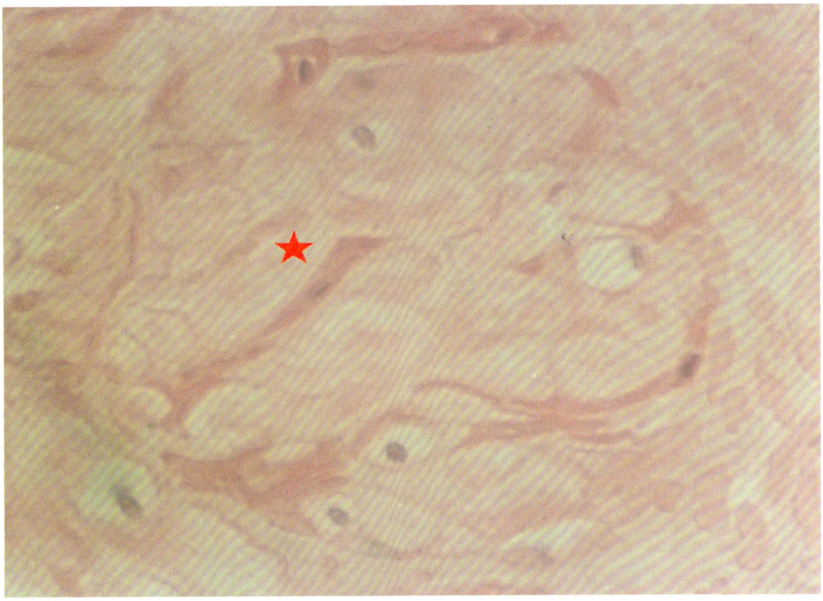

■ 图6-26　老年人中动脉外膜（1）

苏木素-伊红染色　×400

★示中膜外缘一个较大的平滑肌细胞克隆开始衰退。

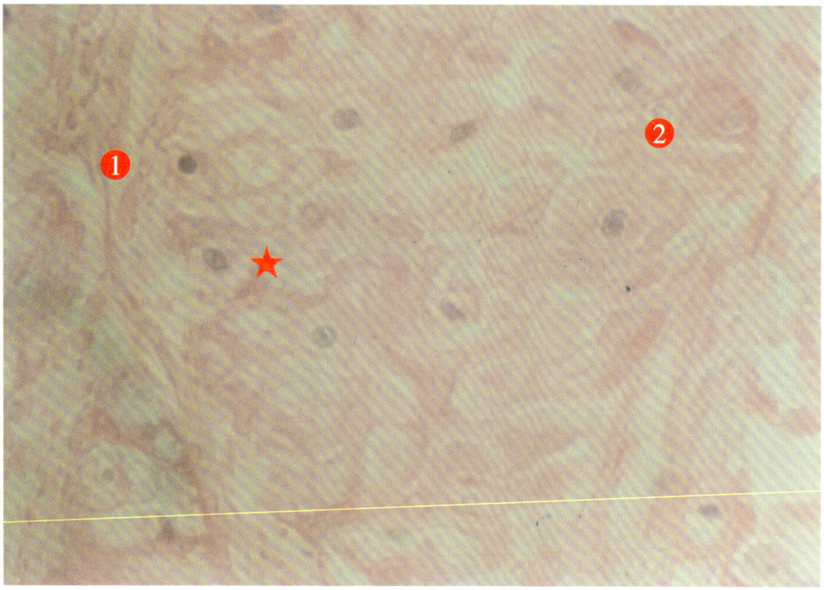

■ 图6-27　老年人中动脉外膜（2）

苏木素-伊红染色　×400

★示外膜内一个较大的平滑肌细胞克隆开始衰退。❶示核固缩；❷示核褪色。

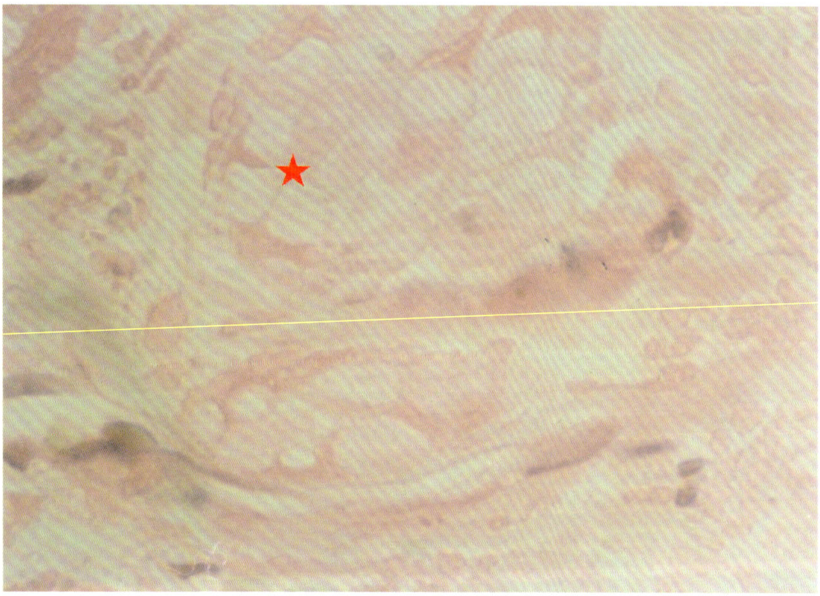

■ 图6-28　老年人中动脉外膜（3）

苏木素-伊红染色　×400

★示外膜内一个空泡化的平滑肌细胞克隆。

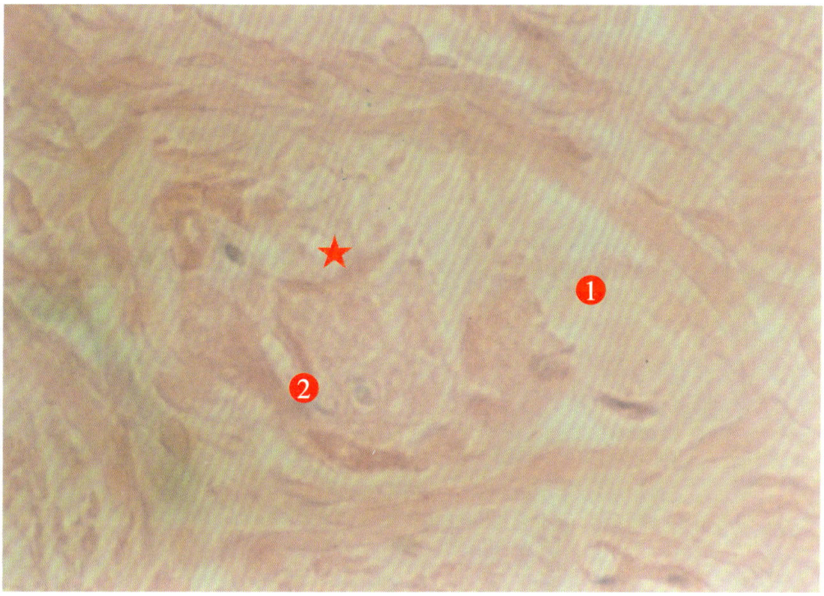

■ 图6-29 老年人中动脉外膜（4）

苏木素-伊红染色 ×400

★示外膜内部分溶解的平滑肌细胞克隆。❶示细胞溶解；❷示核褪色。

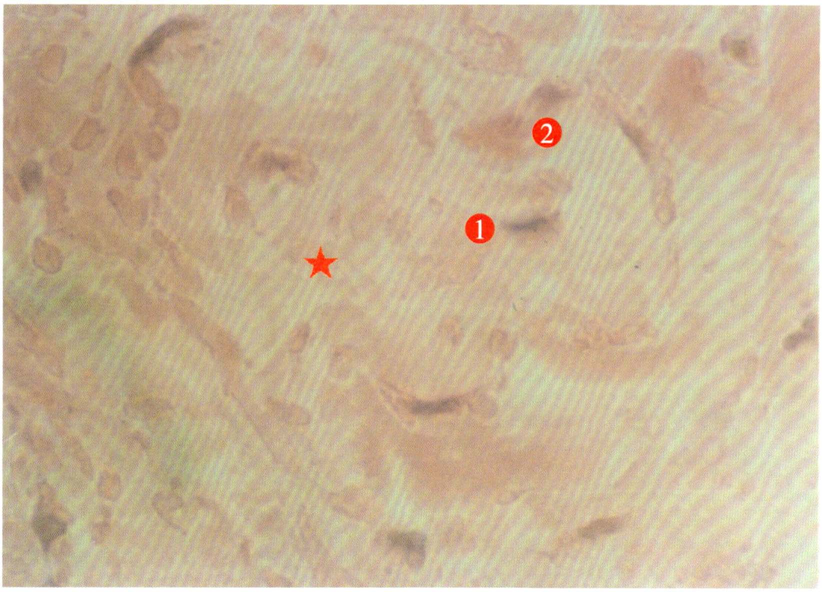

■ 图6-30 老年人中动脉外膜（5）

苏木素-伊红染色 ×400

★示外膜内大部分溶解的平滑肌细胞克隆。❶示核固缩；❷示细胞溶解。

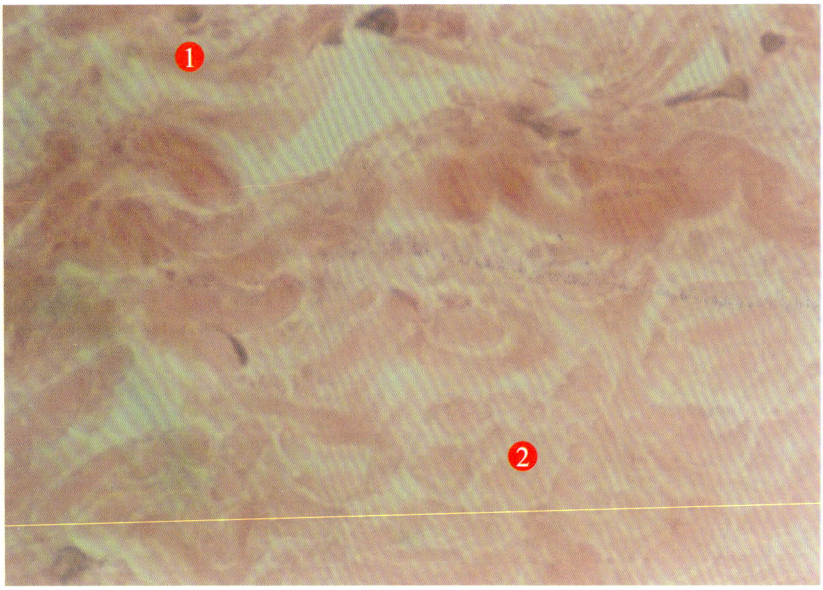

■ 图6-31　老年人中动脉外膜（6）

苏木素-伊红染色　×400

❶示肌层外缘细胞衰退；❷示外膜细胞极为稀少。

第二节　动脉粥样硬化组织动力学研究

动脉硬化具有复杂的组织动力学过程。研究这种复杂过程，首先应从动脉硬化的病理分型开始。

一、动脉硬化的病理类型

动脉粥样硬化依病理表现可分为弥漫纤维性硬化、弥散泡沫性硬化和局灶性粥样硬化等类型。

（一）弥漫纤维性硬化

弥漫纤维性硬化是动脉硬化中广泛存在的基本病变类型，即通常所说的动脉硬化，其组织动力学本质是结构更新速率减缓。因循环的血管干细胞平均活力降低，随着血压增高而导致血流剪切力增加，位于血液层流最边际的增高血脂阻碍干细胞锚着等多种因素，致使血管干细胞罕见直接锚着于纤维表面（图6-32），造成内皮细胞与内膜细胞老龄化（图6-33）。严重者，很少能见到有活力的内皮细胞（图6-34、图6-35），甚至大面积非细胞的纤维层裸露，全无内皮覆盖（图6-36）。干细胞内化减少，所演化形成的内膜细胞也明显减少，严重者内膜下层一片荒凉，很少见有活力的细胞存在（图6-37、图6-38），导致广泛纤维化。正常始于内膜下层的弹性纤维网不复存在，很难见到内膜细胞-平滑肌细胞正常演化序。正常的血管壁组织场明显蜕变，甚至内膜下层髓样化，出现明显的原位血细胞发生（图6-39、图6-40）及血管发生现象（图6-41）。中膜肌层内平滑肌细胞稀少，并常见平滑肌细胞核固缩、核脱色及核碎裂（图6-42、图6-43）。血管壁组织场退变延及肌层，肌层也可见原位血细胞的发生（图6-44）。外膜只见淡染纤维束和核碎屑（图6-45）。

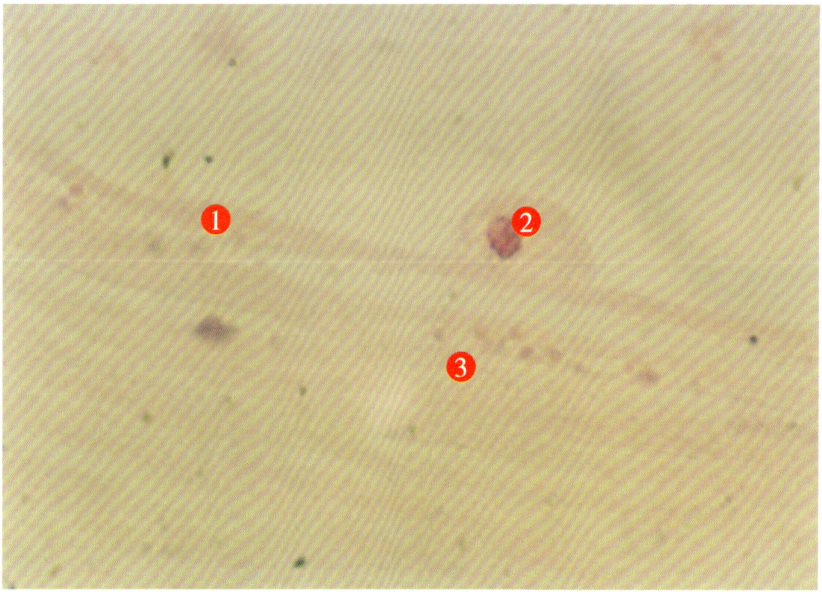

■ 图6-32　人动脉弥漫纤维性硬化（1）

苏木素-伊红染色　×1 000

❶示裸露的内膜最表层；❷示锚着细胞；❸示内膜下层血管化。

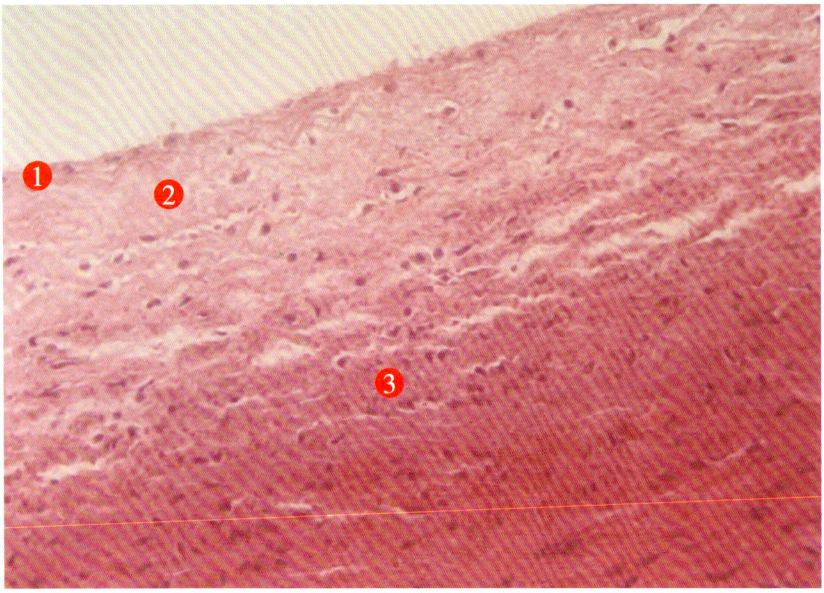

■ 图6-33　人动脉弥漫纤维性硬化（2）

苏木素-伊红染色　×100

❶示内皮；❷示内膜下层细胞稀疏；❸示肌层内缘交界部细胞较密。

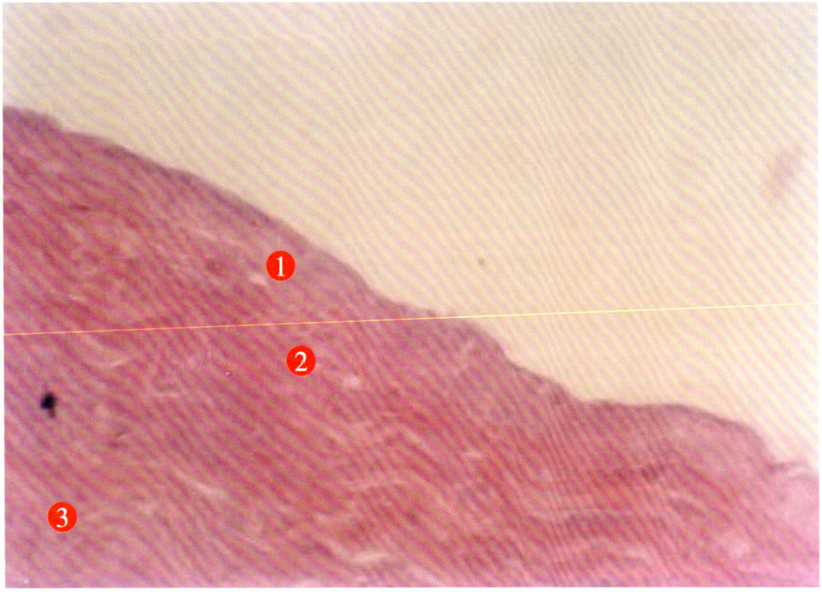

■ 图6-34　人动脉弥漫纤维性硬化（3）

苏木素-伊红染色　×100

❶示内皮衰退；❷示内膜下层细胞稀疏；❸示肌层平滑肌细胞稀少。

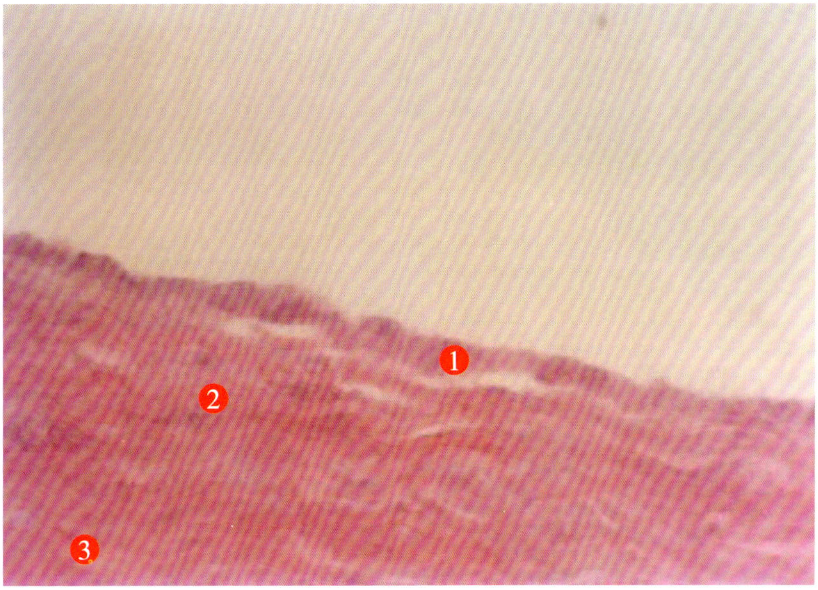

■ 图6-35　人动脉弥漫纤维性硬化（4）

苏木素-伊红染色　×100

❶示内皮衰退；❷示内膜下层细胞稀疏；❸示肌层平滑肌细胞稀少。

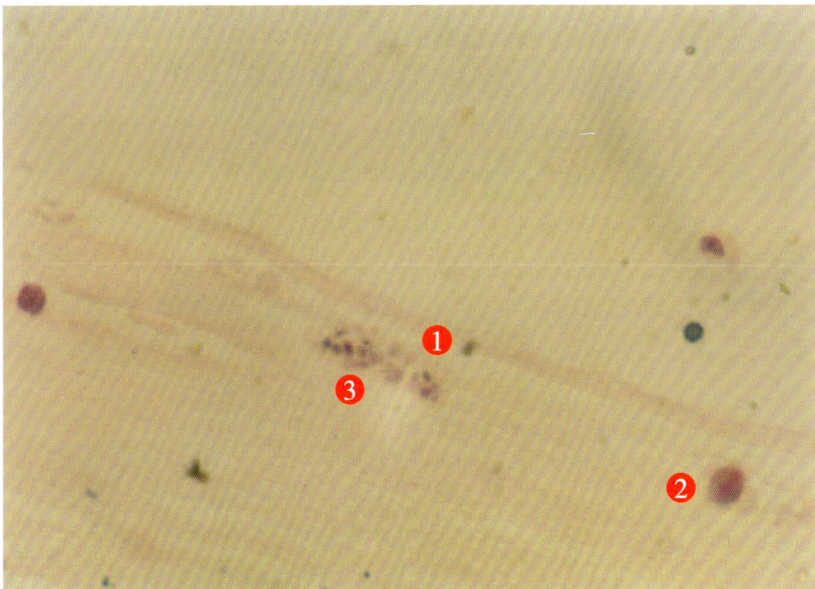

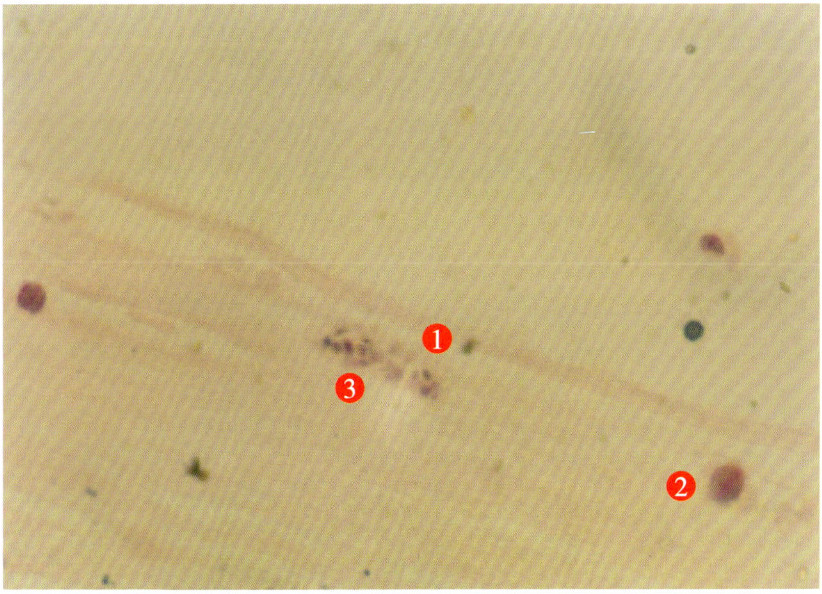

■ 图6-36　人动脉弥漫纤维性硬化（5）

苏木素-伊红染色　×400

❶示裸露的内膜最表层；❷示内膜细胞；❸示破碎的内膜细胞核。

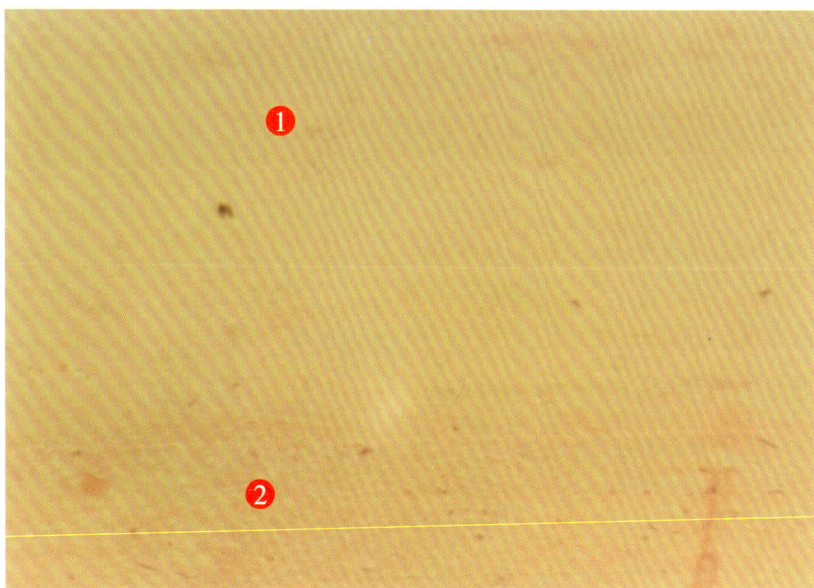

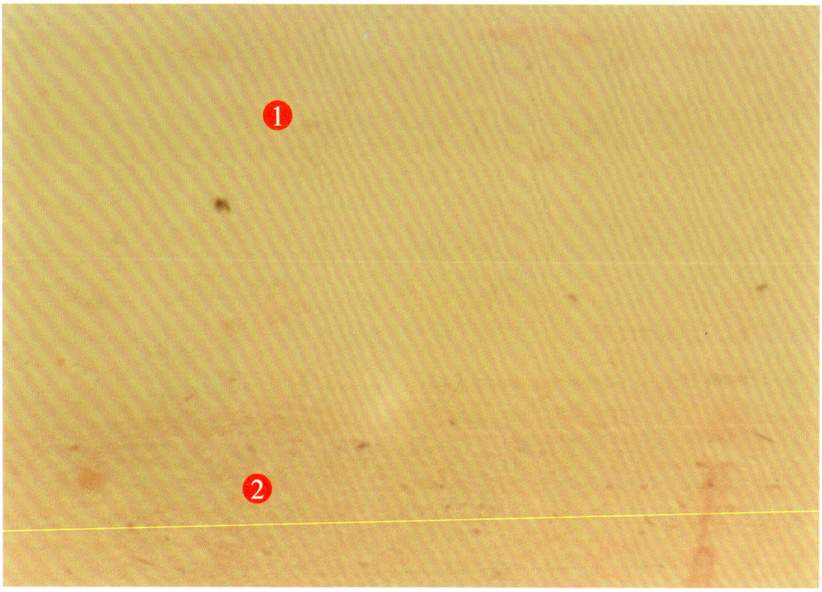

■ 图6-37 人动脉弥漫纤维性硬化（6）

苏木素-伊红染色 ×100

图示内膜下层。❶示荒凉的内膜下层；❷示中膜肌层。

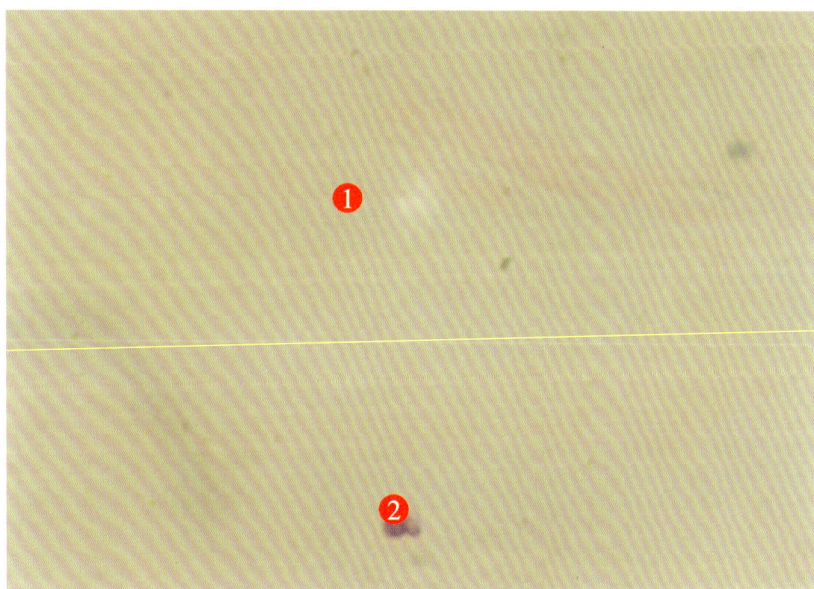

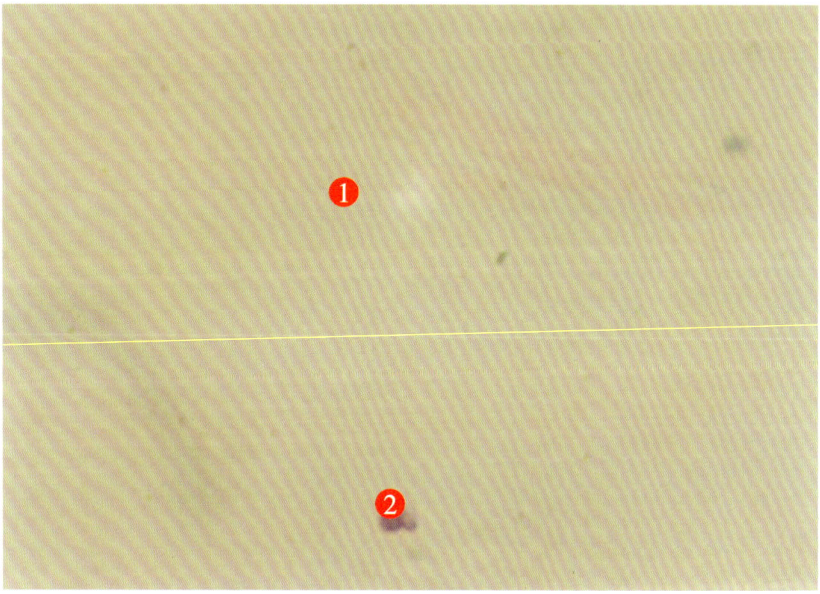

■ 图6-38 人动脉弥漫纤维性硬化（7）

苏木素-伊红染色 ×400

图示内膜下层。❶示荒凉的内膜下层；❷示内膜细胞。

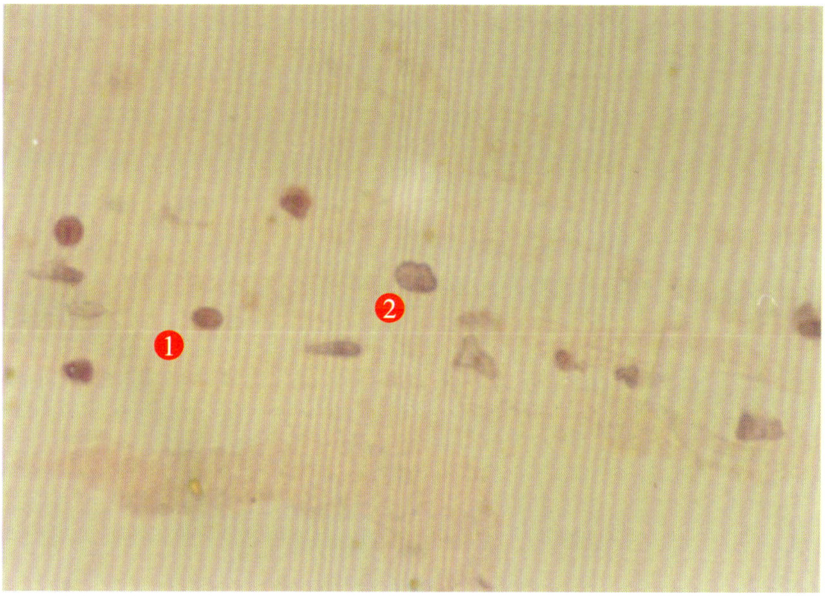

■ 图6-39 人动脉弥漫纤维性硬化（8）

苏木素-伊红染色 ×400

图示内膜下层。❶和❷示内膜细胞非肌性演化。

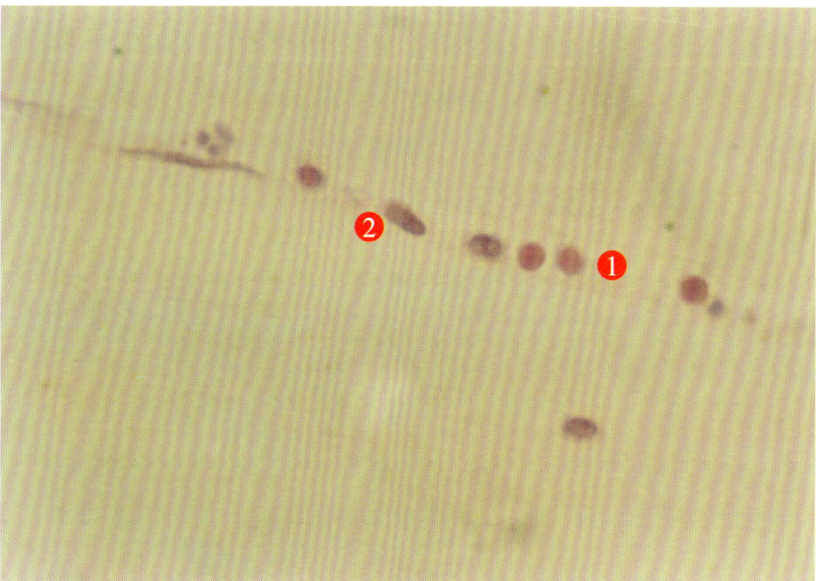

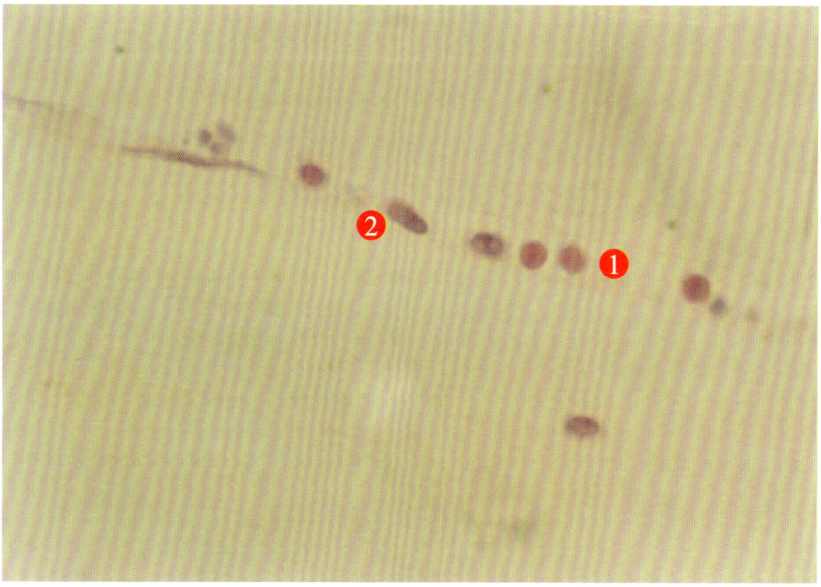

■ 图6-40 人动脉弥漫纤维性硬化（9）

苏木素-伊红染色 ×400

图示内膜下层。❶示发生中的血管腔隙；❷示腔隙内血细胞发生。

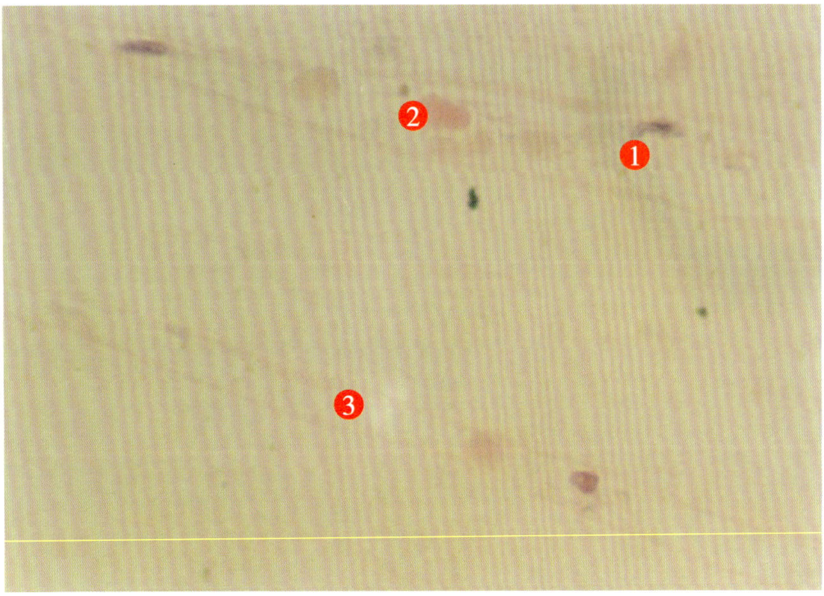

■ 图6–41　人动脉弥漫纤维性硬化（10）

苏木素–伊红染色　×400

图示内膜下层。❶示发生中的血管腔隙；❷示原位红细胞发生；❸示另一血管发生与血细胞发生。

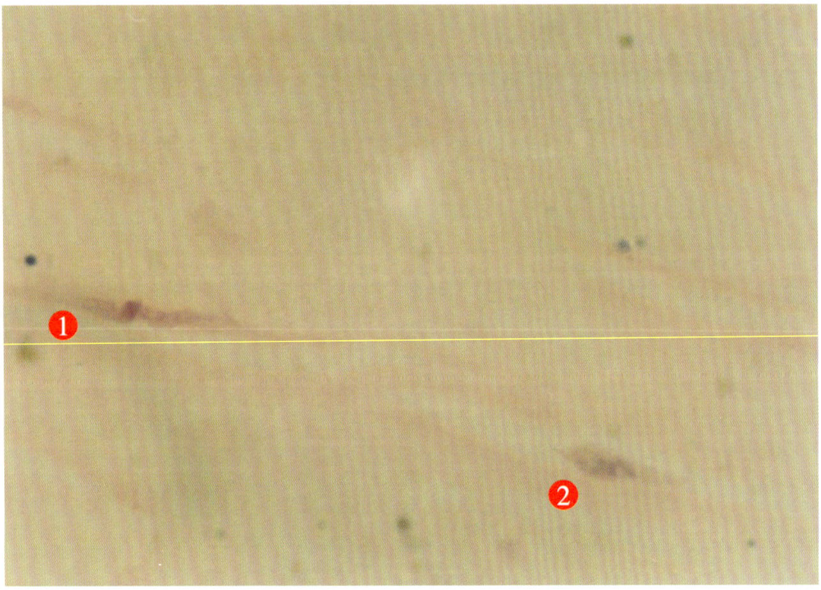

■ 图6–42　人动脉弥漫纤维性硬化（11）

苏木素–伊红染色　×400

图示肌层。❶示平滑肌细胞核固缩；❷示细胞核空泡化。

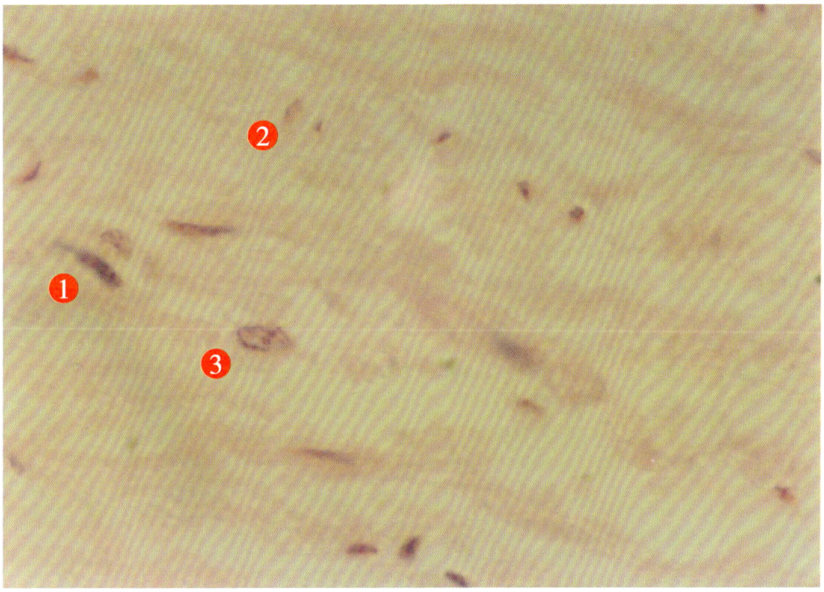

■ 图6-43　人动脉弥漫纤维性硬化（12）

苏木素-伊红染色　×400

图示肌层。❶示平滑肌细胞核固缩；❷示细胞破碎；❸示核染色空泡化。

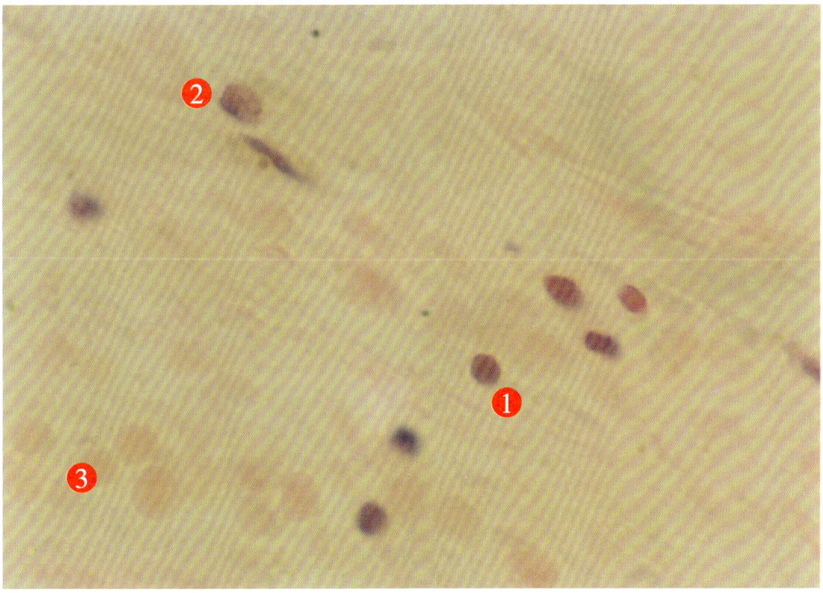

■ 图6-44　人动脉弥漫纤维性硬化（13）

苏木素-伊红染色　×400

图示肌层。❶和❷示干细胞非肌性演化；❸示红细胞。

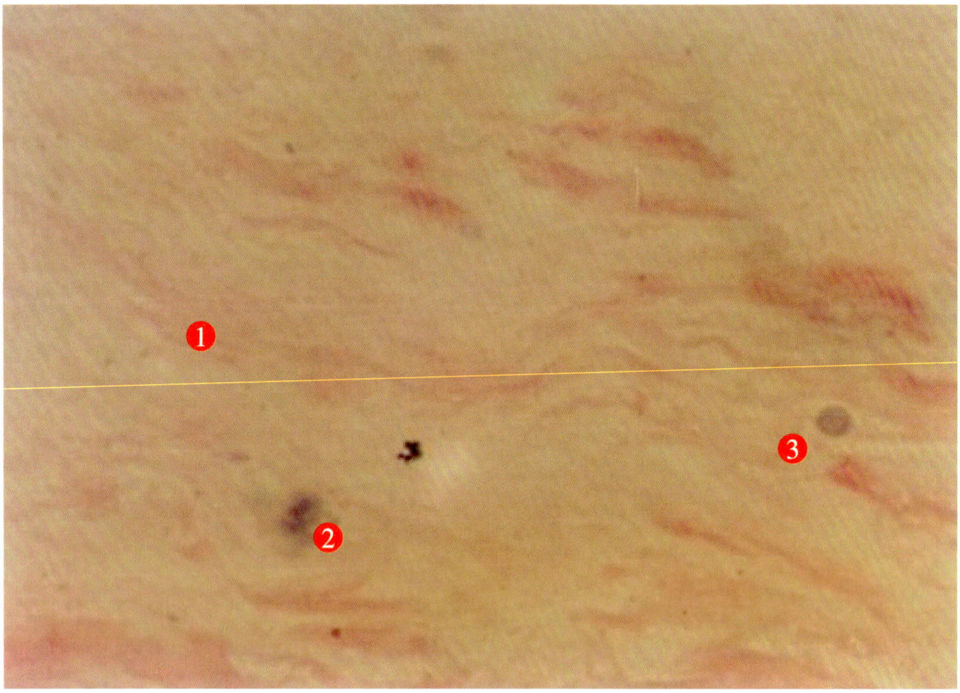

■ **图6-45　人动脉弥漫纤维性硬化（14）**

苏木素-伊红染色　×400

图示外膜。❶示纤维束；❷示核溃污；❸示小球形细胞核。

（二）弥散泡沫性硬化

泡沫细胞是内膜细胞的表型调整形成的类储脂细胞，可以散发存在，也可在内膜下层增生演化形成泡沫细胞层，并可向外扩延到中膜肌层（图6-46、图6-47），甚至导致范围广泛弥散型泡沫性硬化（图6-48）。

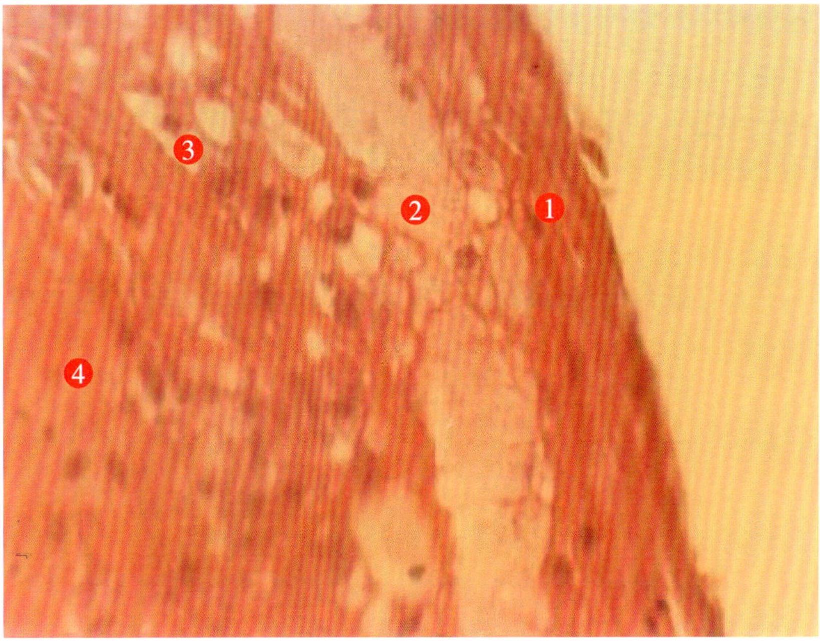

■ 图6-46　人动脉弥散泡沫性硬化（1）

苏木素-伊红染色　×400

❶示内膜；❷示弥散泡沫性硬化层；❸示肌层的泡沫细胞；❹示肌层。

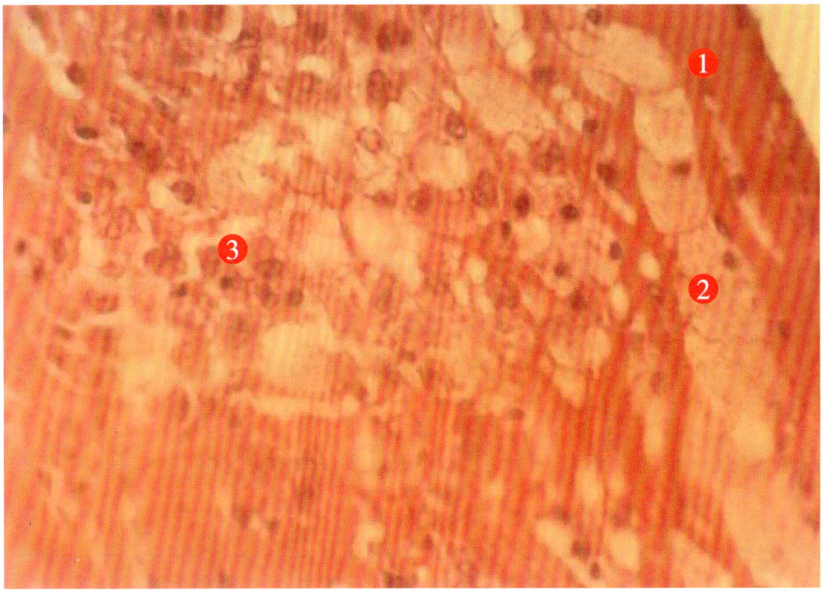

■ 图6-47　人动脉弥散泡沫性硬化（2）

苏木素-伊红染色　×400

❶示内膜；❷示泡沫细胞层；❸示泡沫细胞克隆。

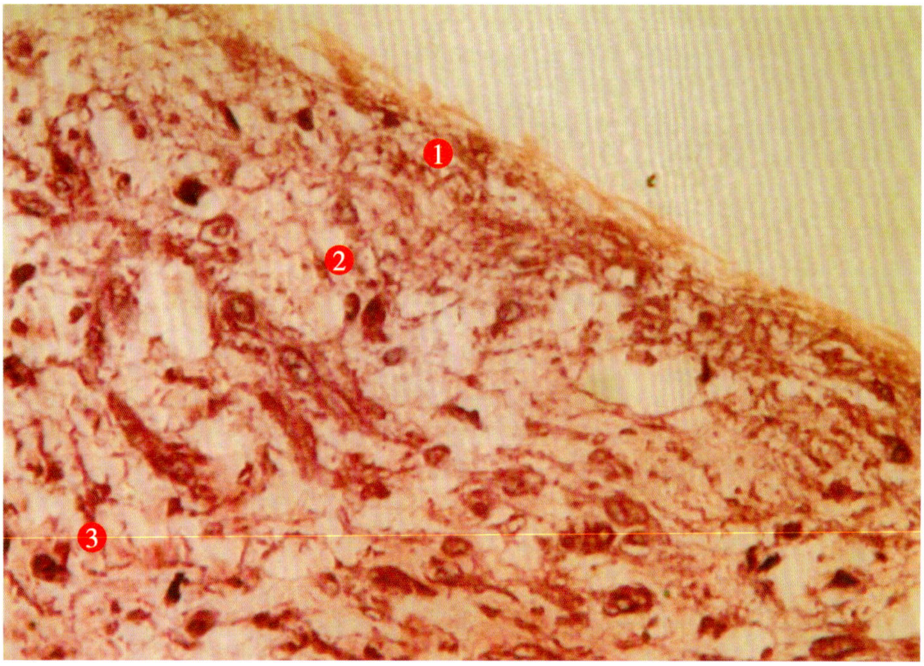

■ 图6-48　人动脉弥散泡沫性硬化（3）

苏木素-伊红染色　×400

❶、❷和❸示波及动脉内膜、内膜下层和肌层的弥散泡沫性硬化病变。

（三）局灶性粥样硬化

局部动脉粥样病灶，是泡沫细胞局部增生聚集团，具有一定的部位特异性。血管壁有一定程度的纤维化是局灶性粥样硬化发生的基础性病变（图6-49）。

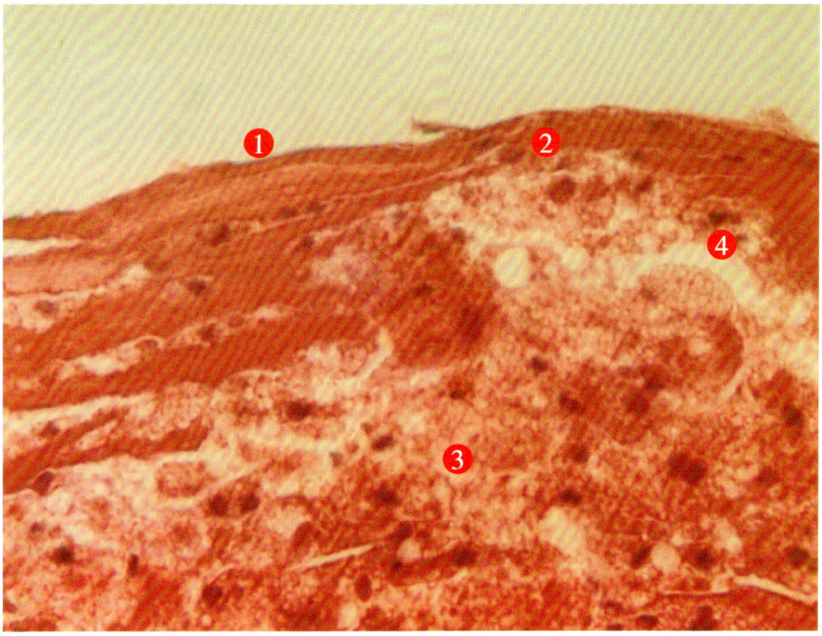

■ 图6-49　人动脉局灶性粥样硬化

苏木素-伊红染色　×400

❶示内皮；❷示病灶覆盖层；❸示泡沫细胞病灶；❹示泡沫病灶向周边浸润。

二、局灶性动脉粥样硬化的组织动力学分析

动脉壁纤维化是局灶性动脉粥样硬化的基础病理改变。但病灶只形成于一定程度的动脉壁硬化部位（图6-50、图6-51），病灶的形成还要有一定量的血管干细胞内化（图6-52～图6-54），长期积累的未能充分同化的沉积物和微血栓导致血管组织场蜕变，包括应力传递网失灵和参与组织场的理化因素及生物因子梯度破坏，使内化形成的内膜细胞演化、外移过程受阻，表型调整为泡沫细胞，克隆增生，进而演化形成粥样硬化灶。然而，并非所有泡沫细胞的克隆增生都必然成为粥样硬化灶，粥样硬化灶的形成还要有关键的实现条件。首先，泡沫细胞必须是相当于内膜细胞-平滑肌细胞演化系中位于高阶的内膜细胞。许多泡沫细胞克隆因缺少

继续增生能力，退行性纤维化。保有增殖能力的泡沫细胞向外演化推移，形成泡沫性平滑肌细胞克隆。只有少数推移接近平滑肌细胞衰亡线的泡沫细胞强力增殖，方可演变为局部病灶。病灶顶部有较厚纤维化覆盖层（图6-55），说明粥样化病灶原发部位较深，而后被盖层可因病灶逐步侵蚀变薄，终可致病灶破溃。病灶本身演化历经泡沫细胞阶段（图6-56）、粥样化阶段（图6-57）、纤维化阶段（图6-58）和钙化阶段（图6-59）。病灶周边细胞可因旁观效应而被同化，从而使病灶显示有限的扩展能力（图6-57）。病灶下方有明显占位性挤压现象，其邻近肌层细胞密度增加，这显然是外层神经源干细胞代偿增生的结果（图6-60）。病灶外血管壁平滑肌平直板层化，平滑肌细胞核固缩或核破碎（图6-61、图6-62）。外膜只有纤维板层和核碎屑（图6-63）。

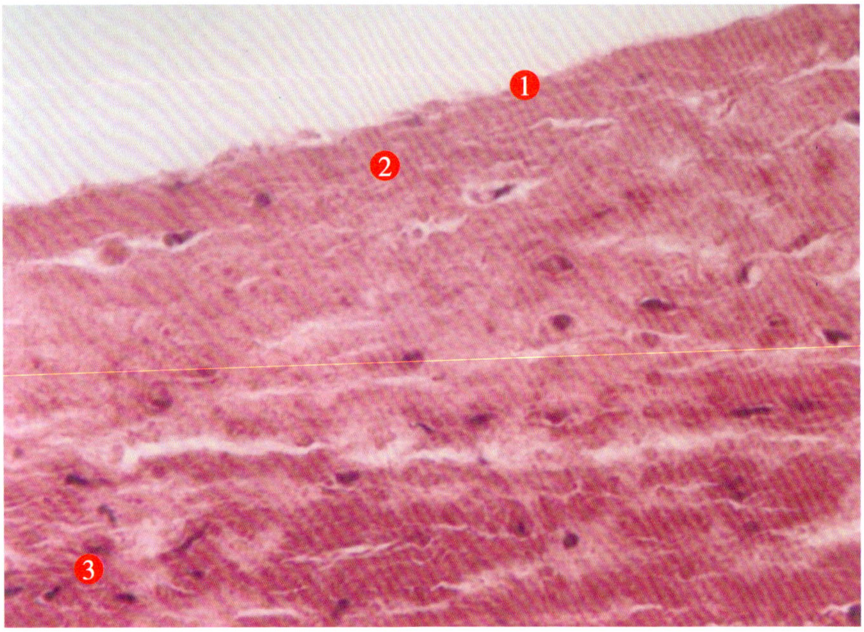

■ 图6-50　人动脉局灶性粥样硬化的基础病变（1）

苏木素-伊红染色　×400

❶示迎波面内膜最表层缺少细胞；❷示内膜下层纤维化；❸示平滑肌层衰退。

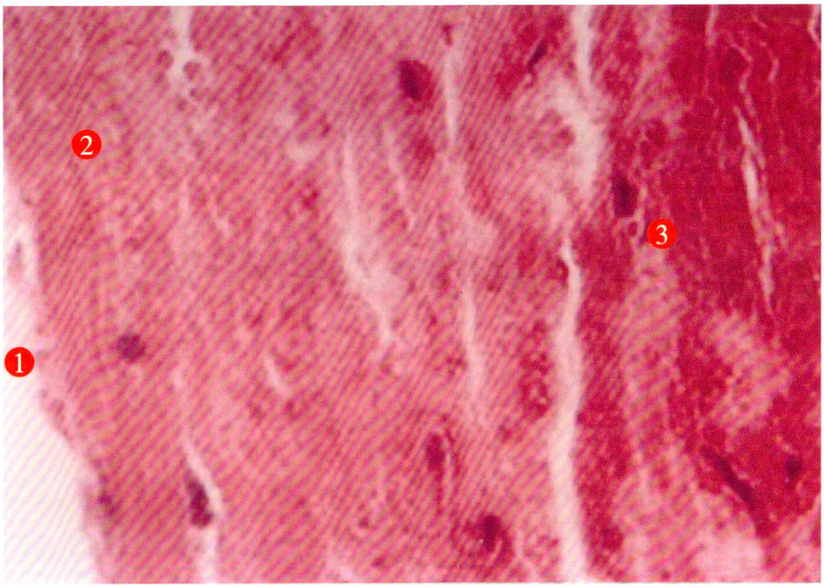

■ 图6-51　人动脉局灶性粥样硬化的基础病变（2）

苏木素-伊红染色　×400

❶示迎波面内膜最表层缺少活力细胞；❷示内膜下层纤维化；❸示平滑肌层衰退。

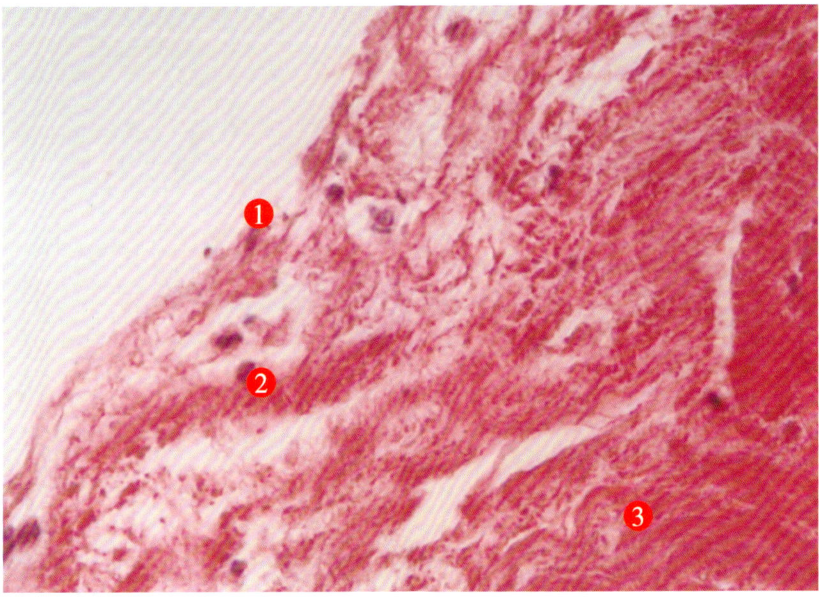

■ 图6-52　人粥样硬化动脉干细胞内化（1）

苏木素-伊红染色　×400

❶示背波面干细胞内化；❷示内膜细胞；❸示内膜下层纤维化。

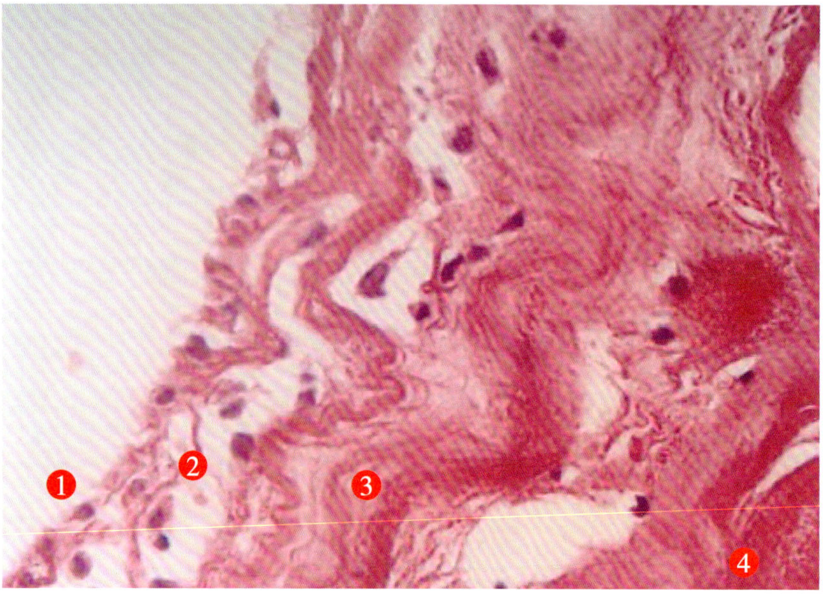

■ 图6-53　人粥样硬化动脉干细胞内化（2）

苏木素-伊红染色　×400

❶示背波面表层细胞增多；❷示内皮下层透明细胞；❸示病灶包被组织；❹示纤维化病灶。

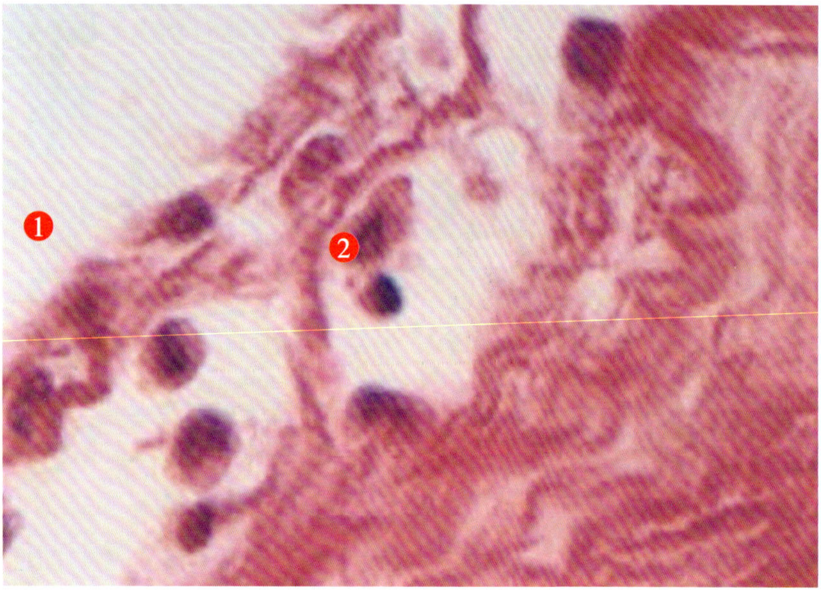

■ 图6-54　人粥样硬化动脉干细胞内化（3）

苏木素-伊红染色　×1 000

❶示背波面干细胞内化；❷示内膜下层透明细胞。

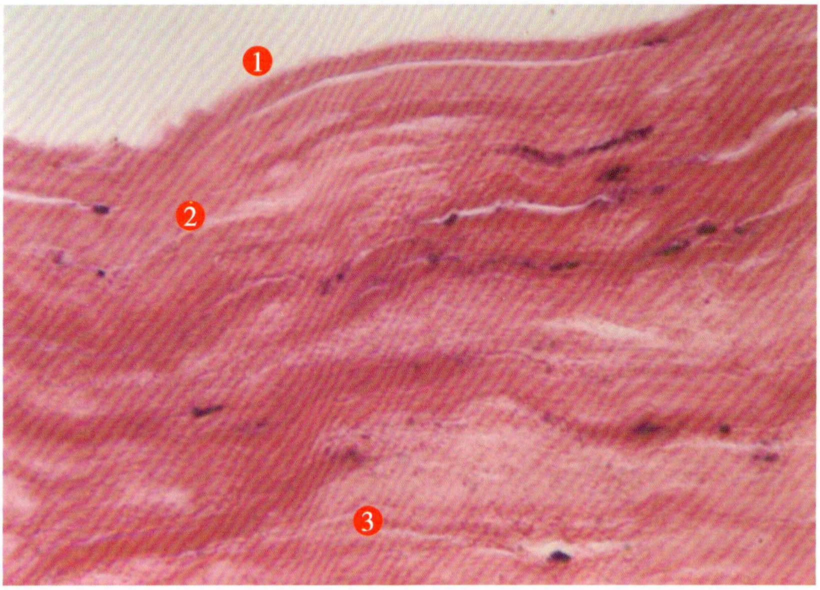

■ 图6-55 人动脉局灶性粥样硬化（1）

苏木素-伊红染色 ×400

示被盖层。❶示内膜非细胞表层；❷示内膜下层弥散纤维化；❸示粥样化病灶。

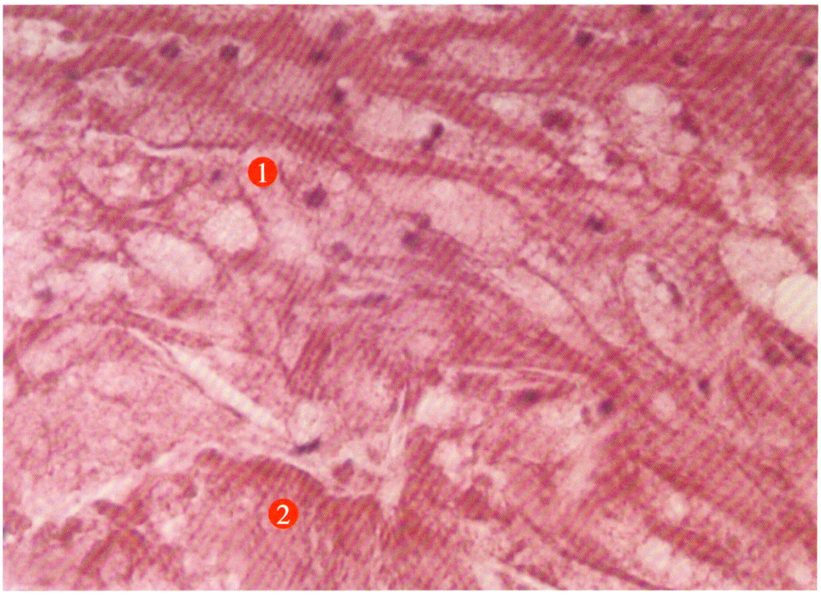

■ 图6-56 人动脉局灶性粥样硬化（2）

苏木素-伊红染色 ×400

❶示泡沫平滑肌细胞；❷示病灶开始纤维化。

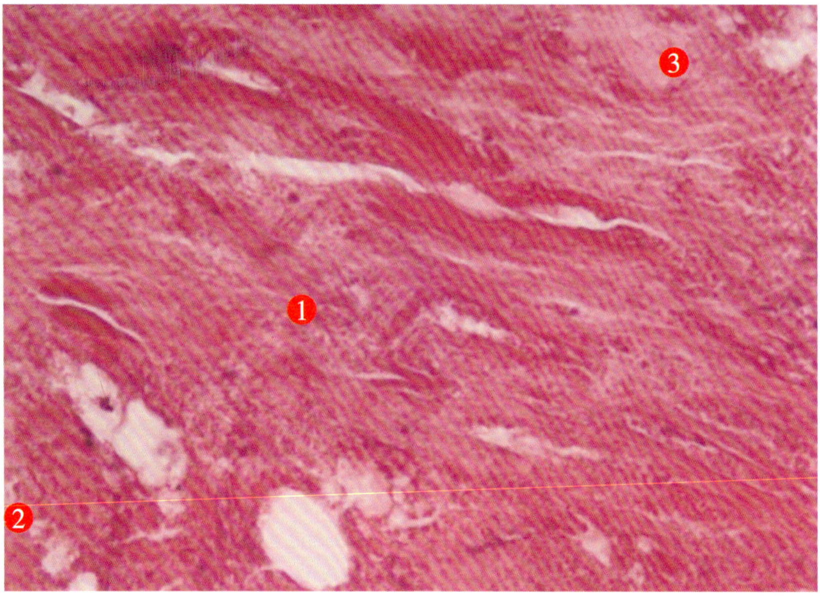

■ 图6-57　人动脉局灶性粥样硬化（3）

苏木素-伊红染色　×400

❶示纤维化病灶；❷示开始粥样化；❸示病灶向周边浸润。

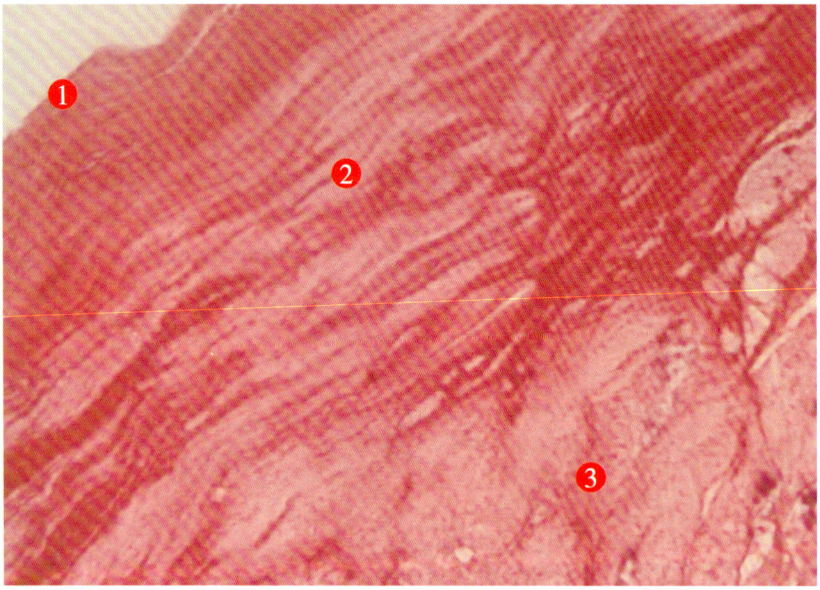

■ 图6-58　人动脉局灶性粥样硬化（4）

苏木素-伊红染色　×400

❶示内膜表层；❷示病灶肩部；❸示病灶粥样化。

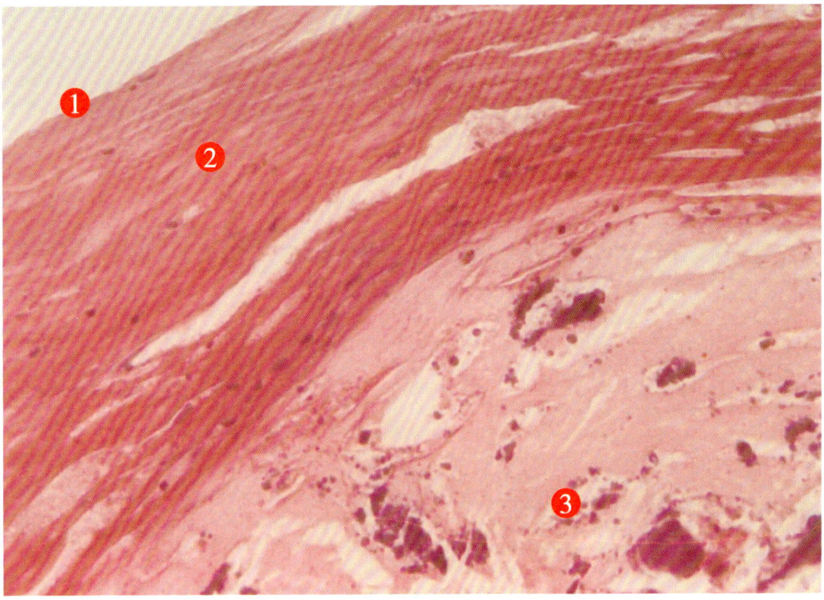

■ 图6-59　人动脉局灶性粥样硬化（5）

苏木素-伊红染色　×100

❶示内膜最表层；❷示病灶肩部；❸示病灶钙化。

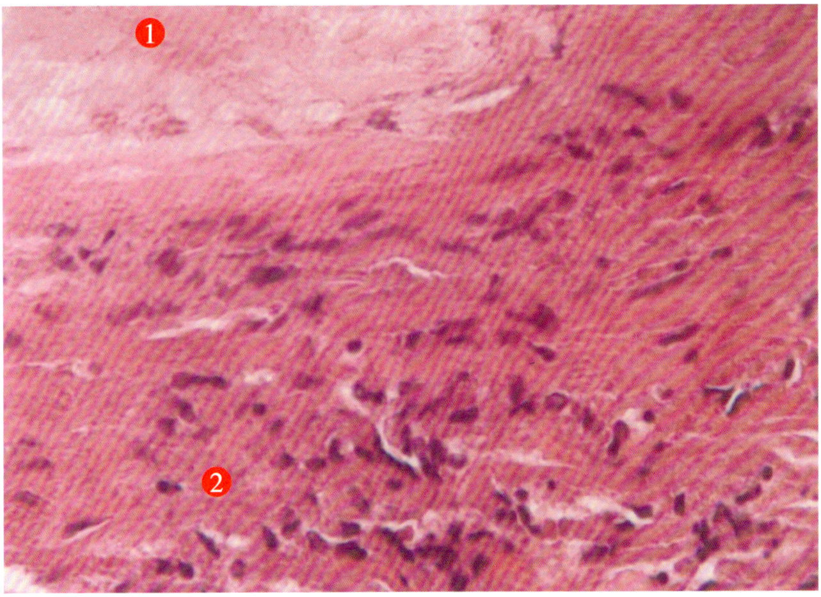

■ 图6-60　人动脉局灶性粥样硬化（6）

苏木素-伊红染色　×200

❶示纤维化病灶；❷示病灶下方平滑肌增生且方向紊乱。

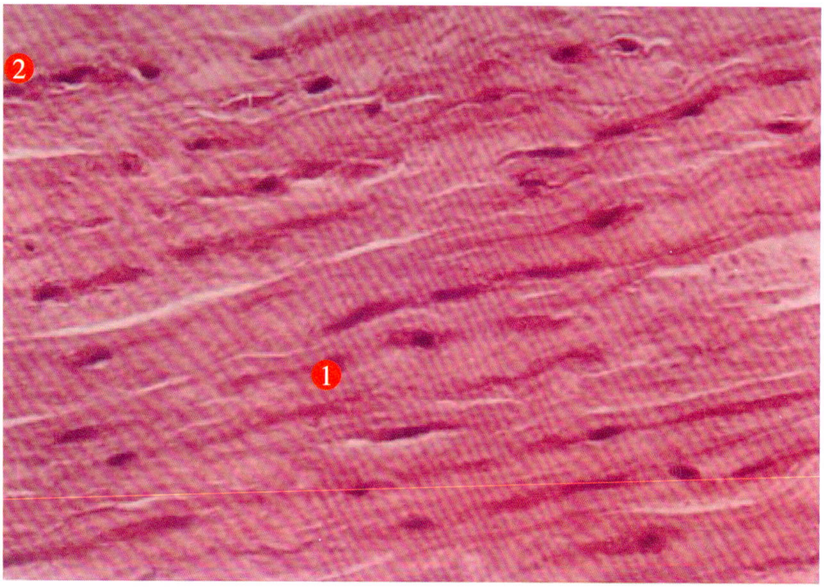

■ 图6-61　人动脉局灶性粥样硬化（7）

苏木素-伊红染色　×200

❶示深层平滑肌平直板层化；❷示平滑肌细胞核固缩、核破碎。

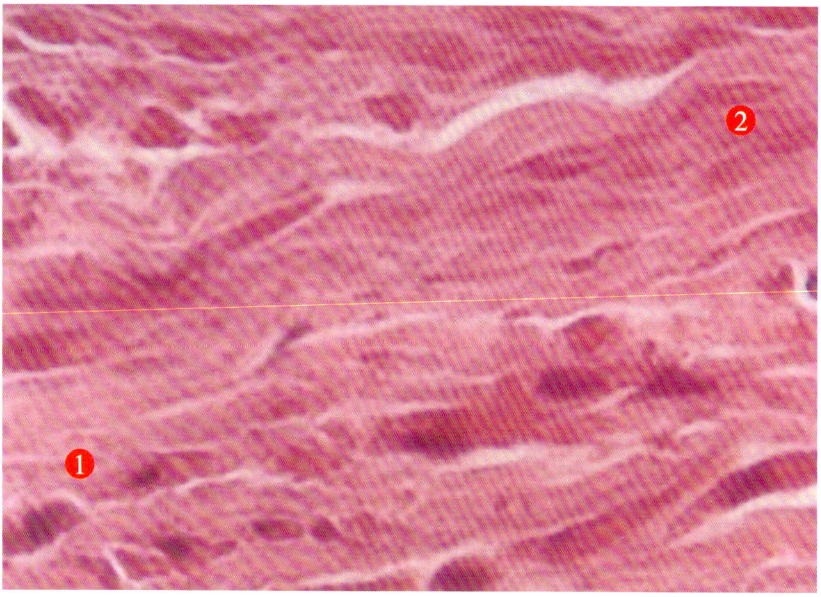

■ 图6-62　人动脉局灶性粥样硬化（8）

苏木素-伊红染色　×400

❶示病灶下方平滑肌细胞核固缩；❷示平滑肌细胞核褪色。

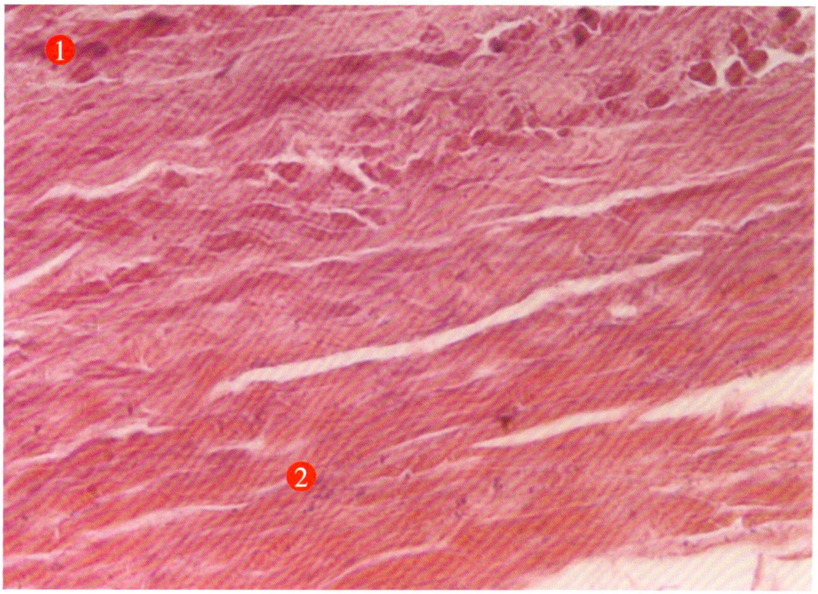

■ 图6-63　人动脉局灶性粥样硬化（9）

苏木素-伊红染色　×200

❶示中膜外缘平滑肌细胞衰亡；❷示外膜缺少细胞核。

三、动脉粥样硬化组织动力学要点

从组织动力学观点来看，动脉粥样硬化属于自组织障碍性疾病。它是诸多因素累积影响下发生的慢性进行性病理过程。其过程的主体主要是血管干细胞-内膜细胞-平滑肌细胞演化系。不同危险因子作用于血管干细胞-内膜细胞-平滑肌细胞演化进程的不同演化阶段。

（一）血管干细胞内化阶段

高活力血管干细胞减少、高剪切力、血液层流中边缘的高血脂等明显阻碍血管干细胞的锚着率，导致动脉壁细胞更新率降低、细胞总数减少、平均演化龄增高、细胞间质增多、血管壁柔顺性降低，特别是使以弹性纤维为主构成的血管壁内张应力网架失灵。这就是弥漫纤维性动脉硬化的基础病理过程。

（二）内膜细胞演化阶段

内膜细胞本质上是内化的血管干细胞，在正常血管壁组织场中，应逐步演化为平滑肌细胞。高活力血管干细胞锚着减少，降低内皮覆盖率。内皮不完整有利于血浆沉积及微血栓形成。长期积累的沉积物和血液凝聚物，超过血管壁本身整合同化能力，会使血管组织场发生累积性蜕变，趋于去分化。加之缺少由周围弹性纤维网络传导的收缩-回弹应力诱导，又埋于沉积与血栓裹挟的脂质，特别是在氧化型低密度脂蛋白之中，内膜细胞表型调整成为泡沫细胞。荷脂泡沫细胞仍有继续演化能力，经荷脂纤维肌细胞、荷脂肌纤维细胞等一系列过渡类型，演化成为荷脂平滑肌细胞，这就是弥漫泡沫性硬化病变的本质。

（三）局灶性粥样化斑阶段

局灶性粥样化斑，发生于血流涡流区或周期性低剪切力部位，由荷脂泡沫细胞在退化的血管组织场内演化形成，因动脉组织动力学过程弛缓，使平滑肌细胞平均演化龄增高，衰亡线内移，致使有旺盛增殖能力的荷脂泡沫细胞，直接受平滑肌衰亡产物的强力刺激，而急剧增生，形成荷脂泡沫平滑肌细胞克隆，继而形成粥样化、纤维化和钙化病灶。

从发病学角度看，将动脉粥样硬化发病过程分为普遍性病变和随机性病变更有意义。前者是随年龄增加血管壁组织场逐渐破坏的基础性改变，属于退行性改变，具有某种程度的普遍性；而局部粥样硬化灶形成属于随机性病变，基础病变犹如土壤，增生病灶的种子能否成活、增长有相当大的随机性。随机性病变具有部位特异性，属于增生性病变。两种病变的发病机制不同、影响因素各异，二者结合是造成动脉粥样硬化发病机制复杂性的内在原因。了解这一点，动脉粥样硬化发病机制研究中的疑难问题即可迎刃而解。

四、当前动脉粥样硬化主要发病学说的评说

长期以来投入动脉粥样硬化病因病理研究的人力物力巨大，相关研究

文献浩如烟海。目前，发现的动脉粥样硬化的危险因素已经超过200种。发病机制的学说林立，各执一词。从组织动力学观点来看，当前动脉粥样硬化病因病理研究的症结在于，病变主体不明。以下就动脉粥样硬化病因病理提出组织动力学理解，并对当前流行的动脉粥样硬化发病机制的主要学说进行简要解析。

（一）损伤反应学说

损伤反应学说认为，各种危险因素造成的动脉内膜损伤是动脉粥样硬化病变的始动环节。该学说的立论前提是正常动脉内膜一定是完整的。但这只是一种过于简单化、理想化的概念。其实正常动脉内皮、内膜，乃至整个动脉壁都处于不断变动之中，局部内膜缺陷主要是内膜沉积式与微血栓式更新过程中表层细胞尚未内皮化的状态，即使部分内皮衰亡脱落，若被说成是“损伤”也过于牵强。因此，所谓内膜损伤是一个假命题。局部内皮缺失区与其说是内膜损伤，不如说是内皮覆盖不全、未内皮化区更合理、更准确。单独的内膜损伤，并不能复制动脉粥样硬化动物模型，然而内皮破缺正是观察发现血管组织动力学过程的最佳窗口。

（二）剪切应力学说

剪切应力学说认为，血流剪切应力异常是促使动脉粥样硬化病变形成的重要原因。该学说也是以假定的内皮损伤为立论基础，该学说本身也充满矛盾，其中高剪切应力学说和低剪切应力学说的争论很激烈。高剪切应力学说，主要依据是动脉粥样硬化与高血压的密切关联性；低剪切应力学说则为迎合动脉粥样硬化病变的局部性而创立，二者的对立明显损害了剪切应力学说的自洽性。最近，又提出内皮细胞膜张应力累加效应假说，试图调和二者矛盾，统一剪切应力学说。但假说本身也存在着内皮细胞膜高累加应力是由高剪切力造成，抑或由低剪切力造成的争议，并未能解决高剪切力效应的普遍性与粥样硬化病变局部性的矛盾。其实，解释粥样硬化灶部位特殊性及周期性与其借助于内皮细胞膜张应力累加效应假说，远不如从血流动力学中追寻原因，涡流与血流波动周期性就是较合理、更有力的解释。动脉粥样硬化的普遍性病变与随机性病变区分较好地将二者统一起来。长期高剪切应力不利于血管干细胞黏着，导致弥漫性、可扩展的动脉纤维化；湍流低剪切应力区则利于干细胞黏着、内化、增生。血管分支处是粥样硬化灶的好发部位。组织动力学研究表明，血管分支的近心侧和大动脉远心段受剪切力强，而分支的远心侧则为涡流区，分支近心侧和大动脉远心段受高剪切力作用纤维化可广泛蔓延，分支远心侧利于血管干细胞锚着，在一定纤维化的基础上演化形成粥样化病灶（图6-64、图6-65）。血流动力学异常确与动脉粥样硬化发病有关，但只是发病条件之一，况且高血压与动脉硬化互为因果，并不能说具有动脉粥样硬化的病因学意义。

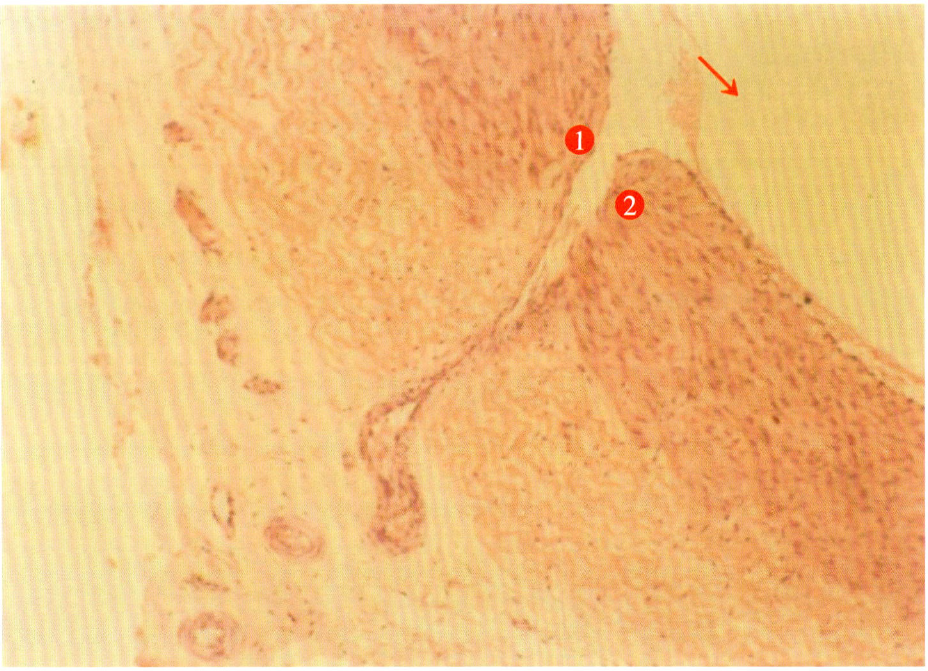

■ 图6-64　大白鼠大动脉分支处（1）

苏木素-伊红染色　×100

❶示中等动脉腔；❷示分支小动脉开口。↘ 示大动脉血流方向。

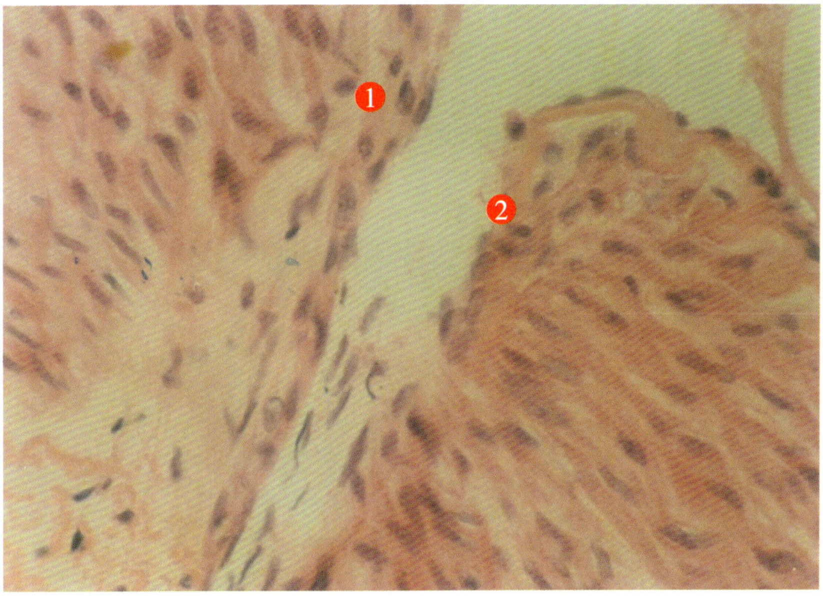

■ 图6-65　大白鼠大动脉分支处（2）

苏木素-伊红染色　×400

图示分支小动脉穿壁段的组织结构。❶示小动脉近心侧壁；❷示小动脉远心侧壁。

（三）脂质浸润学说

脂质浸润学说认为：动脉粥样硬化是由于脂质代谢失常，过量脂质沉积于动脉壁的结果，其本质是动脉壁对从血浆侵入的脂质的反应。近年来的研究表明，血脂水平与动脉粥样硬化发病率呈正相关，粥样斑块中的脂质主要来自血浆，高脂、高胆固醇食饵性动物模型可复制类似人类动脉粥样硬化的病变等资料均支持该学说。目前研究表明，高血脂是动脉粥样硬化的重要危险因子，除促使泡沫细胞形成外，从血流动力学来讲，层流中的高血脂阻碍血管干细胞趋边、黏着也是促进动脉硬化的条件之一。但脂质浸入途径、作用对象及危害机制并不明确，也不能圆满解释动脉粥样硬化病变好发部位和分布特点。

（四）血栓形成学说

血栓形成学说认为：动脉粥样硬化开始于局部凝血机制亢进，形成动脉内膜表面附壁血栓，血栓被增生的内皮细胞所覆盖，而并入动脉壁血栓中的血小板和白细胞崩解释出脂质和其他活性物质，诱导单核细胞和平滑肌细胞聚集于内膜下，吞噬脂质成为泡沫细胞，泡沫细胞增殖形成粥样硬化斑。血栓形成学说揭示了血栓形成参与血管壁构筑过程，这是血管组织动力学中动脉内膜正常更新的基本途径之一。而单次特定的血栓并不能直接形成粥样硬化斑。而随年龄增加，内膜微血栓式更新方式增加，长期重复多次的微血栓式更新，加之纤溶酶活性降低，血管系统同化能力下降，致使多余血液成分沉积于内膜下，导致血管组织场蜕变，才是泡沫细胞形成及增殖的真正机制。随血栓沉积的成血管干细胞周围弹性纤维网络不全，缺少血管舒缩应力刺激，而且伴血栓沉积的脂质更易氧化成氧化型低密度脂蛋白，积聚于细胞内，也有利于形成泡沫细胞。

（五）单克隆学说

单克隆学说亦即单元性繁殖学说，认为动脉粥样硬化的每个病灶，都来源于某单一平滑肌细胞的增殖，这个细胞是而后增生许多细胞的始祖，在一些生长因子作用下不断增殖并吞噬脂质，形成类似于良性肿瘤的动脉粥样硬化病灶。血管组织动力学研究表明：克隆性增生是正常血管平滑肌的固有特性，也明显与动脉粥样硬化灶的形成有关。当前单克隆学说关于动脉粥样硬化病灶部分泡沫细胞来源于单核/巨噬细胞，后者又由血中单核细胞内迁而来等描述是合理的，而关于大量存在所谓平滑肌源泡沫细胞与事实不符。从动脉粥样硬化病理组织动力学看，一个动脉粥样硬化病灶内的泡沫细胞都来源于内膜细胞，基本上是一元的或同质多元的，这种荷脂内膜细胞继续演化则形成具有平滑肌细胞表型特征的泡沫细胞。因为动脉粥样硬化病灶与胸腺小体、肾上腺小体等类似，基本上属于血管壁内封闭性子系统，其开放性是极其有限和短暂的，只是在病变早期有极少数泡沫干细胞加入该子系统，但也不能实现持续有效的内部组织构建而迅速衰亡，边缘性粥样物质侵蚀及周边细胞的旁观效应十分有限。由此来看更像皮肤粉瘤，而不会像肿瘤一样无限生长。

（六）血管重塑学说

1994年，Gibbons等首创血管重塑概念，其认为血管重塑是细胞增生、死亡及细胞外基质合成和降解所致的血管壁结构动态变化过程，并指出血管重塑过程与生长因子、血管活性物质和血流动力学等有关。当前血管重塑并未整合到脉粥样硬化的发病机制中，而是作为经皮冠状动脉腔内成形术（PTCA）后再狭窄的发生机制之一而出现，被认为是经皮冠状动脉腔内成形术后的负性血管重塑导致再狭窄。其中，将血管平滑肌细胞的增殖与凋亡看作普遍存在的生理现象与血管组织动力学观点一致。将血管平滑肌分为收缩型和分泌型及认为血管外膜参与血管重塑也有一定启示价值，但认为收缩型平滑肌转变为分泌型并反向移入血管内膜与事实不符。事实是，分泌型平滑肌是幼稚的平滑肌，正常不断演化为收缩型平滑肌并渐次向外推移，经皮冠状动脉腔内成形术后再狭窄的内膜增厚是幼稚型平滑肌细胞演化外移受阻所致。而有关外膜成纤维细胞表型转变为肌成纤维细胞并移入内膜也是一种误解，可参与血管重塑的外膜细胞是神经束细胞而非一般成纤维细胞。而且，神经源性血管壁构建只起辅助代偿作用，即使在动脉粥样硬化时也只见于病灶下方，延及内膜的概率极小。

小结

动脉硬化有复杂的动力学过程，主要表现为弥漫性退行性病变和局灶性细胞增生病变。动脉血管积累性退行性病变，其本质是结构更新速率降低。这与循环内皮干细胞平均活力降低、血压增高导致的血流剪切力增加和位于血液层流最边际的高血脂阻碍干细胞锚着等多种因素有关。从而使血管干细胞锚着率降低，内皮和内膜细胞老化，局部纤维化，加之沉积和微血栓内化方式增多，共同导致血管组织场破坏，内膜细胞的表型调整，形成荷脂泡沫细胞。泡沫细胞可继续演化成荷脂平滑肌细胞。

局灶性细胞增生与粥样化多发生于涡流区及周期性低剪切力区，这些部位相对有利于干细胞内化。泡沫细胞受组织衰亡产物诱导克隆增生。历经泡沫细胞阶段、粥样化阶段、纤维化阶段和钙化阶段。

当前有关动脉粥样硬化发病机制研究提出的剪切应力学说、脂质浸润学说、血栓形成学说、单克隆学说和血管重塑学说，均揭示了动脉粥样硬化发病机制部分真相，但都因病变主体不明，缺乏动态观念和综合分析而不能揭示动脉粥样硬化发病机制的全貌。组织动力学能较好解决动脉粥样硬化的弥散性与局灶性的矛盾，为动脉粥样硬化发病机制研究提供了全新思路。

参考文献

[1] Creager. 血管医学[M]. 王宏宇，译. 北京：北京大学医学出版社，2009.

[2] 杨永宗. 动脉粥样硬化性心血管病基础与临床[M]. 北京： 科学出版社，2004 .

[3] 成令忠，钟翠萍，蔡文琴. 现代组织学[M]. 2版. 上海：上海科学技术文献出版社，2003.

[4] 李甘地. 病理学[M]. 北京：人民卫生出版社，2004.

[5] 杨桂通，陈维毅，徐晋斌. 生物力学[M]. 重庆：重庆出版社，2000.

[6] 徐凯，韩雅玲. 胚胎小体在血管发生研究中的应用[J]. 国外医学生理、病理科学与临床分册，2004，24（5）：449－451.

[7] 沈香娣. 成血－血管干细胞的研究进展[J]. 国外医学生理、病理科学与临床分册，2005，25（2）：108－111.

[8] 张美华，王海杰. 内皮祖细胞的动员、归巢与分化[J]. 国外医学生理、病理科学与临床分册，2004，24（6）：554－556.

[9] 马宁涛，高平进. 平滑肌祖细胞研究进展[J]. 生理科学进展，2008，39（1）：87－90.

[10] 张坤英. 循环内皮细胞的研究进展[J]. 国际移植与血液净化杂志，2008，6（2）：7－10.

[11] 江国伟，孙继虎，王克强，等. 应力培养对血管内皮细胞形态结构的影响[J]. 解剖学杂志，1997，20（3）：257－260.

[12] 董志华，翟桂兰. 血管平滑肌细胞凋亡与动脉粥样硬化研究进展[J]. 心血管病学杂志，2009，30（2）：280－283.

[13] 钟华，何芳. 血管平滑肌细胞增殖、迁移的相关信号转导机制[J]. 国际心血管病杂志，2007，34（6）：424－427.

[14] 唐植辉，汪南平，钱煦. 血流剪切力在动脉粥样硬化形成中的作用[J]. 生理科学进展，2007，38（1）：37－42.

[15] 张铭，聂绍平，马长生. 动脉粥样硬化内皮祖细胞介导的损伤修复假说[J]. 中华心血管病杂志，2007，35（7）：672－674.

[16] 邱菊辉，王贵学，罗向东. 肌成纤维细胞与血管再狭窄[J]. 中华心血管病杂志，2009，37（7）：663－665.

[17] 高磊，李卫华. 动脉顺应性的研究进展[J]. 心血管病学进展，2007，28（1）：74－76.

[18] 黄亚莉，陆彤. 衰老与血管内皮功能障碍[J]. 心血管病学进展，2007，28（5）：766－770.

[19] 陈铁镇. 动脉粥样硬化病理研究进展[J]. 中华病理学杂志，1990，19（1）：1－3.

[20] 王宇玫，佟万仁. 衰老干细胞的研究进展[J]. 心血管病学进展，2007，28（6）：872－875.

[21] AGMONY，KHANDHERIA B K，MEISSNER I，et al. Independent association of high blood pressure and aortic atherosclerosis：a population－based study[J]. Circulation，2000，102（17）：2087－2093.

[22] AOI T，YAE K，NAKAGAWA M，et al. Generation of pluripotent stem cells from adult mouse liver and stomach cells[J]. Science，2008，321（5889）：699－702.

[23] ASAHARA T，MUROBARA T，SULLIVAN A，et al. Isolation of putative progenitor endothelial cells for angiogenesis[J]. Science，1997，275（5302）：964－967.

[24] ASAHARA T，KAWAMOTO A. Endothelial progenitor cells for postnatal vasculogenesis[J]. Am J Physiol Cell Physiol，2004，287（3）：572－579.

[25] BADIMON L. Atherosclerosis and thrombosis：lessons from animal models[J]. Thromb Haemost，2001，86（1）：356－365.

[26] BAILEY A S，JIANG S，AFENTOULIS M，et al. Trensplanted adult hematopoietic stem cells differentiate into functional endothelial cells [J]. Blood，2004，103（1）：13－19.

[27] BALL R Y，STOWERS E C，BUETON J H，et al. Evidence that the death of macrophage foam cells contributes to the lipid core of atheroma[J]. Atherosclerosis，

1995, 114（1）: 45 - 54.

[28] BENDITT E P, BENDUTT J M. Evidence for a monoclonal origin of human atherosclerosis plaques[J]. Proc Natl Acad Sci USA, 1973, 70（6）: 1753 - 1756.

[29] BENNETT M R, EVAN G I, SCHWARTZ S M. Apoptosis of human vascular smooth muscle cells derived from normal vessels and coronary atherosclerotic plaques [J]. J Clin Invest, 1995, 95（5）: 2266 - 2274.

[30] BERGWERFF M, VERBERNE M E, DCRUITER M C, et al. Neural crest cell contribution to the developing circulatory system: implications for vascular morphology?[J]. Circ Res, 1998, 82（2）: 221 - 231.

[31] BONELLO L, SABATIER F, BASIRE A, et al. The imbalance between circulating endothelial cells and progenitors in cardiovascular disease: a mirror of disrupted endothelial intergrity[J]. Arch Mal Coeur Vaiss, 2006, 99（6）: 607 - 613.

[32] BRIXIUS K, FUNCKE F, GRAF C, et al. Endothelial progenitor cells: a new target for the prevention of cardiovascular diseases[J]. Eur J Cardiovasc Prev Rehabil, 2006, 13（5）: 705 - 710.

[33] BROWN A J, JESSUP W. Oxysterol and atherosclerosis[J]. Atherosclerosis, 1999, 142（1）: 1 - 8.

[34] CARMELIET P. Mechanisms of angiogenesis and arteriogenesis[J]. Nature Medicene, 2000, 6（4）: 389 - 395.

[35] CAI H, HARRISION D G. Endothelial dysfuction in cardiovascular disease: the role of oxidant stress[J]. Circ Res, 2000, 87（10）: 840 - 844.

[36] CHIEN S, LI S, SHYY Y J. Effect of mechanical forces on signal transduction and gene expression in endothelial cells[J]. Hypertension, 1998, 31（1 Pt 2）: 162 - 169.

[37] CLAEKSON T B, PRICHARD R W, MORGAN T M, et al. Remodeling of coronary arteries in human and nonhuman primates[J]. JAMA, 1994, 271（4）: 289 - 294.

[38] CROW MT, MANIK, NAM Y J, et al. The mitochondrial death pathway and cardiac myocyte apoptosis [J]. Circ Res, 2004, 95（10）: 957 - 970.

[39] CULLIN P. Evidence that triglycerides are an independent coronary heart disease risk factor[J]. Am J Cardiol, 2000, 86（9）: 943 - 949.

[40] DRAKE C J, HUNGERFOR D J E, LITTLE C D. Morphogenesis of the first blood

vessels[J]. Ann N Y Acad Sci, 1998, 85 (7): 155 - 179.

[41] GALLIR, GRITTIA, BONFANTIL, et al. Neural stem cells: an overview[J]. Circulation Research, 2003, 92 (6): 598 - 608.

[42] GEORGE J, AFEK A, ABASHIDZE A, et al. Transfer of endothelial progenitor and bone marrow cells influences atherosclerotic plaque size and composion in apolipoprotein E knockout mice[J]. Arterioscler Thromb Vasc Biol, 2005, 25 (12): 2636 - 2641.

[43] GOLDSCHMIDT - CLERMONT P J. Loss of bone marrow derived vascular progenitor cells leads to inflammation and atherosclerosis[J]. Am Heart J, 2003, 4 (Suppl): 5 - 12.

[44] HASSON G K. Immune mechanisms in atherosclerosis[J]. Arterioscler Thromb Vasc Biol, 2001, 21 (12): 1876 - 1890.

[45] HIGASHI Y, KIMURA M, HARA K, et al. Autologous bone - marrow mononuclear cell implantation improves endothelium - dependent vasodilation in patients with limb ischemia[J]. Circulation, 2004, 109 (10): 1215 - 1218.

[46] HILL J M, ZALOS G, HALCOX J P, et al. Circulating endothelial progenitor cells, vascular function and cardiovascular risk [J]. N Engl J Med, 2003, 348 (7): 593 - 600.

[47] HIRSCHI K K, INGRAM D A, YODER M C. Assessing identity, phenotype, and fate of endothelial progenitor cells[J]. Arterioscler Thromb Vasc Biol, 2008, 28 (9): 1584 - 1595.

[48] HOPKINS P N, WILLIMS R R. A survey of 246 suggested coronary risk factors[J]. Atherosclerosis, 1981, 40 (1): 1 - 52.

[49] JEVON M, DORLING A, HORNICK P I. Progenitor cells and vascular disease[J]. Cell Prolif, 2008, 41 (Suppl 1): 146 - 164.

[50] JIN L, YOSHIDA T, HO R, et al. The actin - associated protein Palladin is required for development of normal contractile properties of smooth muscle cells derived from embryoid bodies[J]. J Biol Chem, 2009, 284 (4): 2121 - 2130.

[51] JUJO K, LI M, LOSORDO D W. Endothelial progenitor cells in neovascularization of infarcted myocardium[J]. J Mol Cell Cardiol, 2008, 45 (4): 530 - 544.

[52] KALKA C, MASUDA H, TAKAHASHI T, et al. Transplantation of ex vivo expanded endothelial progenitor cells for therapeutic neovascularization[J]. Proc Natl Acad Sci USA,

2000, 97 (7): 3422 - 3427.

[53] KARASEK M A. Does transformation of miceovascular endorhelial cells into myofibroblasts play a key role in the etiology and pathology of fibrotic disease[J]. Med Hypotheses, 2007, 68 (3): 650 - 655.

[54] KARBANOVA J, MOKRY J. Histological and histochemical analysis of embryoid bodies [J]. Acta Histochemica, 2002, 104 (4): 361 - 365 .

[55] KAWAMOTO A, ASAHARA T. Role of progenitor endothelial cells in cardiovascular disease and upcoming therapies [J]. Catheter Cardiovasc Interv, 2007, 70 (4): 477 - 484.

[56] KUCIA M, ZUBA - SURMA E, WYSOCZYNSKI M, et al. Physiological and pathological consequences of identification of very small embryonic like (VSEL) stem cells in adult bone marrow[J]. Journal of Physiology and Pharmacology, 2006, 57 (Suppl 5): 5 - 18.

[57] KUNZ J, KEIM U. On the regeneration of aortic endothelium at different ages [J]. M Ageing Dev, 1975, 4 (5 - 6): 361 - 369.

[58] LAMAGNA C, BERGERS G. The bone marrow constitutes a reservoir of pericyte progenitors[J]. J Leukoc Biol, 2006, 80 (4): 677 - 681.

[59] LAMALICE L, LE BOEUF F, HUOT J. Endothelial cell migration during angiogenesis[J]. Circ Res, 2007, 100 (6): 782 - 794.

[60] LEE R T, HUANG H. Mechanotransduction and arterial smooth muscle cells: new insight into hypertension and atherosclerosis[J]. Ann Med, 2000, 32 (4): 233 - 235.

[61] LIBB Y P. Inflammation in atherosclerosis[J]. Nature, 2002, 420 (6917): 868 - 874.

[62] LIN Y, WEISDORF D J, SOLOVEY A, et al. Origins of circulating endothelial cells and endothelial outogrowth from blood [J]. J Clin Insest, 2000, 105 (1): 71 - 77.

[63] LU S J, IVANOVA Y, FENG Q, et al. Hemangioblasts from human embryonic stem cells generate multilayered blood vessels with functional smooth muscle cells[J]. Regen Med, 2009, 4 (1): 37 - 47.

[64] MAHERALI N, SRIDHARAN R, XIE W, et al. Directly reprogrammed fibroblasts

show global epigenetic remodeling and widespread tissue contribution[J]. Cell Stem Cell, 2007, 1 (1): 55 - 70.

[65] MEISSNER A, WERNIG M, JAENISCH R, et al. Direct reprogramming of genetically unmodified fibroblasts into pluripotent stem cells[J]. Nat Biotechnol, 2007, 25 (10): 1177 - 1181.

[66] MIRANVILLE A, HEESCHEN C, SENGENES C, et al. Improvement of postnatal neovascularization by human adipose tissue - derived stem cells[J]. Circulation, 2004, 110 (3): 349 - 355.

[67] MURRY C E, GIPAYA C T, BARTOSEK S, et al. Monoclonality of smooth muscle cells in human atherosclerosis[J]. Am J Pathol, 1997, 151 (3): 697 - 705.

[68] OHNISHI H, YAMAGUCHI K, SHIMADA S, et al. Evidence for "response to injury" hypothesis[J]. Life Sci, 1982, 31 (23): 2595 - 2602.

[69] OSWALD J, BOXBERGER S, JORGENSEN B, et al. Mesenchymal stem cells can be differentiated into endothelial cells in vitro[J]. Stem Cells, 2004, 22 (3): 377 - 384.

[70] PARK I H, ZHAO R, WEST J A, et al. Reprogramming of human somatic cells to pluripotency with defined factors[J]. Nature, 2008, 451 (78175): 141 - 146.

[71] PEARSON J D. Endothelial progenitor cells - hype or hope?[J]. J Thromb Haemost, 2009, 7 (2): 255 - 262.

[72] PELHAM R J, WANG Y. Cell locomotion and focal adhesions are regulated by substrate flexibility[J]. Proc Natl Acad Sci USA, 1997, 94 (25): 13661 - 13665.

[73] PELOSI E, VATOIERI M, COPPOLA S, et al. Identification of the hemangioblast in postnaltal life [J]. Blood, 2002, 100 (9): 3203 - 3208.

[74] PITTENGER M F, MACKAY A M, BECK S C, et al. Multilineage potential of adult human mesenchymal stem cells[J]. Science, 1999, 284 (5411): 143 - 147.

[75] POBER J S, CTRAN R S. Cytokines and endothelial cell biology[J]. Physiol Rev, 1990, 70 (2): 427 - 451.

[76] PSALTIS P J, ZANNETTINO A C, WORTHLEY S G, et al. Concise review: mesenchymal stromal cells: potential for cardiovascular repair[J]. Stem Cells, 2008, 26 (9): 2201 - 2210.

[77] QIAN H, YANG Y, LI J, et al. The role of vascular stem cells in atherogenesis and post - angioplasty restenosis[J]. Ageing Res Rev, 2007, 6 (2): 109 - 127.

[78] RAFII S, MEEUS S, DIAS S, et al. Contribution of marrow - derived progenitors to vascular and cardiac regeneration[J]. Semin Cell Dev Biol, 2002, 13 (1): 61 - 67.

[79] REHMAN J, LI J, ORSCHELL C M, et al. Peripheral blood "endothelial progenitor cells" are derived from monocyte/macrophages and secrete angiogenic growth factors[J]. Circulation, 2003, 107 (8): 1164 - 1169.

[80] RIHA GM, LIN PH, LUMSDEN AB, et al. Review: application of stem cells for vascular tissue engineering [J]. Tissue Eng, 2005, 11 (9 - 10): 1535 - 1552.

[81] RONNOV - JESSEN L, PERTERSEN O W. A function for filamentous alpha - smooth muscle actin: Retardation of motility in fibroblasts[J]. J Cell Biol, 1996, 134 (1): 67 - 80.

[82] RUGER B M. BREUSS J, HOLLEMANN D, et al. Vascular morphogenesis by adult bone marrow progenitor cells in three - dimensional fibrin matrices[J]. Differentiation, 2008, 76 (7): 772 - 783.

[83] RUGGERI Z M. Platelets in atherothrombosis[J]. Nature Medicine, 2002, 8 (11): 1227 - 1234.

[84] SATA M, SAIURA A, KUNISATOA, et al. Hematopoietic stem cells differatiate into vascular cells that participate in the pathogenesis of atherosclerosis[J]. Nat Med, 2002, 8 (4): 403 - 409.

[85] SATA M. Circulating vascular progenitor cells contribute to vascular repair, remodeling, and lesionformation[J]. Trends Cardiovasc Med, 2003, 13 (6): 249 - 253.

[86] SCHMIDTL - LUCKE C, ROSSIG L, FICHTLSCHERER S, et al. Reduced number of circulating endothelial progenitor cells predicts future cardiovascular events: proof of concept for the clinical importance of endogenous repair[J]. Circulation, 2005, 111 (22): 2981 - 2987.

[87] SERINI G, GABBIANI G. Mechanisms of myofibroblast activity and phenotypic modulation[J]. Exp Cell Res, 1999, 250 (2): 273 - 283.

[88] SIMPER D, STALBOERGER P G, PANETTA C J, et al. Smooth muscle progenitor cells in human blood[J]. Circulation, 2002, 106 (10): 1199 - 1204.

[89] SOMLYO A P, SOMLYO A V. Vascular smooth muscle. 1. Normal structure, pathology, biochemistry and biophysics[J]. Pharmacol Rev, 1968, 20（4）: 197－272.

[90] SRIVASTAVAL D, IVEY K N. Potehtial of stem cell based therapies for heart disease[J]. Nature, 2006, 441（7097）: 1097－1099.

[91] STEINBERG D, WITZTUM J L. Is the oxdative modification hypothesis relevant to human atherosclerosis? Do the antioxidant trails conducted to date refute the hypothesis?[J]. Circulation, 2002, 105（17）: 2107－2111.

[92] SUZUKI T, NISHDA M, FUTAMI S, et al. Neoendothelalization after peripheral blood stem cell transplantation in humans:a case report of a Tokaimura nuclear accident victim[J]. Cardiovasc Res, 2003, 58（2）: 487－492.

[93] TEPPER O M, GALIANO R D, CAPLA J M, et al. Human endothelial progenitor cells from type Ⅱ diabetics exhibit impared proliferation, adhesion, and in corporation into vascular structure [J]. Circulation, 2002, 106（22）: 2781－2786.

[94] TORSNEY E, HU Y, XU Q. Adventitial progenitor cells contribute to arteriosclerosis[J]. Trans Cardiovasc Med, 2005, 15（2）: 64－68.

[95] TRICOT O, MALLAT Z, HEYMES C, et al. Relation between endothelial cell apoptosis and blood flow direction in human atherosclerotic plaques[J]. Circulation, 2000, 101（21）: 2450－2453.

[96] VASA M, FICHTLSCHERER S, AICHER A, et al. Number and migratory activity of circulating endothelial progenitor cells in versely correlate with risk factors for coronary artery disease[J]. Circ Res, 2001, 89（1）: 1－7.

[97] WANG N Y, LU C L, CHEN XH. Study on effect of ginsenoside Rg1 in promoting myocardiac vascular endothelial cell regeneration through induction on bone marrow stem cells migration and differentiation in rabbits of myocardial infraction [J]. Zhongguo Zhong Xi Yi Jie He Za Zhi, 2005, 25（10）: 916－919.

[98] WERNER N, NICKENIG G. Influence of cardiovascular risk factors on endothelial progenitor cells: limitations for therapy? [J]. Arterioscler Thromb Vasc Biol, 2006, 26（2）: 257－266.

[99] XU Q. The impact of progenitor cells in atherosclerosis[J]. Nat Clin proc Cardiovasc

Med, 2006, 3 (2): 94 - 101.

[100] YODER M C. Judging a proangiogenic cell by its cover[J]. Blood, 2009, 114 (4): 756 - 757.

[101] YAMANAKA S. Pluripotency and nuclear reprogramming[J]. Philos Trans R Soc Lond B Biol Sci, 2008, 363 (1500): 2079 - 2087.

[102] YAMAMOTO K. Human endothelial cells in culture [J]. Arch Histol J pn, 1979, 42 (1): 1 - 10.

[103] YANG Z, MING XF. Recent advances in understanding endothelial dysfunction in atherosclerosis[J]. Clin Med Res, 2006, 4 (1): 53 - 65.

[104] ZAMPETAKI A, KIRTON J P, XU Q. Vascular repair by endothelial progenitor cells[J]. Cardiovasc Res, 2008, 78 (3): 413 - 421.

[105] ZHANG L, ZHOU J, LU Q, et al. A novel small - diameter vascular graft: in vivo behavior of biodegradable three - layered tubular scaffolds[J]. Biotechnol Bioeng, 2008, 99 (4): 1007 - 1015.